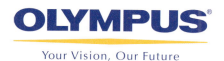

次世代型 共焦点レーザー走査型顕微鏡
FV3000シリーズ

新型分光システムTruSpectralと冷却GaAsP PMTによる圧倒的な明るさ

高感度・高精度のTruSpectral分光システム

2nmの高分解能と優れた透過率を実現する透過型回折格子を検出系に採用。従来と比べ蛍光の検出効率が大幅に向上。

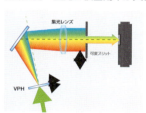

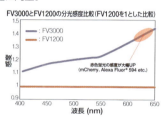

高感度冷却GaAsP PMT

高い量子効率とペルチェ冷却によるノイズ低減、高S/N実現するGaAsP PMTを標準2Chで搭載。

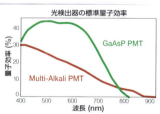

共焦点レーザー走査型顕微鏡 FV3000RS

超高速イメージング*1や広視野数18の高速イメージング*2を実現するレゾナントスキャナー

マクロ1.25倍からミクロ150倍、分解能約120nmの超解像まで広い倍率レンジでのシームレスなイメージング

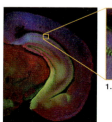

一般的なスキャナーの視野数

FV3000 視野数18、8kHz

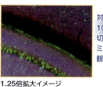

マウス脳切片
(1.25倍、ワンショットイメージ)

1.25倍拡大イメージ

対物100倍に切り換えてミクロ観察

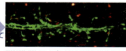

樹状細胞(緑)とシナプス(赤)を可視化(共焦点画像)
倍率そのままで超解像OSRイメージング

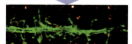

超解像FV-OSRで細胞構造やシナプスをさらに高精細に可視化

*1 最速438fps、512×32ピクセル　　*2 30fps、512×512ピクセル

オリンパス株式会社　〒163-0914　東京都新宿区西新宿2-3-1　新宿モノリス
[お問い合わせ] お客様相談センター 0120-58-0414 受付時間 平日8:45〜17:30

www.olympus-lifescience.com

実験医学 2018 Vol.36 No.4 3

CONTENTS

特集

再発見！MYCの多機能性
グローバル転写因子として見直される古典的がん遺伝子

企画／奥田晶彦

- 488 ■ 概論—最近のMYC研究の世界の動向をふまえて………奥田晶彦
- 494 ■ MYC研究の歴史の原点—造血器腫瘍におけるMYCの役割
  ………杉原英志，石澤　丈，佐谷秀行
- 501 ■ 神経内分泌腫瘍と脳腫瘍における*MYC*ファミリー遺伝子
  —*p53*ファミリー遺伝子との攻防………末永雄介，中川原　章，横井左奈
- 508 ■ c-Mycのユビキチン化制御機構とがん幹細胞における役割
  ………木藤有紀，杉山成明，中山敬一
- 514 ■ MYCはがん代謝のマスターレギュレーターである
  ………佐藤清敏，曽我朋義
- 522 ■ 精子幹細胞の自己複製を促進するMYC/MYCN
  —MYC/MYCNを介した精子幹細胞の解糖系制御
  ………田中　敬，篠原美都，篠原隆司
- 528 ■ ES細胞と生殖細胞におけるMyc-Max-Mgaネットワーク
  ………鈴木　歩，奥田晶彦
- 534 ■ iPS細胞誘導におけるMYCの機能………中川誠人
- 539 ● 特集関連書籍のご案内
- 540 ● 特集関連バックナンバーのご案内

連載

カレントトピックス

- 551 ● Low-complexity配列が引き起こす膜をもたない細胞内構造体の形成—クロスβポリマーと液-液相分離………加藤昌人
- 556 ● 神経細胞特異的メチル化解析から明らかになったアルツハイマー病におけるDNA修復の障害………間野達雄，岩田　淳
- 560 ● ヒト多能性幹細胞を用いた人工腸管グラフトの作製
  ………北野健太郎，Harald C. Ott
- 564 ● 精密高分子設計を基盤としたウイルスを用いないゲノム編集治療
  ………内田智士，片岡一則

News & Hot Paper Digest

- 542 ■自律神経が前立腺がんの増殖を促進するしくみ（向山洋介）■コカインによる神経回路の変化を一網打尽にとらえる（宮道和成）■がんワクチンは温めて（柏木　哲）■転写因子IRF4の欠失によるCD4⁺T細胞の機能不全が移植受容を促進する（董　金華，上田　宏）■海外留学への最初の一歩を踏み出そう—「留学のすゝめ2017」開催報告（赤木紀之，本間耕平，黒田垂歩，佐々木敦朗）

表紙より

MYC研究のホットトピックス．A）MYC標的治療法の開発（杉原らの稿，末永らの稿，木藤らの稿，佐藤・曽我らの稿）．図はJQ1の構造式．B）MYCの特殊な転写調節機構（概論）．C）幹細胞の分化と自己複製における機能（田中らの稿，鈴木・奥田の稿，中川の稿）．D）MYCによる代謝の変容（佐藤・曽我の稿，田中らの稿）．E）無秩序な細胞増殖（佐藤・曽我らの稿，田中らの稿）．F）MYCによる細胞周期制御（木藤らの稿）．

[編集顧問]
井村裕夫／宇井理生／笹月健彦／
高久史麿／堀田凱樹／村松正實

[編集幹事]
新井賢一／清水孝雄／高井義美／
竹縄忠臣／野田　亮／御子柴克彦／
矢崎義雄／山本　雅

[編集委員]
今井眞一郎／上田泰己／牛島俊和／
岡野栄之／落谷孝広／川上浩司／
小安重夫／菅野純夫／瀬藤光利／
田中啓二／宮園浩平

（五十音順）

注目記事

Trend Review
bioRχivってなんだ？—プレプリントサーバことはじめ ……… 金城 玲 569

Update Review
IP$_3$受容体のチャネル開口機構の最新知見 ……… 濱田耕造, 御子柴克彦 585

クローズアップ実験法
上皮細胞層における哺乳類細胞競合現象の観察方法 ……… 丸山 剛, 藤田恭之 575

未来をつなぐ風
世界へ羽ばたけ！ 海外日本人研究者コミュニティ ……… 593

創薬に懸ける
日本発HDAC阻害剤の発見ストーリー ……… 上田博嗣 598

私の実験動物、やっぱり個性派です！
究極のイクメン魚—タツノオトシゴ ……… 川口眞理 604

Campus & Conference 探訪記
生物も学会も共生で進化する！？—日本共生生物学会（第50回日本原生生物学会・第1回日本共生生物学会合同大会） ……… 守屋繁春 613

ラボレポート—独立編—
愛すべきボスから逃げよう—Catch-22からの脱出
—University of Texas Health Science Center at Houston ……… 吉本桃子 617

Opinion-研究の現場から
多様な科学の目的—好奇心と，実益と ……… 藤原悠紀 621

バイオでパズる！
がん遺伝子を探せ ……… 山田力志 622

HFSP 30周年記念インタビュー
これからの基礎研究と研究費を考える—本庶 佑
……… 提供／国立研究開発法人 日本医療研究開発機構　国際事業部　国際連携研究課 609

INFORMATION ……… 625〜628

羊土社 新刊＆近刊案内 ……… 前付5
実験医学 月刊・増刊号バックナンバーのご案内 ……… 630〜631

編集日誌 ……… 624
次号予告 ……… 541, 632
奥付・編集後記 ……… 632
広告目次 ……… 629

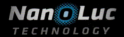

もうご登録済みですか？
羊土社会員・メールマガジンのご案内

「羊土社HP」と「メールマガジン」，皆さまご覧いただいておりますでしょうか？
新刊情報をいち早く得られるのはもちろん，書籍連動，WEB限定のコンテンツなども充実．
書籍とあわせてご覧いただき，ぜひ情報収集の1ツールとしてお役立てください！
もちろん登録無料！

「羊土社会員」（登録無料）

多彩な魅力的コンテンツがすべて閲覧可能！

新刊や気になる書籍をいち早く購入できる！

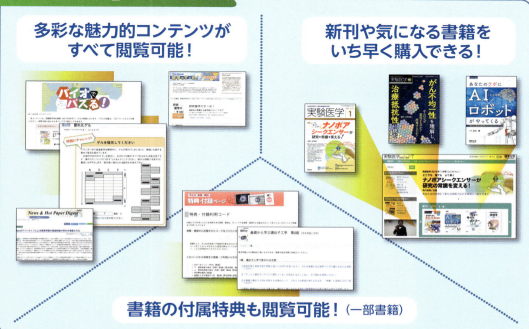

書籍の付属特典も閲覧可能！（一部書籍）

メールマガジン（登録無料）

新刊書籍情報をいち早く手に入れるには，一にも二にもまずメルマガ！ほか学会・フェア・キャンペーンなど，登録しておけばタイムリーな話題も逃しません！

■「羊土社ニュース」
～ 毎週火曜日配信．「実験医学」はじめ，生命科学・基礎医学系の情報をお届けします

■「羊土社メディカル ON-LINE」
～ 毎週金曜日．「レジデントノート」「Gノート」はじめ，臨床医学系の情報をお知らせします

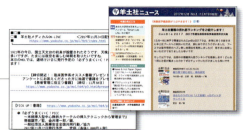

「羊土社会員」「メールマガジン」のご登録は羊土社HPトップから

www.yodosha.co.jp/

レジデントノート

日常診療の疑問を解決できる！大好評の臨床医学雑誌

プライマリケアと救急を中心とした総合誌

レジデントノートは研修医・指導医に
もっとも読まれている研修医のための雑誌です

1. **実践的ですぐに役立つ**
   …臨床の第一線で活躍中の医師が、研修医の声と最新のエビデンスを踏まえて解説します
2. **日常診療の基本を丁寧に解説**
   …日常診療の「困った」への具体的な対応を手とり足とり解説します
3. **研修で悩むあれこれをサポート**
   …プレゼンのコツや後期研修情報など、臨床研修で必要なさまざまなテーマに対応。かゆいところに手が届く内容満載です
4. **上級医の方にも読まれています**
   …知識のブラッシュアップ、指導の際のテキストにも使われています

月刊　B5判　毎月1日発行　定価（本体2,000円＋税）

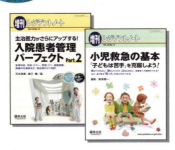

【特集テーマ】
- 2月号　「肺炎」を通してあなたの診療を見直そう！
- 3月号　敗血症を診る！リアルワールドでの初期診療
- 4月号　抗菌薬ドリル ～実践力が身につく極上問題集～（仮題）
- 5月号　X線所見から絞り込む 胸部画像診断（仮題）

【好評連載】
- Step Beyond Resident　■ よく使う日常治療薬の使い方
- みんなで解決! 病棟のギモン　…ほか

増刊　B5判　年6冊発行　定価（本体4,700円＋税）

月刊レジデントノートのわかりやすさで、
1つのテーマをより広く、より深く

- 主治医力がさらにアップする！
  入院患者管理パーフェクト Part2
  □ 2017年12月発行
- 小児救急の基本「子どもは苦手」を克服しよう！
  □ 2018年2月発行
- 電解質異常の診かた・考え方・動き方
  □ 2018年4月発行

今なら年間定期購読をお申し込みの方
全員にプレゼント！ 2018年2月9日～6月29日
- 新規　オリジナルペンライト（瞳孔ゲージ付）
- 新規／継続　書籍「こんなにも面白い医学の世界 からだのトリビア教えます」

年間定期購読料（国内送料サービス）
- 通常号（月刊）　：定価（本体24,000円＋税）
- 通常号（月刊）＋WEB版（月刊）　：定価（本体27,600円＋税）
- 通常号（月刊）＋増刊　：定価（本体52,200円＋税）
- 通常号（月刊）＋増刊＋WEB版（月刊）　：定価（本体55,800円＋税）

URL：www.yodosha.co.jp/rnote

発行　**羊土社 YODOSHA**
〒101-0052　東京都千代田区神田小川町2-5-1　TEL 03(5282)1211　FAX 03(5282)1212
E-mail：eigyo@yodosha.co.jp
URL：www.yodosha.co.jp/

ご注文は最寄りの書店、または小社営業部まで

羊土社 11〜3月の新刊＆近刊案内

実験医学増刊 Vol.36 No.2
がん不均一性を理解し、治療抵抗性に挑む
〜がんはなぜ進化するのか？再発するのか？
編／谷内田真一
定価（本体 5,400円＋税）
B5判　フルカラー　202頁
ISBN 978-4-7581-0368-8

好評発売中　先端review

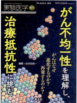

詳しくは**本誌 584ページ**へ

理系総合のための生命科学 第4版
分子・細胞・個体から知る"生命"のしくみ
編／東京大学生命科学教科書編集委員会
定価（本体 3,800円＋税）
B5判　2色刷り　342頁
ISBN 978-4-7581-2086-9

NEW　教科書　参考書

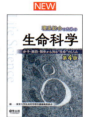

詳しくは**本誌 568ページ**へ

栄養科学イラストレイテッド［演習版］
生化学ノート 第3版
編／薗田 勝
定価（本体 2,600円＋税）
B5判　2色刷り　200頁
ISBN 978-4-7581-1355-7

好評発売中　教科書　参考書

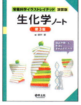

栄養科学イラストレイテッド
生化学 第3版
編／薗田 勝
定価（本体 2,800円＋税）
B5判　フルカラー　240頁
ISBN 978-4-7581-1354-0

好評発売中　教科書　参考書

実験医学増刊号　Vol.36 No.20
総力戦で挑む 老化・寿命研究
Productive Agingを目指した基礎研究と社会実装
編／今井眞一郎，吉野 純，鍋島陽一
定価（本体 5,400円＋税）
B5判　フルカラー　212頁
ISBN 978-4-7581-0367-1

好評発売中　先端review

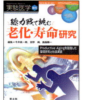

実験医学別冊
あなたのラボにAI（人工知能）×ロボットがやってくる
研究に生産性と創造性をもたらすテクノロジー
編／夏目 徹
定価（本体 3,400円＋税）
B5判　フルカラー　140頁
ISBN 978-4-7581-2236-8

好評発売中　先端review

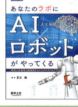

詳しくは**本誌 612ページ**へ

栄養科学イラストレイテッド
基礎化学
著／土居純子
定価（本体 2,400円＋税）
B5判　フルカラー　176頁
ISBN 978-4-7581-1353-3

好評発売中　教科書　参考書

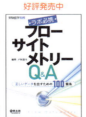

はじめの一歩の 病理学 第2版
編／深山正久
定価（本体 2,900円＋税）
B5判　フルカラー　279頁
ISBN 978-4-7581-2084-5

好評発売中　教科書　参考書

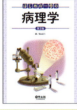

実験医学別冊
ラボ必携 フローサイトメトリーQ&A
〜正しいデータを出すための100箇条
編／戸村道夫
定価（本体 6,400円＋税）
B5判　フルカラー　313頁
ISBN 978-4-7581-2235-1

好評発売中　実験

詳しくは**本誌 527ページ**へ

実験医学増刊 Vol.36 No.5
レドックス疾患学
〜酸素・窒素・硫黄活性種はどう作用するのか、どこまで健康・疾患と関わるのか？
編／赤池孝章，本橋ほづみ，内田浩二，末松 誠
定価（本体 5,400円＋税）
B5判　フルカラー　約230頁
ISBN 978-4-7581-0369-5

近刊　3月上旬発行予定　Now Printing　先端review

受託分析サービスのMST
皮膚への薬効成分の浸透性を可視化

生体組織に塗布した薬効成分の分布状態をTOF-SIMSで視覚的に評価します。蛍光物質やマトリックスが不要なためその影響を受けることなく、高感度・高分解能でイメージ分析が可能です。

【事例紹介】インドメタシンの経皮吸収評価

ラットの皮膚にインドメタシンのゲル製剤を塗布し、TOF-SIMSでイメージ分析しました。インドメタシンは角層表面約5μmに高濃度で偏在していることが視覚的にわかりました。また、深さ方向ラインプロファイル解析により、角層から皮膚内部へ徐々に浸透している様子が確認できました。

■ 皮膚断面イメージ分析（80μm角）

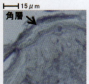 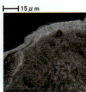 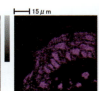 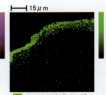

光学顕微鏡像 　　重ね合わせ　　 CNO (42.0) タンパク質由来　　 PO_3 (79.0) リン脂質由来　　 $C_{10}H_8NO$ (158.0) インドメタシン由来

■ 深さラインプロファイル

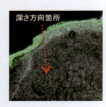
重ね合わせ

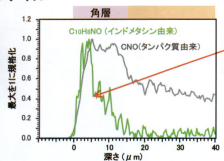

インドメタシンが角層表面約5μmに高濃度に偏在

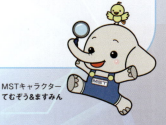

MSTキャラクター
てむぞう＆ますみん

MST

一般財団法人
材料科学技術振興財団

分析のご相談・お申し込みは、TMG（受付部門）へ
TEL：03-3749-2525（東京）　E-mail：info@mst.or.jp
http://www.mst.or.jp/

東京本部　東京都世田谷区喜多見1-18-6
大阪支所　大阪府大阪市淀川区宮原4-1-9　新大阪フロントビル7F
　　　　　TEL：06-6392-2700
名古屋支所　愛知県名古屋市中村区名駅4-24-8　いちご名古屋ビル3F
　　　　　TEL：052-586-2626
仙台支所　宮城県仙台市青葉区中央2-10-12　仙台マルセンビル9F
　　　　　TEL：022-217-8288

実験医学 Vol.36 No.4 2018 3
Experimental Medicine

特集

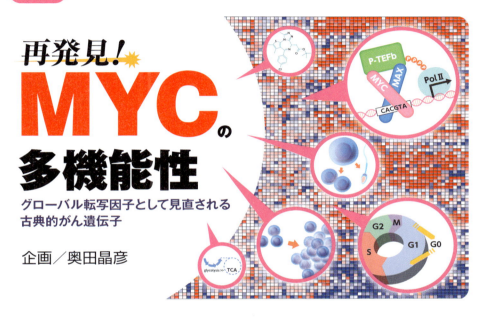

再発見！
MYCの多機能性
グローバル転写因子として見直される
古典的がん遺伝子

企画／奥田晶彦

- 概論―最近のMYC研究の世界の動向をふまえて ……………………………… 奥田晶彦 488
- MYC研究の歴史の原点―造血器腫瘍におけるMYCの役割
  ………………………………………………… 杉原英志，石澤　丈，佐谷秀行 494
- 神経内分泌腫瘍と脳腫瘍における*MYC*ファミリー遺伝子
  ―*p53*ファミリー遺伝子との攻防 ……………… 末永雄介，中川原　章，横井左奈 501
- c-Mycのユビキチン化制御機構とがん幹細胞における役割
  ………………………………………………… 木藤有紀，杉山成明，中山敬一 508
- MYCはがん代謝のマスターレギュレーターである ………………… 佐藤清敏，曽我朋義 514
- 精子幹細胞の自己複製を促進するMYC/MYCN
  ―MYC/MYCNを介した精子幹細胞の解糖系制御 …… 田中　敬，篠原美都，篠原隆司 522
- ES細胞と生殖細胞におけるMyc-Max-Mgaネットワーク ………… 鈴木　歩，奥田晶彦 528
- iPS細胞誘導におけるMYCの機能 ……………………………………………… 中川誠人 534

特集関連書籍のご案内 ……………………………………………………………………… 539
特集関連バックナンバーのご案内 ………………………………………………………… 540

特集　再発見！MYCの多機能性

概論

最近のMYC研究の世界の動向をふまえて

奥田晶彦

c-Mycは細胞の活発な細胞増殖因子や，嫌気的代謝促進因子としてがん細胞の特質に大いにかかわっている遺伝子であり，その遺伝子産物であるc-MYCタンパク質はパートナー因子であるMAXと相互作用することで転写因子として機能する．本稿では，MYCの特集の巻頭として，c-Mycのバーキットリンパ腫の原因遺伝子としての発見から，c-Mycがきわめて多種多様な組織の腫瘍化にかかわることを可能にする分子基盤の解明，最近のトピックに至るまでのMYC研究の歴史について概説する．

■ はじめに

　MYC，別名c-Mycのcはcellularのcであり，46年前にバーキットリンパ腫の原因遺伝子として，トリ白血病ウイルスがもつv-Myc遺伝子の細胞性のカウンターパートして同定された遺伝子である[1]．そして，その報告では，c-Myc遺伝子が染色体転座により，イムノグロブリン重鎖遺伝子のエンハンサーにより制御されるようになったことでB細胞において過剰発現し，そのことがこのリンパ腫の原因になっていることが示されている．それ以降，多くの種類のがんにおいて，MYC（c-Mycと同じファミリーに属するN-MycやL-Mycも含む）タンパク質の安定性が向上する変異であるとか，遺伝子増幅による発現上昇などが認められている[2]．このようにc-MYCは，古くから，腫瘍化に深くかかわる遺伝子として知られており，また，10年くらい前から，幹細胞維持にもかかわっていることや，iPS細胞誘導のための初期化因子であることが示され，現在，そういった方面の研究もさかんに行われている（概念図1）．さらには，細胞増殖促進，代謝経路の変更など，c-Mycによる腫瘍化と，幹細胞維持，初期化といったMycの大きな3つの機能の根底にある分子基盤についての研究（概念図2）が近年，目覚ましい発展を示しているので，本稿では，MYCの特集の概論として，MYCの過去から最近のトピックに至るまでの研究について紹介することにする．なお，「MYC」と表記すると一般的にc-Mycを意味することが多いが，本稿ではMYCファミリーの総称として「MYC」を用いる．

1　MYCの転写因子としての機能

　v-Myc遺伝子の発見に引き続き，c-Mycがバーキットリンパ腫の原因遺伝子として発見された事実は，MYC研究の歴史に最初に訪れた最も大きなブレークスルーであり，それについ

Recent remarkable progress in the molecular bases of multifunctional MYC protein
Akihiko Okuda：Division of Developmental Biology, Research Center for Genomic Medicine, Saitama Medical University（埼玉医科大学ゲノム医学研究センター発生・分化・再生部門）

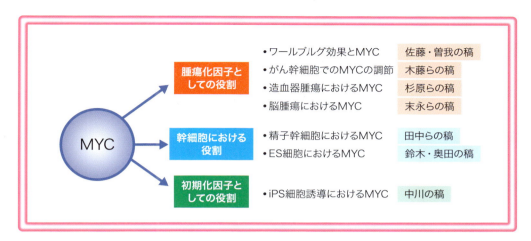

概念図1　腫瘍化促進，幹細胞維持，および初期化という3つの役割に分類できるc-Mycの機能

て語らずしてc-Mycの歴史を語ることができないが，それらc-Mycのがん遺伝子としての生物学的機能については，他の稿（**杉原らの稿**，および**末永らの稿**）で比較的詳しく記載されているので，それらの稿を参照されたい．c-Myc研究の歴史のなかでその次に訪れたブレークスルーは，c-MYCタンパク質が，がん遺伝子産物として機能するうえで必須なパートナー因子であるMAXタンパク質のクローニングであろう[3]．実際，MAXのクローニングの前から，MYCが転写因子として細胞の腫瘍化にかかわっているであろうことは想定されていたが，c-MYC（N-MYCもL-MYCもそうだが）は，MAXとの相互作用がなければ，転写因子として機能する以前にEボックスという特定の配列（5'-CACGTG-3'）に結合することすらできない（図1）．したがって，MAXがクローニングされたことで，c-MYCが転写因子であることが証明され，そのおかげで，c-MYCの腫瘍化促進という生物学的な機能の根底を支えている分子基盤の解明が一気に進んだ．

2　MYC自体の安定性についてのさまざまな調節

　MYC自体，転写レベルでの調節に加え，RNAおよびタンパク質の安定性での調節といったように，さまざまなレベルでの調節を受けている．まず，転写レベルでの調節では，*Myc*遺伝子プロモーター上にBRD4という転写調節因子が結合し，転写を促進していることがわかっており，それゆえ，小分子化合物を用いてBRD4の活性を抑制することでMYCの発現を低下させ，がんを治療しようとする試みがなされている（**杉原らの稿**）[4]．転写されたMYCのmRNAレベルでの調節も知られている．実際，MYC mRNA自体，かなり不安定であるので，*Myc*遺伝子が強く転写されたとしても，細胞内でMYC mRNAは蓄積しがたく，さらには，MYC mRNAは，let-7であるとか，いくつかのmiRNAによる翻訳の抑制も受けている．ただし，MYC分子の調節という点で最も大きな要素は，58番目のスレオニン残基のGSK-βによるリン酸化であり，MYCタンパク質がこのリン酸化を受けると，プロテオソーム分解系によりすみやかに分解されることになる[5]．このようにc-MYCタンパク質は，正常細胞では，細胞内にあまり多く蓄積しないようにさまざまな調節を受けており，がん細胞は，そういったc-MYC

特集　再発見！MYCの多機能性

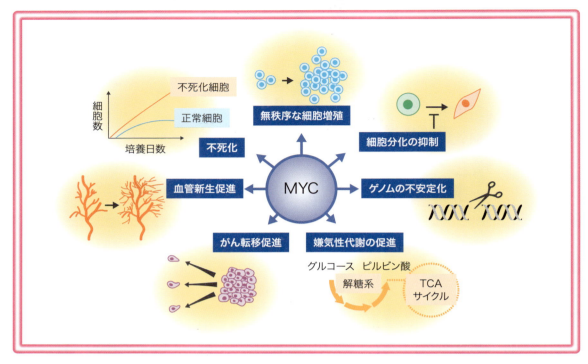

概念図2　c-Mycのがん遺伝子としての機能の根底にあるさまざまな生物学的現象への関与
c-Myc遺伝子ノックアウトマウスが胎生致死のフェノタイプを示すことからも明らかなように，c-Myc遺伝子は正常な個体の発生・維持に必要な遺伝子であり，また，そのc-Mycの機能が過剰にならないように正常組織でさまざまな工夫が施されている．そして，腫瘍では，c-MYCタンパク質の安定化であるとか，遺伝子の過剰発現などに伴い，c-Mycの機能が必要以上に顕在化され，図に示したような腫瘍にとって好都合な現象を引き起こしている．

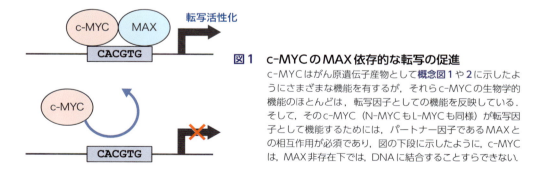

図1　c-MYCのMAX依存的な転写の促進
c-MYCががん原遺伝子産物として概念図1や2に示したようにさまざまな機能を有するが，それらc-MYCの生物学的機能のほとんどは，転写因子としての機能を反映している．そして，そのc-MYC（N-MYCもL-MYCも同様）が転写因子として機能するためには，パートナー因子であるMAXとの相互作用が必須であり，図の下段に示したように，c-MYCは，MAX非存在下では，DNAに結合することすらできない．

タンパク質の量を制限する機構から回避することで，細胞内に比較的多くの量のc-MYCタンパク質の蓄積を達成している．その最も典型的な例としては，がん細胞が，リン酸化されないように58番目のスレオニン残基を変異させることで，c-MYCタンパク質の安定性を増していることがあげられる．なお，この調節については，**杉原らの稿，佐藤・曽我の稿，**および**木藤の稿**を参照されたい．

3 c-Mycの嫌気的代謝促進因子としての役割

がん細胞は，一般的に，ワールブルグ効果といって，十分に酸素が得られる状況でも，エネルギー源としてミトコンドリアによる酸化的リン酸化反応（TCAサイクル）によりATPを得るのではなくて，酸素を必要としない解糖系代謝経路により主にATPを得ている（**佐藤・曽我の稿**）．解糖系によりATPを得る方法は，TCAサイクルよりはるかに効率が悪いので，がん細胞は，大量のグルコースを消費する必要性が生ずる．がん細胞が，もっぱら解糖系によりATPを得ることの明確なメリットの一つは，解糖系により，グルコースから乳酸へと代謝される過程の最初の中間代謝産物であるグルコース 6-リン酸が，ヌクレオチドの合成を司るペントースリン酸経路の出発材料になることである．すなわち，活発な細胞増殖（DNA複製）のためのヌクレオチドを合成する必要のあるがん細胞にとって，グルコース 6-リン酸を比較的容易に利用できる環境は好都合なわけである．なお，このワールブルグ効果をがん細胞に賦与するうえで重要な働きをしているのがc-Mycであり，c-Mycは，グルコースの取り込みを司る*Glut1*遺伝子の発現や，グルコースからグルコース 6-リン酸への変換を触媒するhexokinase 2をコードする遺伝子などの発現を高めることで，この効果を発揮している[6]．なお，TCAサイクルは，ATPを得るためだけのものではなく，その中間代謝産物は，脂肪酸の合成など，いくつかの分子の合成のための出発材料として使われているので，がん細胞は，TCAサイクルを完全に止めるわけにはいかず，その問題点を克服するために，c-Mycを用いてグルタミンの取り込みを促進し，グルタミン酸を介してTCAサイクルのなかの一つの中間代謝産物である α-ケトグルタル酸をつくることで，そこからのTCAサイクル経路を動かしている[7]．

4 ES細胞維持因子および初期化因子としてのMycの役割

c-Myc，*N-Myc*，*L-Myc*はいずれもがん遺伝子として同定された遺伝子で，今でもがん研究との関連で最も研究されている遺伝子であるが，21世紀になってから間もない頃，ES細胞の未分化性維持において重要な働きを示すことが示された[8]（**鈴木・奥田の稿**）．そして現在では，造血幹細胞や精子幹細胞など，さまざまな組織幹細胞でのMycの重要性が示されている（**田中らの稿**）．また，このMycのES細胞における重要性が示された研究成果の報告がきっかけとなって，MYCが初期化因子としての候補の一つとして考えられるようになり，そのことが，iPS細胞という，とてつもない偉業へとつながった[9]（**中川の稿**）．なお，ES細胞は，活発な細胞増殖など，さまざまな点においてがん細胞との類似性が指摘されているが，MYCがこれら2種類の細胞間における類似性の根底を支えている最も重要な責任分子の一つであることが示されている[10]．

5 c-MYCの転写因子としての特殊性①

いわゆる一般的な転写因子の多くは，RNAポリメラーゼIIを遺伝子プロモーター上にリクルートし，転写を開始させることで転写を促進する．ただし，転写調節には，この転写開始促進という調節の他に，転写伸長というもう一つ重要な調節がある[11]．なぜならば，かなりの遺伝子において，RNAポリメラーゼIIが転写のために，転写開始点から遺伝子上を滑り出した

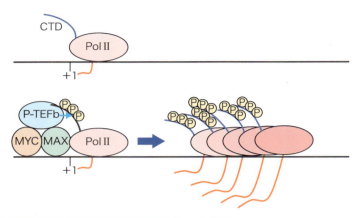

図2　c-MYC転写因子の転写伸長促進因子としての役割

一般的に転写因子は，遺伝子プロモーター上へのRNAポリメラーゼⅡのリクルートおよびそれに引き続いて起こる転写開始を促進することで，転写を活性化するが，c-MYCは，むしろ，そこからの転写伸長を促進することで主に転写を促進している．遺伝子は，図上に示すように，RNAポリメラーゼⅡが遺伝子上を滑りはじめることで転写を開始した後，多くの場合，50塩基にも満たないくらいのところでRNAポリメラーゼⅡが，動きを止めてしまうが，図下に示したように，c-MYCは，その一時停止してしまったRNAポリメラーゼⅡを再び動かすことで転写を促進している．なお，転写開始後に起こるRNAポリメラーゼⅡの動きの停止は，RNAポリメラーゼⅡのなかにある7アミノ酸からなるくり返し配列からなるCTD（Carboxy-Terminal Domain）とよばれる領域や，NELFやDSIFとよばれる複合体の作用によるものであるが，c-MYCは，P-TEFbとよばれるリン酸化酵素をリクルートし，RNAポリメラーゼⅡ自身のCTDや，RNAポリメラーゼⅡの一時停止にかかわる複合体をリン酸化することで，一時停止しているRNAポリメラーゼⅡが再び動き出すことを可能にしている．

としても，20〜50塩基あたりのところでその動きを止めてしまうので，転写として遺伝子全体におよぶ機能的なRNAをつくるためには，いったん止まってしまったRNAポリメラーゼⅡを再び動かせることが必要になる．そして，c-MYCは，通常の転写因子とは違って，RNAポリメラーゼⅡを遺伝子プロモーター上によび込むのではなくて，もっぱら転写伸長を促進することで，転写を促進する転写因子であることが明らかにされた[12]．なお，このc-MYCは，RNAポリメラーゼⅡのC末端領域をリン酸化し，転写伸長を司るP-TEFbをリクルートすることにより転写伸長促進活性を発揮している（図2）．

6　c-MYCの転写因子としての特殊性②

c-Mycが高発現することで治療抵抗性を獲得するであるとか，がんとしての悪性度と深く関係していることはよく知られている事実であるが，これらc-Mycの発現量の変化に伴ってみられるがん細胞としての特質の変化は，c-Mycが低発現状態では発現がほとんどOFFの状態にある特定の遺伝子セットに，c-Mycが高発現することによって結合するようになり，そのことで，それらの遺伝子の発現がONになるのであろうと考えられていた．それゆえ，多くの研究グループが，そのようながん細胞の悪性化にかかわっているc-MYC標的遺伝子を同定すべく，さまざまながん細胞を用いてc-MYC転写因子のゲノムでの結合部位を網羅的に調べた．その結果，予想外なことに，それぞれのがん細胞において，c-MYCが結合しているゲノムに位置は，細胞増殖促進や代謝にかかわる遺伝子などのいくつかの遺伝子において共通していることを除き，ほとんど共通点がないことがわかった．そして，2つの米国のグループはこの事

実に興味をもち，深く解析することで，c-MYCによる細胞の腫瘍化のためのたいへん重要な分子メカニズムを解明した[13)14)]．これら2つのグループは，c-MYCがいわゆる特定の遺伝子セットの発現のON-OFFをコントロールするのではなくて，高発現したc-MYCは，c-MYC高発現前（c-MYCは低レベルで発現）においてもある程度のレベルの発現がみられる遺伝子に限って発現レベルを高め，がん細胞の特質を変えていることを証明した．この現象の根底にある分子メカニズムは，通常，c-MYC標的遺伝子は，c-MYCの発現レベルが低くても結合可能な完全なEボックス配列に加え，不完全なEボックス配列ももち，そこにはc-MYCが高発現しているときのみ結合が可能であるため，c-MYCの発現量の違いにより，標的遺伝子の発現レベルが変化するというものである．つまり，ON-OFFのスイッチではなく，ボリュームのコントローラーのようなはたらきだったのだ．

おわりに

　c-Mycがバーキットリンパ腫の原因遺伝子であることが明らかになった40数年前から現在までのc-Myc研究の歴史について概説するつもりであったが，c-MycによるmicroRNA産生の抑制[15)]といったc-MYCの重要な機能であるとか，c-Mycの発現量を低く保つことで長寿を達成するというたいへん話題を集めた報告[16)]であるとか，c-Mycについての総説として当然紹介しなくてはならないことをいくつも，誌面の関係で記載することができなかった．その点については，少し心残りではあるが，この概説とc-Mycについての7つの各論を読んでいただければ，現在においてもMYC研究からきわめてインパクトのある新事実がどんどん解き明かされており，MYC研究が今でもきわめてホットな領域であることをわかっていただけるのではないかと期待している．

文献

1) Taub R, et al：Proc Natl Acad Sci U S A, 79：7837-7841, 1982
2) Dang CV：Cell, 149：22-35, 2012
3) Blackwood EM & Eisenman RN：Science, 251：1211-1217, 1991
4) Abedin SM, et al：Onco Targets Ther, 9：5943-5953, 2016
5) Yada M, et al：EMBO J, 23：2116-2125, 2004
6) Hu S, et al：Cell Metab, 14：131-142, 2011
7) Wise DR, et al：Proc Natl Acad Sci U S A, 105：18782-18787, 2008
8) Cartwright P, et al：Development, 132：885-896, 2005
9) Takahashi K & Yamanaka S：Cell, 126：663-676, 2006
10) Kim J, et al：Cell, 143：313-324, 2010
11) Core LJ & Lis JT：Science, 319：1791-1792, 2008
12) Rahl PB, et al：Cell, 141：432-445, 2010
13) Lin CY, et al：Cell, 151：56-67, 2012
14) Nie Z, et al：Cell, 151：68-79, 2012
15) Chang TC, et al：Nat Genet, 40：43-50, 2008
16) Hofmann JW, et al：Cell, 160：477-488, 2015

Profile

奥田晶彦：1984年，広島大学医学部医学科卒業，'88年，東京大学医学部博士課程修了，同年より日本学術振興会特別研究員，'90年から米国Caltechに留学，'92年，埼玉医科大学講師，2001年，埼玉医科大学ゲノム医学研究センター助教授（PI），'05年，同研究センター教授，'17年，同研究センター所長，現在に至る．埼玉医科大学に赴任以来，ES細胞研究を行っており，最近の10年間は，c-MYCを手掛かりに，ES細胞とがん細胞の類似性を規定している分子基盤の解明を主な目的として研究を行っている．

特集　再発見！MYCの多機能性

MYC研究の歴史の原点
造血器腫瘍におけるMYCの役割

杉原英志，石澤　丈，佐谷秀行

MYCは約40年前にトリ白血病ウイルスで発見されたがん遺伝子であり，ヒトリンパ腫においてc-Mycの転座が同定された後，多くのがん種で異常が報告されてきたが，造血器腫瘍はMYCの歴史のいわば「原点」である．MYCは正常造血の増殖・分化のバランスを制御し，MYCの異常はそのバランスを破綻させ，発がんにつながる．また，MYCの高発現は患者の予後不良と相関があり，MYCを標的とした治療法が期待されている．本稿では最もMYCと関連がある造血器腫瘍に焦点を当て，がんにおける異常と役割について概説する．

キーワード　　MYC異常，ドライバー遺伝子，白血病モデル，oncogenicストレス

はじめに

Myc遺伝子は最も有名ながん遺伝子の一つであり，造血器腫瘍におけるc-Myc遺伝子の転座，変異，増幅をはじめ，広範ながん種においてc-Myc，N-Myc，L-MycのMycファミリー遺伝子の異常が見出されてきた[1]．Mycは正常時，Maxとよばれる分子とヘテロダイマーを形成し，核内転写因子として下流分子の発現を制御することで造血細胞の増殖・分化のバランス維持に非常に重要な役割を果たしている[2]．

一般に造血システムは造血幹細胞を頂点とし，多能性前駆細胞からリンパ系前駆細胞，骨髄系前駆細胞と大きくわかれ，最終的にリンパ球やマクロファージ，顆粒球，赤血球，血小板などへ分化していく．この造血の各分化段階において絶妙なバランスで増殖と分化が制御されることが，体内のホメオスタシスの維持に重要であり，Mycはこのバランス制御に中心的な働きをしている[2]．実際c-Mycノックアウト（KO）マウスは造血不全を起こすため，胎生致死（10.5日）である[3]．造血幹細胞においてc-MycおよびN-Mycは生存維持に働き[4]，特にc-Mycは造血幹細胞の増減を制御する[5]．またc-MycおよびN-Mycは前駆B細胞，前駆T細胞の段階で発現誘導され，B細胞受容体，T細胞受容体刺激によるシグナル下で増殖と生存を促進する[6]～[8]．さらに各分化段階における条件的MycKOマウスの解析から，免疫応答の際に抗体産生B細胞の成熟を担うリンパ節や脾臓の胚中心の形成に必須であること[9][10]や胸腺におけるT細胞の分化，特にナチュラルキラーT細胞の分化にMycが関与することが報告されている[11][12]．一方，骨髄系細胞におけるMycKOマウスでは骨髄系前駆細胞や赤芽球の増殖異常，巨核球の異常などが報告され，骨髄系細胞においてもMycは増殖・分化の制御にかかわっている[13]．

このようにMycは正常造血システム全体の制御に密接にかかわることからMycの異常は各段階での増殖・分化の歪みを引き起こし，がん化に発展する可能性を

表　造血器腫瘍におけるMYCの異常

リンパ腫／白血病	MYCの異常
リンパ系腫瘍	
バーキットリンパ腫	c-Myc遺伝子転座（＞90％），c-Myc変異（65％）
びまん性大細胞型B細胞リンパ腫（DLBCL）	c-Myc遺伝子転座（6〜16％），c-Mycタンパク質高発現（25％）
急性リンパ芽球性白血病（ALL）	c-Myc遺伝子転座（5％）
B-ALL（小児）	c-MycおよびN-Myc遺伝子高発現（30％）
B-ALL	c-Myc遺伝子転座/増幅（47〜52％）
T-ALL	c-Myc過剰発現（50％以上NOTCH1変異）
多発性骨髄腫	c-Myc遺伝子転座（15〜50％）
原発性形質細胞白血病	c-Myc遺伝子転座（13％）
骨髄系腫瘍	
急性骨髄性白血病（AML）	c-Myc mRNA過剰発現（20％）
AML（転座なし）	c-Myc mRNA過剰発現（20％）
AML（小児）	N-Myc mRNA過剰発現（24〜40％）
慢性骨髄性白血病	c-Myc mRNA過剰発現（20％）

（文献2より引用）

含んでいる．実際に多くのヒト造血器腫瘍においてMYCのさまざまな異常が報告されている（表）．

1　リンパ系腫瘍におけるMYC

MYCの異常がヒト腫瘍で最初に報告されたのがバーキットリンパ腫であり，90％以上の割合で免疫グロブリン遺伝子との転座がみられる（表）[14]．c-Mycの転座はリンパ系腫瘍全般にわたって一定の割合を占めており，8番染色体上のc-Myc遺伝子と14番染色体上の免疫グロブリン重鎖遺伝子（IGH）のエンハンサー領域が転座することでc-Mycの恒常的発現につながる（図1A）．転座の原因としては抗体の体細胞超変異やクラススイッチを誘導するシチジン脱アミノ化酵素AIDの関与が報告されている[15]．また，主にリンパ腫においてc-Mycの変異が多数報告され，特に58番目のアミノ酸がホットスポット[※1]となっている[16,17]（図1B）．通常，c-Mycの58番目のスレオニンがリン酸化されるとプロテアソームによる分解へと誘導されるが，スレオニンに変異が入ると分解から免れ，結果としてタンパク質が異常蓄積し，がん化につながる．

リンパ腫において最も頻度の高いびまん性大細胞型B細胞リンパ腫ではc-Myc転座および過剰発現が，急性リンパ芽球性白血病（ALL）では遺伝子増幅と過剰発現が一定の割合で報告されている[2]（表）．T-ALLでは50％以上でNOTCH1遺伝子の活性型変異が生じており，その結果，標的遺伝子であるc-Mycの高発現がみられる[18,19]．高分化型である多発性骨髄腫，原発性形質細胞腫においても転座が13〜50％の割合で報告されており，リンパ系腫瘍全般にわたるMYCの異常が発がんや悪性化に関与すると考えられる．一方，増殖力の低い慢性リンパ性白血病では一般的にMYCの発現が低いが，より高悪性度のリンパ腫（Richter症候群）への進行に伴いMYC発現が増加することが報告されており，MYCが悪性化への鍵を握っている可能性がある[20]．さらに近年c-Mycの転座およびBcl2とよばれる抗アポトーシス遺伝子の転座が同時に生じているダブルヒットリンパ腫（DHL）とよばれる腫瘍が非常に予後不良であることが報告されている[21,22]．c-Mycは増殖を促進する機能に加え，アポトーシス誘導能をもつが，Bcl2によってアポトーシスが抑制されることによりDHL細胞は細胞死を回避し，高い治療抵抗性を示すと考えられている．

2　骨髄系腫瘍におけるMYC

骨髄系腫瘍においてはリンパ系腫瘍と比較して転座

※1　ホットスポット
遺伝子変異が集中した箇所のことであり，結果的にその遺伝子の機能の喪失あるいは活性化につながる．

特集　再発見！MYCの多機能性

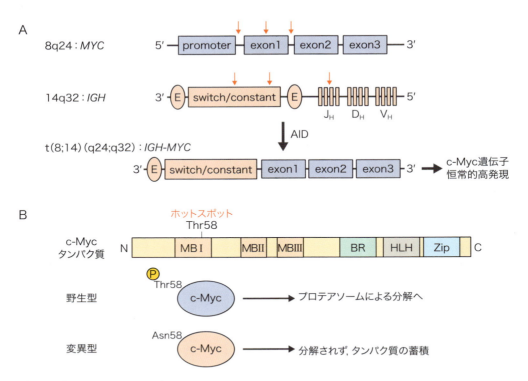

図1　造血器腫瘍におけるMyc異常

A） 8番染色体のc-Myc遺伝子（*MYC*）と14番染色体免疫グロブリン重鎖（*IGH*）との転座によってイムノグロブリンエンハンサー（E）の制御を受けるようになり，c-Mycは恒常的に発現するようになる．switchはイムノグロブリンのクラススイッチが起こる領域．constantは定常領域．矢印は主な切断点．シチジン脱アミノ化酵素AIDが転座の責任分子であることが報告されている．**B）** c-MycタンパクのMBIドメインに存在するアミノ酸58番目のスレオニンの変異が最も頻度が高い（ホットスポット）．通常このスレオニンがリン酸化されることでc-Mycはプロテアソームによる分解への経路を辿るが，変異によりリン酸化されないことで分解を免れ，結果的にc-Mycタンパク質が蓄積することになる．MB：Myc box，BR：basic region，HLH：helix loop helix motif，Zip：leucin zipper motif.

や変異のようなMYCの異常の報告は少ない．しかし，網羅的な遺伝子発現解析などから急性骨髄性白血病（AML）や慢性骨髄性白血病（CML）においてc-*Myc*やN-*Myc*の過剰発現が報告されている（表）．AMLにおけるドライバー遺伝子[※2]として融合遺伝子が知られているが，特にRUNX1-ETO，PML-RARα，PLZF-RARαはc-Mycの発現を誘導する[23) 24)]．またCMLのドライバー遺伝子であるBCR-ABLもc-Mycの発現を

増加させる機能をもち，c-Mycと協同で正常細胞に形質転換を起こす[25)]．このようにMYCは骨髄系腫瘍において多くは間接的に重要な役割を担っている．

3　Mycによる造血器腫瘍モデルとoncogenicストレス

Myc発現によって最初に構築された造血器腫瘍モデルはc-*Myc*遺伝子を*IGH*遺伝子のプロモーターとエンハンサー下に導入したEμ-Mycとよばれるトランスジェニックマウスである[26)]．およそ2〜5カ月でB細胞リンパ腫が形成する．また，同様なモデルでN-*Myc*遺伝子でもB細胞リンパ腫が形成することが報告され

> **※2　ドライバー遺伝子**
> 細胞のがん化に直接的にかかわっている遺伝子の総称でいわゆるがん化の運転手役の遺伝子であり，*Myc*や変異型*Ras*が有名である．一方，パッセンジャー遺伝子とよばれるものはがん化に間接的にかかわる乗客役の遺伝子である．

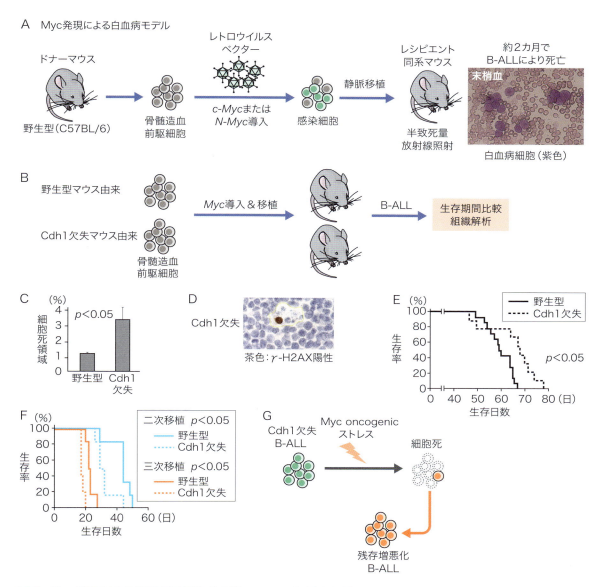

図2 Myc発現による白血病モデルおよびoncogenicストレス

A) 骨髄造血前駆細胞を骨髄より採取し、培養する。その後レトロウイルスベクターにて c-Myc あるいは N-Myc 遺伝子を導入し、致死量放射線を照射した同系マウスへ静脈移植を行う。およそ2カ月程度でB-ALLにより100％マウスは死亡する。B) Cdh1欠失および野生型マウスの骨髄前駆細胞から (A) の方法によりB-ALLを発症させ、生存期間、組織の比較を行った。C) B-ALL発症マウスにおけるリンパ節B-ALL細胞の細胞死領域の比較。D) Cdh1欠失B-ALLにおけるDNA損傷マーカーγ-H2AXの免疫染色像。E) B-ALL発症マウスの生存期間の比較。F) 二次、三次移植後の生存期間の比較。G) Myc oncogenicストレスによるB-ALL細胞死と残存細胞の増悪化のモデル。（C〜Fは文献32より引用）

ており、リンパ腫において c-Myc と N-Myc は発がん能力に差異がないと考えられる[27]。一方、われわれはより簡便な造血器腫瘍マウスモデルの構築をめざし、骨髄移植法を応用したマウスモデルの開発を行ってきた[28)29)]。方法としてはレトロウイルスベクターを用いて Myc（c-Myc または N-Myc）を骨髄造血前駆細胞（造血幹細胞・多能性前駆細胞含む）へ導入し、半致死量の放射線を照射した同系マウスへ移植することで、

特集　再発見！MYCの多機能性

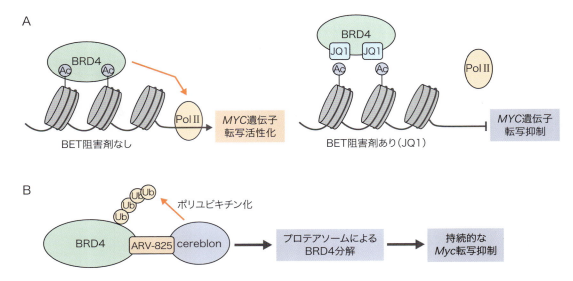

図3　BET阻害剤によるMyc遺伝子発現の抑制
A）BRD4は通常ヒストンのアセチル化リジンと結合し，RNAポリメラーゼⅡ（PolⅡ）による転写伸長を促進するが，JQ1などのBET阻害剤によりアセチル化部位に結合できなくなるとc-Mycなどの標的遺伝子の転写が抑制される．B）ARV-825はBRD4をE3ユビキチンリガーゼであるcereblonへリクルートし，BRD4がポリユビキチン化されることでプロテアソームによる分解を誘導する．これにより持続的なc-Myc転写抑制が起こる．

約2カ月のうちに100％の割合でB-ALLが発症するモデルを構築した（図2A）．さらにがん抑制遺伝子Cdkn2a KOマウス脾臓より採取したCD4陽性T細胞にc-Mycを導入後，Rag2 KOマウス（BおよびTリンパ球が欠損）へ移植することで皮膚T細胞リンパ腫を発症するマウスモデルの構築にも成功した[30]．これらの発がんモデルから，Mycはリンパ腫，白血病を問わず強力なドライバー遺伝子であることが示唆された．

Mycの過剰発現はoncogenicストレス[※3]を介してDNA損傷を生じさせることが知られている[31]．そこでわれわれは，DNA修復機構・細胞周期チェックポイントという観点において，Myc異常を伴う腫瘍がどのような病理学的特徴をもつのか，Myc誘導性B-ALLマウスモデルを用いて検討した[32]．まず，細胞周期のG2/M期チェックポイントを制御する分子Cdh1欠失マウス由来の骨髄造血前駆細胞へMycを導入し移植を行った（図2B）．その結果，Cdh1欠失B-ALLマウスではリンパ節病変における細胞死領域が野生型に比べて広いこと，DNA損傷マーカーであるγ-H2AX陽性細胞が多いこと（図2C，D），また生存期間はCdh1欠失マウスの方がCdh1野生型に比べて長いことがわかった（図2E）．これを裏付けるように，Myc高発現B-ALL細胞株においてCdh1発現を抑制したところ，DNA損傷への細胞脆弱性が高まることがわかった．さらにB-ALL患者由来のタンパク質アレイを活用し，Myc高発現のB-ALLではCdh1が低発現であるほど寛解維持期間が長いことを証明した．総じて，Mycで誘導されたB-ALL細胞はその悪性度維持のために，DNA修復機構をむしろ必要とすること，その破綻は腫瘍脆弱性を高めることが示唆された．しかし一方で，二次・三次移植を行うと，Cdh1欠失B-ALLマウスではCdh1野生型に比べて早期に死亡し，一次移植時とは逆転した結果を得た（図2F）．これはおそらくは，Cdh1欠失により助長されたMyc誘導性DNA損傷の蓄積が，長期的には腫瘍増悪を助ける遺伝子変異発生につながったことを示唆した（図2G）．以上より，Myc異常を伴う腫瘍では，oncogenicストレスを介したDNA損

※3　oncogenicストレス
Mycや変異型Rasのようながん遺伝子の活性化によって細胞にもたらされる発がんストレスであり，DNA複製ストレスや酸化ストレスなど，時にDNA損傷を伴いp53などを中心とした細胞周期チェックポイント機構が働く．

傷とその修復のバランスが，腫瘍の悪性度や治療反応性，患者の長期予後などを左右する可能性が示唆された[32]．

4　MYC標的治療法の開発

発がん，増悪化への明確な関与からMYCは造血器腫瘍における有望な治療標的である．MYCの阻害剤は二量体形成の抑制，DNA結合の阻害，アンチセンスオリゴによるMYC発現抑制などMYCを直接的に抑制する阻害剤が主に開発されてきたが，MYCは核内分子であり，また低分子の標的結合部位がなく薬剤デザインに適さないこと，正常細胞での機能から副作用が想定されるなど高いハードルがあり，臨床試験を通過した薬剤がいまだ存在しないのが現状である[33]．開発が進んでいる阻害剤の一つとして，omomycとよばれるMYCのミニドメインタンパク質があげられる．omomycはMYCの標的配列であるE-BoxやMYCと結合することでMYCによる転写を抑制する効果がある[34]．

一方，間接的にMYCを阻害する方法で近年最も注目を集めているのがJQ1をはじめとしたBET系ブロモドメインタンパク質の阻害剤である[35)36)]．BRD4などのブロモドメインをもつBETファミリータンパク質はヒストンのアセチル化リジンを認識し，制御因子をリクルートすることで転写を促進する（図3A）．BET阻害剤により*MYC*の転写が間接的に抑制されることで多発性骨髄腫，バーキットリンパ腫，AMLにおいて細胞周期停止，細胞老化，アポトーシスを誘導することで抗腫瘍効果を発揮する．BET阻害剤が*Myc*を主な標的とする理由はBRD4が結合するがん細胞特有のスーパーエンハンサーとよばれる遺伝子発現の制御領域が*MYC*遺伝子のエンハンサー領域に存在することによる．現在初期段階の臨床試験が行われているが，急性白血病において効果が報告されている[37]．しかし，一方でJQ1は持続的な転写抑制の欠陥などの問題点が指摘され，耐性機構も報告されている[33]．最近開発されたARV-825はJQ1の欠点を改善したBET阻害剤であり，BRD4をE3ユビキチンリガーゼであるcereblonへリクルートすることで，BRD4を分解誘導する[38]（図3B）．その結果，持続的な*c-Myc*転写抑制により急性白血病などの造血器腫瘍でJQ1より強い効果を発揮している[39]．

おわりに

MYCの高発現は造血器腫瘍だけでなく固形腫瘍を含めた広範ながん種の予後不良と相関することが報告されている[1]．特にDHLのような腫瘍型は標準治療に高い抵抗性を示すことからMYCの阻害剤の開発が期待されている．MYCは正常細胞においても重要な働きをしているため，今後さらなるMYC研究を進めて行くことで副作用を考慮したMYC標的治療法の開発が大いに期待される．

文献

1) Meyer N & Penn LZ：Nat Rev Cancer, 8：976-990, 2008
2) Delgado MD & León J：Genes Cancer, 1：605-616, 2010
3) Davis AC, et al：Genes Dev, 7：671-682, 1993
4) Laurenti E, et al：Cell Stem Cell, 3：611-624, 2008
5) Wilson A, et al：Genes Dev, 18：2747-2763, 2004
6) Klemsz MJ, et al：J Immunol, 143：1032-1039, 1989
7) Lindsten T, et al：EMBO J, 7：2787-2794, 1988
8) Dose M, et al：Blood, 108：2669-2677, 2006
9) Dominguez-Sola D, et al：Nat Immunol, 13：1083-1091, 2012
10) Calado DP, et al：Nat Immunol, 13：1092-1100, 2012
11) Dose M, et al：Proc Natl Acad Sci U S A, 106：8641-8646, 2009
12) Mycko MP, et al：J Immunol, 182：4641-4648, 2009
13) Thompson A, et al：J Biol Chem, 271：22976-22982, 1996
14) Dalla-Favera R, et al：Proc Natl Acad Sci U S A, 79：7824-7827, 1982
15) Ramiro AR, et al：Cell, 118：431-438, 2004
16) Bhatia K, et al：Nat Genet, 5：56-61, 1993
17) Bahram F, et al：Blood, 95：2104-2110, 2000
18) Weng AP, et al：Genes Dev, 20：2096-2109, 2006
19) Palomero T, et al：Proc Natl Acad Sci U S A, 103：18261-18266, 2006
20) Greil R, et al：Blood, 78：180-191, 1991
21) Rosenthal A & Younes A：Blood Rev, 31：37-42, 2017
22) Sesques P & Johnson NA：Blood, 129：280-288, 2017
23) Müller-Tidow C, et al：Mol Cell Biol, 24：2890-2904, 2004
24) Rice KL, et al：Blood, 114：5499-5511, 2009
25) Afar DE, et al：Science, 264：424-426, 1994
26) Adams JM, et al：Nature, 318：533-538, 1985
27) Sheppard RD, et al：Oncogene, 17：2073-2085, 1998

28) Shimizu T, et al：Oncogene, 29：5687-5699, 2010
29) Sugihara E, et al：Oncogene, 31：2849-2861, 2012
30) Adachi T, et al：Nat Med, 21：1272-1279, 2015
31) Vafa O, et al：Mol Cell, 9：1031-1044, 2002
32) Ishizawa J, et al：Blood, 129：1958-1968, 2017
33) Whitfield JR, et al：Front Cell Dev Biol, 5：10, 2017
34) Soucek L, et al：Cancer Res, 62：3507-3510, 2002
35) Delmore JE, et al：Cell, 146：904-917, 2011
36) Mertz JA, et al：Proc Natl Acad Sci U S A, 108：16669-16674, 2011
37) Abedin SM, et al：Onco Targets Ther, 9：5943-5953, 2016
38) Lu J, et al：Chem Biol, 22：755-763, 2015
39) Piya S, et al：Blood, 128：748, 2016

Profile

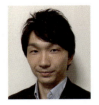

筆頭著者プロフィール

杉原英志：2006年筑波大学人間総合科学研究科博士課程修了後，日本学術振興会特別研究員を経て，'07年慶應義塾大学先端医科学研究所遺伝子制御研究部門（佐谷秀幸 教授）にてがんマウスモデルの構築と解析に従事．'17年4月より筑波大学プレシジョンメディスン開発研究センター（佐藤孝明 教授）の助教．がんゲノミクスにより得られた知見を個体レベルで解析し，臨床的意義のあるがん治療法の開発をめざしている．

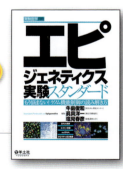

特集　再発見！MYCの多機能性

神経内分泌腫瘍と脳腫瘍における MYCファミリー遺伝子
p53ファミリー遺伝子との攻防

末永雄介，中川原　章，横井左奈

MYCとp53はそれぞれ代表的ながん遺伝子，がん抑制遺伝子である．両遺伝子ともファミリー遺伝子をもち，がんではこの2つのファミリーが互いの機能を制御することで，がん促進とがん抑制の熾烈なせめぎあいが起こる．特に神経内分泌腫瘍や脳腫瘍においては，どちらのファミリーの制御が優勢になるかが，最終的に患者の生命予後に影響することが明らかになってきた．本稿ではp53ファミリー遺伝子との関係を中心に神経内分泌腫瘍と脳腫瘍におけるMYCファミリー遺伝子の機能を解説する．

キーワード　神経芽腫，小細胞肺がん，脳腫瘍，MYCファミリー遺伝子，p53ファミリー遺伝子

はじめに

MYCファミリー遺伝子はヒトにおいてMYC，MYCN，MYCLからなり，これら3遺伝子はがんにおいて遺伝子増幅し，過剰発現する（表）．MYCおよびMYCLは染色体転座を伴うことがあり，増幅する遺伝子コピー数が低いのに対し，MYCNはほとんど転座せず，時に数百コピーにも増幅する．MYCファミリー遺伝子が増幅する腫瘍には小児がんや神経内分泌腫瘍が多く含まれる（表）．なかでも小児がんである神経芽腫ではMYCN増幅腫瘍を持つ患者の長期生存率は30%以下と非常に低く，MYCN遺伝子が増幅しているか否かは治療選択に用いられている[1]．肺がんの一つである小細胞肺がんは喫煙により発生する神経内分泌腫瘍であり[2]，MYCファミリー遺伝子3つすべての増幅が相互排他的に観察される[3]．最近，これら腫瘍においてMYCファミリー遺伝子がp53ファミリー遺伝子と相互に制御しあい，患者の予後や治療感受性に影響することがわかってきた（図1）．本稿では，この2つのファミリー遺伝子に着目して，神経内分泌腫瘍と脳腫瘍の発がん機構を紹介する．

1　神経内分泌腫瘍，脳腫瘍を発症する動物モデル

MYCファミリー遺伝子の過剰発現が神経内分泌腫瘍や脳腫瘍の発がんに寄与することは，さまざまな動物モデルによって示されてきた（表）．MYCNを交感神経節に特異的に過剰発現させると神経芽腫を発症し[4]，小脳に発現させると髄芽腫を発症する．また，ヒト小細胞肺がんではほぼ100%，p53とRBが不活性化し[5]，Trp53，Rb1 ノックアウト（KO）マウスはMycl増幅を伴う小細胞肺がんを発症する[6-8]．Myclを過剰発現すると腫瘍の発生が促進することから，Trp53，Rb1 KOマウスにおいてMyclは小細胞肺がんの発がんに寄与すると考えられる[9,10]．一方で，これらマウスモデルはヒトで観察されるがんの特徴を反映しないことが指摘されていた．例えば，ヒトのMYCN遺伝子が増幅した神経芽腫では遠隔転移が高頻度に起きるが，MYCNトランスジェニック（Tg）マウスは遠隔転移が稀であ

MYC family genes in neuroendocrine and brain tumors: Battle against p53 family genes
Yusuke Suenaga[1]／Akira Nakagawara[2]／Sana Yokoi[1]：Cancer Genome Center, Chiba Cancer Center Research Institute[1]／Saga-Ken Medical Center Koseikan[2]（千葉県がんセンター研究所がんゲノムセンター[1]／佐賀県医療センター好生館[2]）

表　MYCファミリー遺伝子の増幅が報告されているヒト腫瘍とモデルマウス

がん	臓器	ヒトで増幅が見られるMYCファミリー遺伝子	動物モデル
小児がん			
神経芽腫	副腎髄質交感神経節	MYCN	MYCN Tg マウス[4] MYCN Tg Casp8 KO マウス（Teitz et al, Cancer Res, 2013） MYCN Tg ALK 変異マウス（Berry et al, Cancer Cell, 2012） MYCN/NCYM Tg マウス[11]
髄芽腫	小脳	MYCN MYC	MYCN Tg マウス（Swartling et al, Genes Dev, 2010）
網膜芽細胞腫	網膜	MYCN	p107/Rb1 または p130/Rb1 KO マウス（Mycn 増幅伴う）（MacPherson et al, EMBO J, 2007）
横紋筋肉腫	頭頸部 泌尿器系 四肢	MYCN	
神経内分泌腫瘍			
小細胞肺がん	肺	MYCN MYC MYCL	Rb1, Trp53 KO マウス[8] Rb1, Trp53, PTEN KO マウス（Cui et al, Mol Cancer Res, 2014） Rb1, Trp53, p130 KO マウス（Schaffer et al, Cancer Res, 2010） Rb1, Trp53 KO, MYC 過剰発現マウス[12]
前立腺がん	前立腺	MYCN MYC MYCL	Rb1, Trp53 の SV40 large T 抗原による抑制（Greenberg et al, Proc Natl Acad Sci USA, 1995） Rb1, Trp53 KO マウス（Zhou et al, Cancer Res, 2006） Rb1 KO マウス（Ku et al, Science, 2017） Trp53 KO マウス（Zou et al, Cancer Discov, 2017） MYCN 過剰発現マウス（Dardenne et al, Cancer Cell, 2016）

る[11]．またヒト小細胞肺がんは急速に進展し，化学療法に感受性があると同時に，すぐに遠隔転移，再発が起こることが知られるが，Trp53, Rb1 KO マウスでは発症に10〜15カ月かかり[6)〜8)]，遠隔転移も稀である[12]．さらにヒトの小細胞肺がんにはclassicタイプとvariantタイプ※1とよばれる2つのサブタイプがあるが[13)14)]，Trp53, Rb1 の KO マウスでは classic タイプしか発症しない[15)16)]．

これら既存のマウスモデルを改良するため，近年，さまざまなマウスモデルがつくられた．Rb1, Trp53 KO に Myc の過剰発現を加えたマウス（RPMマウス）が作製され，classic タイプと variant タイプの両方の小細胞肺がんを発症することが示された[12]．また，こ

のマウスモデルでは化学療法への感受性と高頻度の遠隔転移，その後の再発が観察され，よりヒトの小細胞肺がんに近いことが示された．ヒトの小細胞肺がんではclassicタイプには転写因子ASCL1の発現が高く，variantタイプではNEUROD1が高発現する[16]．RPMマウスではNeuroD1陽性の腫瘍が発症することも示され，オーロラキナーゼ阻害剤に対する感受性が高いことが明らかになった[12]．さらにオーロラキナーゼ阻害剤と化学療法の併用はRPMマウスの生存を延長させた．今後，小細胞肺がんのvariantタイプに対する治療として，ヒトへの応用が期待される．

神経芽腫モデルマウスはMYCN Tgマウスに遺伝子改変を加えることで，遠隔転移や薬剤抵抗性を再現するとの報告がされている[1]．神経芽腫ではALKの変異やCASP8のプロモーターメチル化による発現抑制が知られているが，MYCN Tgマウスに変異型ALK過剰発現やCasp8のKOを組合わせることで，多発の腫瘍や遠隔転移が増えることが示された[1]．また，われわれ

※1　classicタイプとvariantタイプ
小細胞肺がんのサブタイプ．variantタイプはclassicタイプの細胞に比較し，核細胞質比が小さく，培養における倍加時間が早く，球形の細胞塊にならない．また神経内分泌マーカーの発現量が低いという特徴をもつ．

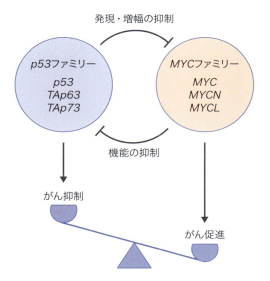

図1 p53ファミリー遺伝子とMYCファミリー遺伝子の相互関係

p53ファミリー遺伝子はp53，p63，p73からなる．TAp63とTAp73はp63，p73のアイソフォームであり，p53と同様，がん抑制遺伝子として働く．神経内分泌腫瘍や脳腫瘍ではp53ファミリー遺伝子とMYCファミリー遺伝子が互いを抑制する．p53ファミリー遺伝子はMYCファミリー遺伝子の発現抑制や，遺伝子増幅の抑制に寄与するのに対し，MYCファミリー遺伝子はp53ファミリーの上流経路の不活性化，転写制御の阻害などでその機能を抑制する．MYCファミリー遺伝子が優勢となると，発がん，悪性化すると考えられる．

はヒト神経芽腫においてMYCNと100％ともに増幅する遺伝子NCYMに着目し，新たな神経芽腫マウスモデルを作製した[11]．次項ではNCYMの機能についてのわれわれの研究を詳しく紹介する．

2 NCYMの発見とMYCファミリー遺伝子の制御

❶ NCYMによるMYCNの安定化

MYCNにアンチセンス転写産物が存在することは1990年に報告され[17]，MYCNの逆さ読みとしてNCYMと名付けられた[18]．NCYMは神経芽腫においてMYCNと共に増幅し，過剰発現するが，その機能は明らかになっていなかった．われわれはNCYMがヒト科において，non-coding RNAからタンパク質をコードするように進化したde novo遺伝子※2であることを示した[11,19]．MYCNタンパク質（N-Myc）は，GSK3βによりリン酸化され，ユビキチン・プロテアソーム系により分解されるが，NCYMはGSK3βによるリン酸化を阻害することでMYCNを安定化する（図2A）[11]．一方で，MYCNは，MYCN自身とNCYMの転写を促進し[11,20]，MYCN/NCYM領域の増幅は，正のフィードバック制御によりMYCNとNCYMの過剰発現を引き起こす（図2A）．さらにNCYMおよびMYCNを交感神経節において過剰発現するマウスを作製したところ，遠隔転移が増え，薬剤抵抗性となった（図2B）．これらの結果から，NCYMはMYCNの制御を介して神経芽腫の悪性化に寄与するde novo遺伝子であることがわかった．

❷ OCT4との第2のフィードバック制御

神経芽腫においてOCT4高発現の細胞は多分化能をもち，幹細胞性を示すことが示されていた[21]．そこで，OCT4の発現量をヒト神経芽腫で調べたところ，OCT4の高発現はMYCN/NCYMが増幅した神経芽腫でのみ不良な予後と相関した[22]．細胞株を用いた実験により，NCYMはMYCNの安定化を介してOCT4の転写を活性化すること，逆に，OCT4はMYCNの転写を活性化し，NCYMを誘導することが示され，MYCN/NCYM増幅の神経芽腫において，第2の正のフィードバック制御があることがわかった（図2A，赤矢印）[22]．結合配列の保存性から，この第2のフィードバック制御はヒトに特異的であり，他のヒト科の種にもないことが示唆された[22]．神経芽腫細胞においてNCYMまたはOCT4を発現抑制すると，細胞の非対称分裂が誘導されることから，MYCN/NCYM/OCT4のフィードバック制御が幹細胞性の維持に寄与することが明らかになった[22,23]．

❸ MYCおよびMYCNからのMyc-nick産生の促進

MYCN/NCYM Tgマウスではなぜ遠隔転移が増えるのだろうか．最近，MYCやMYCNはMYCLと異なり，

※2 de novo 遺伝子

進化において，既存の遺伝子の組合わせや重複から生まれたのではなく，非遺伝子領域から全く新規に誕生した遺伝子．non-coding RNAから新たに読み枠が誕生し，タンパク質をコードするmRNAへと進化する．

特集　再発見！MYCの多機能性

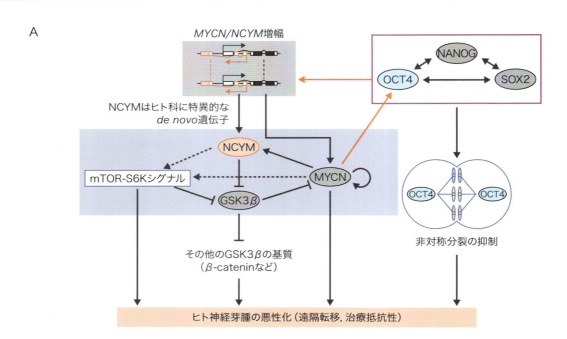

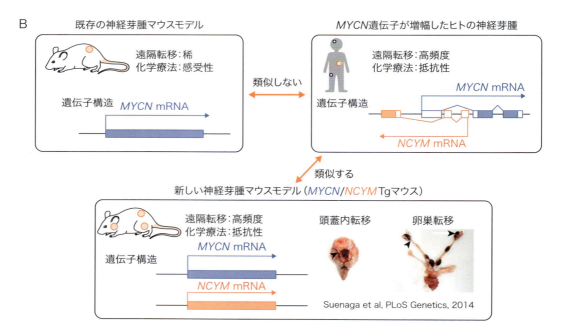

図2　神経芽腫におけるNCYMの機能

A） *MYCN/NCYM*/OCT4のフィードバック制御．NCYMはGSK3βの抑制を介してMYCNを安定化し，MYCNは*MYCN/NCYM*の転写を誘導することで正のフィードバック制御を形成する．さらにNCYM，MYCNはmTOR-S6Kシグナルを活性化することで，GSK3βを抑制し，β-cateninなどのがん遺伝子産物を安定化する．また，MYCN，OCT4は互いに転写を誘導し，幹細胞性を維持する．これらが複合的に作用し，ヒト神経芽腫の悪性化が促進されると考えられる．**B）** *MYCN/NCYM* Tgマウス．既存の神経芽腫マウスモデルではヒトの神経芽腫と異なり，NCYMの過剰発現が反映されておらず，遠隔転移は稀で，化学療法感受性である．*MYCN/NCYM* Tgマウスは遠隔転移を高頻度で起こし，化学療法に抵抗性であった．（Bの写真は文献11より転載）

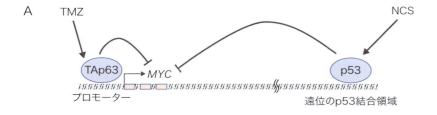

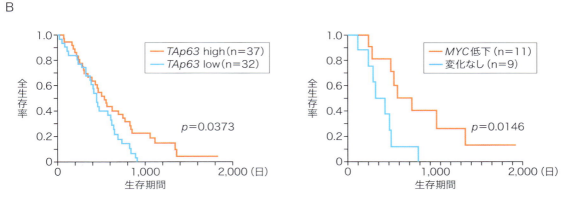

図3 p53ファミリー遺伝子によるMYCの転写抑制
A）p53ファミリー因子によるMYCの転写抑制．p53とTAp63はMYC遺伝子のプロモーター[27)32)]または下流にある遠位のp53結合領域[28)]に結合し，MYC転写を抑制する．TMZはTemozolomide，NCSはneocarzinostatinでDNA傷害剤．B）膠芽腫におけるTAp63 mRNA発現量（左）またはMYC mRNA発現量の低下（右）と全生存率の関係．TAp63のmRNA発現量が高い検体，テモゾロミド治療後にMYC mRNA発現量が低下した検体で良好な予後を示す．（文献32より引用）

カルパインによる切断を受けるアミノ酸配列があり，Myc-nickというDNA結合ドメインを欠いたタンパク質が産生されること[24)]，Myc-nickは細胞運動性を高め，がん悪性化に関与することが報告された[25)]．われわれはNCYMがMYCNまたはMYCのカルパインによるMyc-nick産生を促進することを見出している[26)]．NCYMはMyc-nickの産生を増やすことで，転移を促進する可能性がある．

3 p53ファミリーによるMYCの発現制御

発がんにおいてMYCファミリー遺伝子の過剰発現や増幅は何をきっかけに起こるのだろうか？これまでの研究から，p53がMYCファミリー遺伝子の過剰発現や増幅の抑制に関与することが示されている．すでに記したように，Trp53およびRb1 KOマウスはMycl増幅を伴う腫瘍が発生する[6)〜8)]．また，MYCはp53によって直接的に転写抑制されることが報告されている[27)28)]．

最近，MYCは転写伸長を制御して細胞内の全転写量を上昇させる機能が発見されたが[29)]，DNAダメージが起こるとp53の活性化により，MYCの転写が抑制され，全転写産物の発現量が抑制される（**図3A**）[28)]．MYCの転写抑制に必要なこのp53結合領域では小細胞肺がんや髄芽腫においてゲノム不安定性が起こる[30)31)]．すなわち，p53自体の不活性化またはp53によるMYCの発現抑制の異常がMYCの過剰発現に寄与する可能性がある．

われわれは，膠芽腫において，p53ファミリー遺伝子のTAp63がMYCを発現抑制することを見出した（**図3A**）[32)]．このTAp63によるMYCの発現抑制はp53非依存的であり，テモゾロミド[※3]の投与により引き起こされ，膠芽腫の浸潤を抑制する．TAp63の発現が高

※3 テモゾロミド
Temozolomide．膠芽腫を含めた悪性神経膠腫に用いられる抗がん剤．経口投与が可能なアルキル化剤で，血液脳関門を通過しやすく，脳髄液への移行性もよい．放射線治療と併用され，放射線治療単独に比べ，生存期間を改善する．

い膠芽腫は良好な予後を示し（図3B），テモゾロミド治療後にMYCの発現量が下がっている膠芽腫は全生存率が高かった（図3C）．これらの結果から，p53だけでなくTAp63もMYCの抑制によりがんの進展を抑制していることが示唆された．

4　神経芽腫におけるp53ファミリー遺伝子とMYCN

神経芽腫においてp53の変異は2％ほどと稀である．すなわち多くの場合，p53は野生型で存在している．神経芽腫において，この野生型p53の転写をMYCNが直接的に誘導することが示されている（図4）[33]．さらに，ヒト神経芽腫ではMYCN増幅とp53の発現量は相関し，p53発現量の高い神経芽腫は不良な予後を示す．また，p53の下流遺伝子であり，p53自身のE3ユビキチンリガーゼでもあるMDM2はMYCN mRNAの安定化に寄与し，MYCNはMDM2の転写を誘導する[34]．MYCN増幅した神経芽腫においてp53タンパク質は高発現しており[33]，MDM2によるp53分解が働いていない[35]．さらに，MYCN増幅した神経芽腫においてもp53はMDM2発現に寄与しており[33]，MYCNとp53-MDM2 pathwayが異常なクロストークを形成する（図4）[35]．TAp73はMYCN mRNAに結合し，不安定化することが報告されているが[36]，MYCNにより誘導されるMDM2はp53とTAp73に結合し，アポトーシス関連遺伝子の発現を抑制する[37]．悪性の神経芽腫においてはMYCN/NCYMの増幅と染色体1pの欠失が生じる（図4）．この1p欠失はp53のDNA損傷シグナルの上流因子であるATMを不活性化し[38]，さらにp73の欠失を引き起こす[39]．よって，p53ファミリー遺伝子の機能は1p欠失とMYCN/NCYM領域の増幅により不活性化されてしまう（図4）．

おわりに

本稿でとり上げた神経内分泌腫瘍と膠芽腫は現在の医学でも患者の長期生存が期待できない難治性がんである．p53の機能欠失は多くのがんでみられるため，テモゾロミドによるTAp63の誘導のように[32]，他の

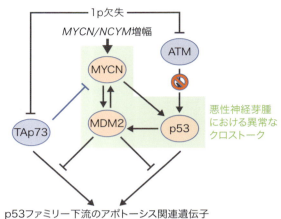

図4　MYCN/NCYMが増幅する神経芽腫におけるp53ファミリー遺伝子の抑制

MYCN/NCYM遺伝子増幅はMYCNの過剰発現を引き起こし，MYCNはMDM2とp53の転写を活性化する．MDM2がMYCN mRNAを安定化し，p53がMDM2を誘導することで，MYCN，MDM2，p53は異常なクロストークを形成する．TAp73にはMYCN mRNAの分解を促進する機能があるが，1p loss（欠失）が起こると，p73の遺伝子座が欠失するだけでなく，p53の上流因子であるATMも不活性化される．さらにMDM2はp53およびTAp73によるアポトーシス関連遺伝子の誘導を阻害し，細胞死誘導を抑制する．よって，悪性神経芽腫においてはMYCN/NCYMの増幅と1p欠失により，p53，p73機能が抑制されている．

p53ファミリー遺伝子を活性化し，MYCファミリー遺伝子を抑制することが，有効な治療法となるかもしれない．小細胞肺がんにおいてはp53とともにTAp73も欠失することが報告され[5]，神経芽腫と分子機構は異なるものの，p53，TAp73が不活性化されている．われわれはこれまで，残るp53ファミリー遺伝子であるTAp63の上流制御を研究してきたが[40]，今後はこれら難治性がんにおいて，いかにTAp63を活性化し，MYCファミリー遺伝子を抑制するかという課題にとり組み，新規治療法の開発に注力して行きたい．

文献

1) Matthay KK, et al : Nat Rev Dis Primers, 2 : 16078, 2016
2) Rickman DS, et al : Nat Med, 23 : 1-10, 2017
3) Peifer M, et al : Nat Genet, 44 : 1104-1110, 2012
4) Weiss WA, et al : EMBO J, 16 : 2985-2995, 1997
5) George J, et al : Nature, 524 : 47-53, 2015

6) Calbo J, et al：Cancer Cell, 19：244-256, 2011
7) Dooley AL, et al：Genes Dev, 25：1470-1475, 2011
8) Meuwissen R, et al：Cancer Cell, 4：181-189, 2003
9) Huijbers IJ, et al：EMBO Mol Med, 6：212-225, 2014
10) Semenova EA, et al：Genes Dev, 29：1447-1462, 2015
11) Suenaga Y, et al：PLoS Genet, 10：e1003996, 2014
12) Mollaoglu G, et al：Cancer Cell, 31：270-285, 2017
13) Carney DN, et al：Cancer Res, 45：2913-2923, 1985
14) Gazdar AF, et al：Cancer Res, 45：2924-2930, 1985
15) Gazdar AF, et al：J Thorac Oncol, 10：553-564, 2015
16) Borromeo MD, et al：Cell Rep, 16：1259-1272, 2016
17) Krystal GW, et al：Mol Cell Biol, 10：4180-4191, 1990
18) Armstrong BC & Krystal GW：Cell Growth Differ, 3：385-390, 1992
19) McLysaght A & Hurst LD：Nat Rev Genet, 17：567-578, 2016
20) Suenaga Y, et al：Biochem Biophys Res Commun, 390：21-26, 2009
21) Pezzolo A, et al：Cell Res, 21：1470-1486, 2011
22) Kaneko Y, et al：Cancer Sci, 106：840-847, 2015
23) Islam SM, et al：Cancer Sci, 106：1351-1361, 2015
24) Conacci-Sorrell M, et al：Cell, 142：480-493, 2010
25) Anderson S, et al：Proc Natl Acad Sci U S A, 113：E548, 2016
26) Shoji W, et al：Biochem Biophys Res Commun, 461：501-506, 2015
27) Ho JS, et al：Mol Cell Biol, 25：7423-7431, 2005
28) Porter JR, et al：Mol Cell, 67：1013-1025.e9, 2017
29) Lin CY, et al：Cell, 151：56-67, 2012
30) Iwakawa R, et al：Genes Chromosomes Cancer, 52：802-816, 2013
31) Northcott PA, et al：Nature, 488：49-56, 2012
32) Yamaki T, et al：Sci Rep, 3：1160, 2013
33) Chen L, et al：Cancer Res, 70：1377-1388, 2010
34) Huang M & Weiss WA：Cold Spring Harb Perspect Med, 3：a014415, 2013
35) He J, et al：Cell Cycle, 10：2994-3002, 2011
36) Horvilleur E, et al：Nucleic Acids Res, 36：4222-4232, 2008
37) Shi Y, et al：Eur J Cancer, 46：2324-2334, 2010
38) Yamaguchi Y, et al：Eur J Cancer, 50：1555-1565, 2014
39) Ichimiya S, et al：Oncogene, 18：1061-1066, 1999
40) Suenaga Y, et al：J Biol Chem, 284：35433-35440, 2009

参考図書

1)「がん生物学イラストレイテッド」（渋谷正史，湯浅保仁/編），羊土社，2011年
2)「ワインバーグ がんの生物学 原著第2版」（Robert A. Weinberg/著），南江堂，2017年

Profile

筆頭著者プロフィール

末永雄介：2005年千葉大学理学部生物学科卒業，'07年千葉大学大学院医学薬学府修士課程修了，'10年同大学院博士課程修了．医学博士．'10年より千葉県がんセンター研究所 研究員．'17年より東京理科大学薬学部 客員准教授．Royal Society of Medicine, Overseas Fellow. 専門は分子腫瘍学．難治性がんのメカニズムを転写制御の観点から明らかにし，治療に貢献できる研究をしていきたい．一緒に研究をすすめる学生を募集中．
E-mail：ysuenaga@chiba-cc.jp

特集 再発見！MYCの多機能性

c-Mycのユビキチン化制御機構とがん幹細胞における役割

木藤有紀，杉山成明，中山敬一

ユビキチン化はタンパク質の量的制御を担う翻訳後修飾の一つであるが，c-Mycの量的制御に関してもユビキチン化が深くかかわっている．c-Mycのユビキチン化は分解制御機構に加え，ユビキチン化シグナルがc-Mycの安定化や転写活性化を制御するという例も示されはじめた．本稿では，c-Mycのユビキチン化機構を概説するとともに，がん幹細胞におけるc-Mycのユビキチン化を標的にした新規治療法についてわれわれの研究を紹介する．

キーワード　c-Myc，ユビキチンリガーゼ，Fbxw7，がん幹細胞

はじめに

c-Mycはバーキットリンパ腫において過剰な発現がみられるがん原遺伝子産物としてはじめて同定されたが，現在では多くのがんで異常な蓄積が確認されている．しかし正常細胞にc-Mycを過剰発現してもがん化に直結するのではなく，増殖停止や老化，アポトーシスを起こすことによってがんを回避することから，第二のフェイルセーフ機構があると推察されている[1)2)]．一方で，がんではなぜc-Mycの量的制御機構が破綻しているのかは不明な点も多く，この制御機構の研究は今後のがん治療戦略として非常に重要である．現在ではc-Mycのユビキチン化によるc-Mycの量的制御の重要性が多く示されており，実際に多くのがんで「c-Mycのユビキチン化制御」の破綻が起こっていることが明らかになっている．本稿では，この制御機構について現在までに蓄積された知見を紹介し，その応用として，がん幹細胞においてこの機構に介入することによって，がん幹細胞の撲滅を図る方法について述べることにする．

1 ユビキチンリガーゼによる c-Mycのユビキチン化制御

❶ c-Mycのユビキチン化と分解促進

タンパク質上のポリユビキチン鎖の形成は一般的にプロテアソームによる分解シグナルとして機能するが，これはc-Mycにも当てはまる．c-Mycは非常に不安定なタンパク質であり，その半減期は多くの細胞で30分以下である．ユビキチン化反応は，ユビキチン活性化酵素（E1），ユビキチン結合酵素（E2），ユビキチンリガーゼ（E3）の3つの酵素群によって，標的タンパク質のリジン残基にユビキチンが付加され，さらにそのユビキチン上の48番目のリジン残基にユビキチンが付加される（K48連結型ポリユビキチン鎖）ことによってポリユビキチン鎖を形成する．この酵素群のなかで，E3は基質認識にかかわり，タンパク質の量的制御における生物学的な重要性を担っていることが多い．

c-MycのE3として今までに数々の分子が報告されているが（表），そのなかでもFbxw7（F-box and WD repeat domain containing 7）は現在最も精力的に研究が進んでいる分子である．Fbxw7はSkp1，Cul1，

表1 c-Mycをユビキチン化するさまざまなユビキチンリガーゼ

ユビキチンリガーゼ	量的制御	ユビキチン鎖	ユビキチン化の意義	文献
SCF^{Fbxw7}	分解	K48	細胞周期のG0期での停止・細胞増殖抑制	26, 27
SCF^{Skp2}	分解	K48	c-MycのG1-S期における転写活性化	5
SCF^{βTrCP}	安定化	K33, K48, K63	Fbxw7分解シグナルとの拮抗	10
SCF^{Fbxl3}	分解	K48？	c-Myc発現量の概日リズム形成	6
SCF^{Fbxl14}	分解	K48？	グリオブラストーマ発がん抑制	28
SCF^{Fbxo28}	変化なし	不明	c-Mycとp300の結合増強による転写活性化	13
SCF^{Fbxo32}	分解	K48	細胞増殖抑制	29
Cul3^{SPOP}	分解	K48？	前立腺上皮細胞の異形成とがん化抑制	30
Cul3^{KCTD2}	分解	K48？	グリオーマ幹細胞の機能維持	31
Cul4^{TRUSS}	分解	K48？	がん細胞で低下	32
TRIM6	変化なし	不明	c-Mycの転写抑制によるマウスES細胞の多能性維持	14
RLIM	変化なし	不明	c-Mycの転写抑制	33
HUWE1	変化なし	K63	c-Mycとp300の結合増強による転写活性化	11

Rbx1とともにSCF (Skp1, Cul1, F-box protein) E3複合体を形成するF-boxタンパク質の1つであり，その基質認識を担うサブユニットである．Fbxw7はc-Mycのリン酸化 (Thr58) 依存的に直接結合して，SCF^{Fbxw7}複合体はK48連結型ポリユビキチン鎖を付加する反応を媒介する[3]．c-Mycが細胞周期の回転に重要な役割を果たすことから，SCF^{Fbxw7}によるc-Mycの分解誘導は，特に細胞周期停止（静止期：G0期への移行）の際の重要性が示唆されている（図1）．マウス胸腺T細胞におけるFbxw7の欠損は，c-Mycの過剰な蓄積の結果，細胞周期が停止できず異常増殖を起こしてしまい，約半数のマウスで悪性リンパ腫（胸腺腫）の発症が認められる[4]．

別のF-boxタンパク質であるSkp2 (S-phase kinase-associated protein 2) もまたc-Mycのプロテアソームによる分解を促進するが，予想に反してSkp2はc-Mycの転写機能を増大させ，G1期からS期への移行を誘導することで細胞増殖を促進する[5]．この一見相容れない分解促進と転写活性化の詳しいメカニズムはいまだ不明であるが，転写因子は活性化と分解が引き続いて起こることで細胞周期で一回しか活性化できないライセンシングが起こっていることが示唆されている．

加えて，F-boxタンパク質Fbxl3 (F-box and leucine rich repeat protein 3) もまたc-Mycのプロテアソーム依存性分解を促進することが明らかになった[6]．

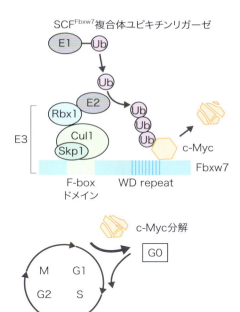

図1 SCF複合体ユビキチンリガーゼ
c-MycはE3の複合体にリン酸化 (Thr58) 依存的に結合し，E1・E2によりK48連結型ユビキチン鎖が付加されプロテアソームにより分解される．c-Mycの分解は細胞周期の停止（静止期：G0期への移行）に重要である．

SCF^{Fbxl3}は時計遺伝子であるCRY (cryptochrome) の分解制御をするE3として知られているが[7]～[9]，c-Mycに関してはCRY2がSCF^{Fbxl3}のコファクターとし

て機能し，c-Mycのリン酸化依存的に結合してユビキチン化を促進しており，これは概日時計と細胞増殖を結ぶ興味深い知見である．

その他，SCF^{Fbxl14}，SCF^{Fbxo32}，Cul3^{SPOP}，Cul3^{KCTD}，Cul4^{TRUSS}等多くのE3がc-Mycのユビキチン依存性分解に関与していることが示唆されている（表）．これらのE3がどのように使い分けられているのか，さらなる解析が待たれる．

❷ c-Mycのユビキチン化と安定化

F-boxタンパク質であるβ-TrCP（beta-transducin repeat containing protein）もまたSCF複合体を形成しc-Mycをユビキチン化するが，K48連結型ポリユビキチン鎖ではなくK33，K48，K63からなるヘテロなポリユビキチン鎖を形成する[10]．このヘテロなポリユビキチン鎖はプロテアソームへの移行シグナルとはならず，逆にc-Mycを安定化させるシグナルとして働くようである．SCF$^{β-TrCP}$はSCF^{Fbxw7}と同じアミノ酸残基をユビキチン化しており，分解シグナルを示すユビキチン化と安定化シグナルを示すユビキチン化の拮抗がc-Mycの量的制御のメカニズムの一つを担っていることは興味深い．

❸ c-Mycのユビキチン化と転写活性化

ユビキチン化がタンパク質の量的制御のみならず，活性化シグナルとして働く例も数多く知られるようになった．HUWE1（HECT：UBA and WWE domain containing 1）によるc-Myc上のK63連結型ポリユビキチン鎖の形成は，c-Mycのコファクターであるp300の誘引とc-Myc標的遺伝子の転写活性化を誘導する[11]．HUWE1は肺がんや乳がん，大腸がんなどで高発現しており，HUWE1をターゲットとした低分子阻害剤によりc-Myc標的遺伝子の発現抑制依存的に大腸がんのコロニー形成能が抑えられることが報告された[12]．

またF-boxタンパク質Fbxo28もHUWE1と同様に，c-Mycのユビキチン化依存的にp300の誘引およびc-Myc下流遺伝子の転写活性化を誘導する[13]．一方，ユビキチン化によりc-Mycの転写能が抑制されるケースもあり，TRIM6（tripartite motif containing 6）によるユビキチン化は，c-Mycの転写能を抑制することでマウスES細胞の多能性を維持している[14]．

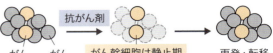

図2　がん治療抵抗性はがん幹細胞の静止期維持によって引き起こされる

「がん細胞」は増殖期に存在しているが，「がん幹細胞」は静止期に維持されている．このためがん幹細胞は，細胞増殖を標的とした抗がん剤に抵抗性を示す．したがって抗がん剤治療後もがん幹細胞は残存しており，この残存した細胞が再発や転移を引き起こす．

2　がん細胞におけるFbxw7およびc-Mycの役割

前述のように，Fbxw7を介したc-Mycの量的制御は細胞周期停止にきわめて重要である[4)15]．多くの組織幹細胞では細胞周期は不活発で，細胞周期停止は幹細胞性の一つの指標としても用いられている．興味深いことに幹細胞ではFbxw7が高発現しており，c-Mycの発現量が低い．つまり，幹細胞ではFbxw7によってc-Mycが分解されることで，細胞周期の静止期維持が行われていることが示唆され，実際にわれわれはそれを証明している[4)16]．

この性質はがんにおいても同様であると考えられている．がんには，増殖期に存在してさかんに細胞増殖を行っている「がん細胞」と，細胞周期を脱出して静止期という特殊なフェーズに留まっている「がん幹細胞」が存在している．「がん幹細胞」は，がん組織を構成している多くのがん細胞の頂点に位置し，がん細胞を供給する役割を果たしていると考えられているが，細胞周期は静止している[17]．多くの抗がん剤は増殖過程を標的にしているため，増殖がさかんながん細胞を死滅させることができても，増殖を停止して静止期にあるがん幹細胞を死滅させることはできず，この残存したがん幹細胞が再発・転移の原因となると信じられている（図2）[18]．正常細胞とのアナロジーから，がん幹細胞においてもFbxw7によってc-Mycが分解されることで，がん幹細胞の静止期が維持されていると考えられた．

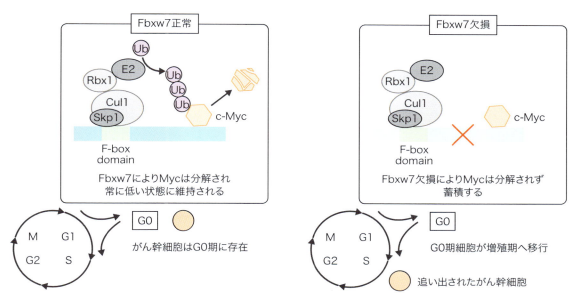

図3 がん幹細胞を静止期から増殖期へ移行させる
Fbxw7によりc-Mycは分解されるが，CMLモデルマウスではFbxw7欠損によりc-Mycは蓄積しがん幹細胞を静止期から増殖期へ移行させる．

3 Fbxw7を介したc-Myc分解制御による白血病幹細胞の維持

　がん幹細胞の研究で最も実験系が充実し，多くの知見が集積しているのは，CML（chronic myelogenous leukemia，慢性骨髄性白血病）の系である．そこでわれわれは，CMLモデルマウスを作製し，白血病幹細胞におけるFbxw7-c-Myc経路の役割を検証することにした[19]．CMLは22番染色体上のBCR遺伝子が染色体転座により9番染色体上のABL遺伝子に結合し，BCR-ABL融合遺伝子が形成されることにより発症する．この染色体転座は正常造血幹細胞において起こり，CMLの白血病幹細胞が出現することがわかっている[20]．われわれは，正常造血幹細胞にBCR-ABL融合遺伝子を導入した後，この細胞をレシピエントマウスに骨髄移植することでCMLモデルマウスを作製した．
　このCMLモデルマウスの白血病幹細胞において誘導的にFbxw7遺伝子を欠損させたところ，静止期に留まっている白血病幹細胞の割合が減少し，細胞周期回転が促進されていることを見出した[19]．さらに白血病幹細胞においてFbxw7がc-Mycタンパク質分解に関与するか検討したところ，Fbxw7の欠損によってc-Mycの分解が抑制され，その発現が有意に増加していることを確認した．
　また，Fbxw7欠損白血病幹細胞の静止期の破綻がc-Mycの蓄積によるものであるか検証するために，Fbxw7欠損白血病幹細胞のc-Myc遺伝子の片方のアレルを欠損させた．この細胞ではc-Mycの発現が減少しており，Fbxw7欠損による表現型（がん幹細胞の静止期からの逸脱）が回復した．またc-Myc阻害剤を用いても同様の結果が得られた．以上の結果から，白血病幹細胞においてFbxw7はc-Mycを分解することによりc-Mycを常に低いレベルに維持し，その静止期状態を維持する因子として機能していることが遺伝学的に示された（**図3**）[19]．
　最後に，Fbxw7の欠損が幹細胞性に与える影響を調べるために，連続移植実験を実施した．CMLモデルマウスでFbxw7を欠損させた場合（一次移植マウス）は，白血病幹細胞が静止期に維持されなくなりやがて消滅していた．しかし，すでに生み出された増殖性の高い前駆細胞は残存しており，治療をしなければ結果的にマウスは死亡する．しかし，この一次移植マウスの造

特集　再発見！MYCの多機能性

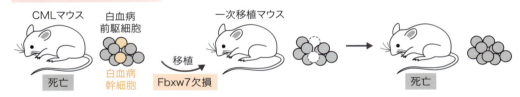

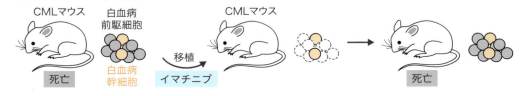

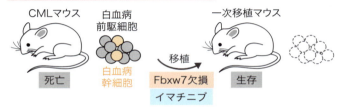

図4　Fbxw7阻害剤と既存の抗がん剤の併用療法による再発抑制
A）CMLモデルマウスの白血病細胞において誘導的にFbxw7を欠損させた細胞を一次移植マウスに移植すると，白血病幹細胞は消失するが白血病前駆細胞は残るため一次移植マウスはやがて死亡する．B）一方で従来の抗がん剤治療であるイマチニブの投与では白血病前駆細胞を消失させることはできるが，白血病幹細胞は残るため再発・転移によりマウスは死亡する．C）そこでFbxw7欠損およびイマチニブを投与する併用療法を行うことで，一次移植マウスの白血病幹細胞および白血病前駆細胞を消失させ一次移植マウスにおいて延命を可能にした．

血幹細胞を別のマウスへ移植すると，そのマウス（二次移植マウス）は白血病幹細胞を失っているため白血病を発症しなかった．つまり，Fbxw7の欠失はがん幹細胞を撲滅できるものの，前駆細胞が残存するために生存予後は改善しないという問題点が残った（図4A，B）[19]．

4　Fbxw7阻害と既存の抗がん剤の併用療法による白血病の再発抑制

前述の問題点を解決するために，われわれはFbxw7の欠失でがん幹細胞をたたくと同時に，がん前駆細胞を抗がん剤で殺傷するという併用療法を考案した．われわれの使用したCMLモデルでは，イマチニブのようなチロシンキナーゼ阻害薬が白血病前駆細胞を殺傷するが[21]，白血病幹細胞は殺傷できない[22)23]ことが知られているので，ここではFbxw7の欠失とイマチニブの併用効果を検討することにした（図4C）．両者の併用は，白血病幹細胞におけるアポトーシスの割合が著明に増加するとともに，生存率の大幅な改善が認められた．これらの結果は，Fbxw7を欠損させることにより，白血病幹細胞が静止期から増殖期に追い出され，チロシンキナーゼ阻害薬への感受性を獲得したことを示している．この治療法をわれわれは「静止期追い出し療法」と名付け，白血病だけでなく，固形がんに対しても同様の効果があるかどうかを検討している．同法は

原理的にはすべてのがんに対して有効であることが期待されており，このようにFbxw7-c-Myc経路を薬剤開発の標的にすることは合理的で有望な治療戦略であると考えられる[19]．

おわりに

最近の報告では，CMLではp53とc-MYCの摂動が幹細胞維持に重要であることがヒト検体のトランスクリプトームおよびプロテオーム解析から示されており，これらの制御はBCR-ABL融合遺伝子から生成されるタンパク質を阻害することよりもCML根治に重要であることが示されている[24]．

さらに，lineage tracingによる1細胞解析において多くの腫瘍細胞がその微小環境下で幹細胞を保有しており，増殖期と静止期への移行を行き来する可塑性も有しているとされている[25]．したがって，Fbxw7-c-Myc経路を標的にすることは，がん幹細胞を静止期から徹底して追い出すために重要であり，CMLだけでなく多くのがん治療へ応用できる可能性をもつと考えられる．

一方で，Fbxw7-c-Myc経路を標的にした治療には"正常"幹細胞および生体への影響が懸念される．しかしながら，血液悪性腫瘍の臨床研究において薬剤による細胞周期の誘導は血液毒性を示さないことや，正常細胞は細胞周期に移行する際はDNA修復機構が働くことで突然変異が生じる確率が低いと考えられるため[26]比較的安全性の高い治療戦略であると考えられる．

プロテアソーム阻害薬が，多発性骨髄腫をはじめとする悪性腫瘍において効果を発揮することが示されてから，より特異性の高いE3を標的とする薬剤開発の試みは世界中ではじまっている．その嚆矢としてc-Mycのユビキチン化機構を標的とした「静止期追い出し療法」は，少なくとも動物レベルでは劇的な効果を発揮する．この静止期追い出し療法は，100年の歴史をもつ抗がん剤開発の「増殖する細胞を殺傷する」という基本原理とは全く正反対の発想に基づくものであるが，間違いなくがん幹細胞を撲滅できる現在ではたった一つの戦略であり，本法を一刻も早くヒトにおけるがん治療の現場に届けたいと願っている．

文献

1) Grandori C, et al：Genes Dev, 17：1569-1574, 2003
2) Felsher DW, et al：Proc Natl Acad Sci U S A, 97：10544-10548, 2000
3) Welcker M, et al：Proc Natl Acad Sci U S A, 101：9085-9090, 2004
4) Onoyama I, et al：J Exp Med, 204：2875-2888, 2007
5) von der Lehr N, et al：Mol Cell, 11：1189-1200, 2003
6) Huber AL, et al：Mol Cell, 64：774-789, 2016
7) Busino L, et al：Science, 316：900-904, 2007
8) Godinho SI, et al：Science, 316：897-900, 2007
9) Siepka SM, et al：Cell, 129：1011-1023, 2007
10) Popov N, et al：Nat Cell Biol, 12：973-981, 2010
11) Adhikary S, et al：Cell, 123：409-421, 2005
12) Peter S, et al：EMBO Mol Med, 6：1525-1541, 2014
13) Cepeda D, et al：EMBO Mol Med, 5：1067-1086, 2013
14) Sato T, et al：J Cell Sci, 125：1544-1555, 2012
15) Onoyama I, et al：J Clin Invest, 121：342-354, 2011
16) Matsuoka S, et al：Genes Dev, 22：986-991, 2008
17) Clevers H：Nat Med, 17：313-319, 2011
18) Kreso A & Dick JE：Cell Stem Cell, 14：275-291, 2014
19) Takeishi S, et al：Cancer Cell, 23：347-361, 2013
20) Pear WS, et al：Blood, 92：3780-3792, 1998
21) Druker BJ, et al：N Engl J Med, 344：1038-1042, 2001
22) Mahon FX, et al：Lancet Oncol, 11：1029-1035, 2010
23) Graham SM, et al：Blood, 99：319-325, 2002
24) Abraham SA, et al：Nature, 534：341-346, 2016
25) Battle E & Clevers H：Nat Med, 23：1124-1134, 2017
26) Takeishi S & Nakayama KI：Cancer Sci, 107：875-881, 2016
27) Tan Y, et al：Cancer Lett, 271：1-12, 2008
28) Fang X, et al：J Exp Med, 214：245-267, 2017
29) Zhou H, et al：Oncogene, 36：3312-3321, 2017
30) Geng C, et al：Oncogene, 36：4767-4777, 2017
31) Kim EJ, et al：Cell Death Differ, 24：649-659, 2017
32) Choi SH, et al：Genes Dev, 24：1236-1241, 2010
33) Gao R, et al：PLoS One, 11：e0164086, 2016

Profile

著者プロフィール

木藤有紀：2005年東京家政学院大学卒業．管理栄養士．病院勤務を経て'15年徳島大学大学院修士課程修了．現在，九州大学にて中山敬一教授指導のもと疾患発症の分子メカニズム解明に向けて研究を進めている．

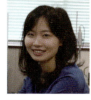

杉山成明：2017年京都大学人間健康科学科検査技術科学専攻卒業，臨床検査技師．同年より九州大学生体防御医学研究所分子医科学分野修士課程に進学（中山敬一教授）．がん根治薬の開発をめざし，中山教授のもとで日々研究と研鑽を重ねている．

特集 再発見！MYCの多機能性

MYCはがん代謝の
マスターレギュレーターである

佐藤清敏，曽我朋義

がん細胞は，解糖系の亢進など代謝を変化させていることが知られている．しかし，がんが代謝をシフトする詳しい分子メカニズムは不明であった．われわれは，大腸がん患者から採取された正常組織と腫瘍組織を用いたマルチオミクス解析を実施した．その結果，転写因子MYCががんにおいて少なくとも215種類の代謝反応を制御することにより代謝をリプログラミングしていることを見いだすとともに，MYCの標的であるピリミジン生合成経路が，有望な大腸がんの治療標的と成り得ることを明らかにした．

> **キーワード**　MYC，ワールブルグ効果，代謝リプログラミング，オミクス，ピリミジン代謝

はじめに

哺乳動物の細胞は，酸素が存在すれば酸化的リン酸化反応を用いてATPを産生する．しかし，1920年代にWarburgが，がんは酸素が十分存在しても，解糖系を亢進してATPを産生することを唱えた（ワールブルグ効果）[1]．近年の代謝研究によって，解糖系の亢進のみならず，がん特異的な代謝がいくつか見つかってきた．しかし，どのような分子メカニズムでがんが代謝をリプログラミングするかについては，いまだ不明であった．そこで，われわれは，大腸がん患者から採取された組織についてマルチオミクス解析を用いて，大腸がんの代謝シフトを引き起こすメカニズムを探索し，MYC（c-Myc）が少なくとも160種類の代謝関連遺伝子を介して215種類の代謝反応を調節することによって，大腸がんの代謝を大規模に制御していることを見出した．

1　大腸がん初期における代謝のリプログラミング

これまでにがんの代謝に関する研究成果が数多く報告されてきた．しかし，その多くは培養細胞を用いた *in vitro* の解析であった．実際のがん組織の微小環境では，血流，酸素分圧，栄養，pH，レドックス，炎症などが変化しており，*in vitro* での解析結果が本当に腫瘍組織の代謝を示しているか疑問であった．そこで，香川大学病院消化器外科の鈴木康之教授のグループから提供していただいた275名の大腸がん患者の正常組織と腫瘍組織のペアを用いて，マルチオミクス解析を行った．まず最初に，われわれが世界に先駆けて開発したキャピラリー電気泳動-飛行時間型質量分析計（CE-TOFMS[※1] [2)3)]）によるメタボローム解析を実施した[4)]．その結果，予想に反して，多くの代謝産物の濃

> **※1　CE-TOFMS**
> capillary electrophoresis time-of-flight mass spectrometry．キャピラリー電気泳動装置（capillary electrophoresis）を飛行時間型質量分析計（time-of-flight mass spectrometry）に接続した装置．細胞内に数千種類存在する低分子代謝産物（メタボローム）の一斉分析を可能にした．

MYC is a master regulator of cancer metabolism
Kiyotoshi Satoh/Tomoyoshi Soga：Institute for Advanced Biosciences, Keio University/AMED-CREST（慶應義塾大学先端生命科学研究所/AMED-CREST）

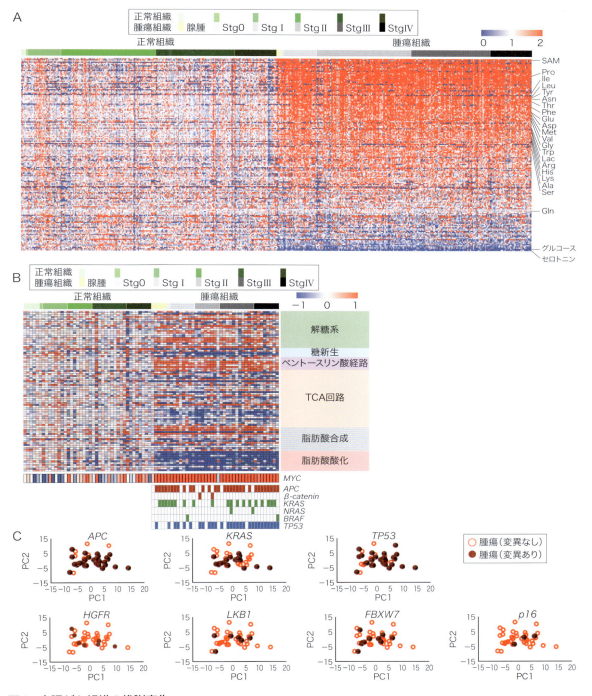

図1 大腸がん組織の代謝変化

A) 275名の大腸がん患者の正常組織と腫瘍組織のペアを用いて，CE-TOFMS[※1]によるメタボローム解析を行った．多くの代謝産物のレベルが腺腫（良性腫瘍）の段階ですでに変化しており，腫瘍のステージが進行してもほぼ一定であった．Stgはステージをあらわす．B) DNAマイクロアレイによる代謝酵素遺伝子の発現解析結果．多くの代謝酵素の遺伝子も腺腫（良性腫瘍）の段階で発現が変動していた．C) すべての代謝物質の定量結果を用いて主成分分析を行った結果，大腸がん組織でみられた*APC*，*KRAS*，*TP53*などの遺伝子では，変異の有無をグループで区別することができなかった．この結果は，これらの遺伝子の変異では代謝は変化しないことを示唆した．（A，Bのヒートマップは文献4より転載．Cは同文献より引用）

特集　再発見！MYCの多機能性

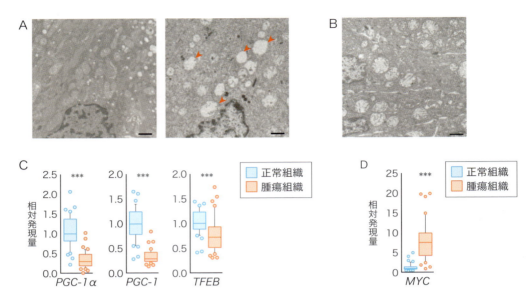

図2　大腸がん組織のミトコンドリア異常とMYC遺伝子発現
A）大腸がん患者（ステージⅢb）の正常組織（左）とがん組織（右）の透過型電子顕微鏡写真．がん組織では，赤矢頭で示したようにミトコンドリアの膨潤化，マトリクスおよびクリステの消失が観察された．スケールバー＝1μm．B）良性腫瘍でもミトコンドリア異常が観察された．スケールバー＝1μm．C）ミトコンドリア生合成のマスターレギュレーターであるPGC-1α，異常なミトコンドリア膜を分解するPNK1，オートファジーのマスターレギュレーターであるTFEBの遺伝子発現結果．D）がん遺伝子MYCの遺伝子発現結果．（A，Bは文献4より転載）

度が良性腫瘍の段階で，すでに変化しており，ステージが進行してもほぼ一定であった（図1A）．興味深いことに，腫瘍組織で最も増加した代謝産物はメチル化のドナーであるS-アデノシルメチオニン（SAM）であった．反対に最も減少した代謝産物はセロトニンであり，グルコースは2番目に減少していた．また，乳酸は腫瘍で蓄積しており，やはり，大腸がんの組織でも，解糖系の亢進（ワールブルグ効果）がみられた．さらに，グルタミン以外のすべてのアミノ酸が腫瘍組織において増加していた．

続いて，DNAマイクロアレイ解析により大腸正常組織と腫瘍組織のトランスクリプトームを比較した[4]．その結果，メタボロームと同様に多くの代謝制御遺伝子の発現が良性腫瘍の段階で変化しており，ステージが進行してもほぼ一定であった（図1B）．

大腸がんは，APC，KRAS，TP53などのがん遺伝子，がん抑制遺伝子に変異が蓄積することにより，発症することが知られている．そこで，国立がん研究センター研究所（現 大阪大学大学院医学系研究科）の谷内田真一教授に協力をいただき，腫瘍組織のゲノムをシークエンスすることにより，がん遺伝子，がん抑制遺伝子のホットスポットの変異を解析した[4]．その結果，APC，KRAS，TP53など大腸がんで起きるこれらの遺伝子の変異では，代謝産物の濃度は，変化しないことが判明した（図1C）．

2　MYCと代謝制御遺伝子の大腸がんにおける発現変化

がん組織における代謝の変化を引き起こすメカニズムを明らかにするため，実際の組織を透過型電子顕微鏡で撮影した[4]．その結果，大腸がん組織では，ミトコンドリアの膨潤化，クリステ，マトリクスの消失がみられた（図2A）．さらにアデノマー（良性腫瘍）でもこのミトコンドリア異常は観察された（図2B）．つまり，大腸がんでは，良性腫瘍の段階でミトコンドリア異常が起きていることが判明した．そこで，ミトコンドリアの生合成に関与する転写活性化因子（PGC-

1α），ミトコンドリアのメンテナンスに重要な働きを示すPINK1の遺伝子発現を調べたところ，大腸がん組織で発現が著しく低下していた（図2C）．また，オートファジーのマスターレギュレーターであるTFEBの遺伝子発現も大腸がん組織で有意に低下していた（図2C）．これらの結果は，大腸がんでは，オートファジーが抑制されており，異常なミトコンドリアは除去されず，新規ミトコンドリアも生合成されない傾向があることを示しており，したがって，大腸がん組織では，異常なミトコンドリアが蓄積していると思われる．

次に，大腸正常およびがん組織でPGC-1αとPINK1に相関して発現が変動する代謝関連遺伝子を探索したところ，がん遺伝子MYC（c-Myc）とヒストンメチル化酵素であるEZH2がPGC-1αとPINK1ともに非常に高い相関を示すことが判明した[4]．EZH2の発現はMYCによって制御されていることが報告されている．そこで，MYCに着目したところ，大腸の正常組織に対してがん組織では，MYC遺伝子の発現が7倍以上であることが判明した（図2D）．

MYCは種々のがんにおいて活性化しているがん遺伝子産物で，全遺伝子の15％のプロモーターに結合し[5][6]，多くの遺伝子の発現を制御することが知られている[7][8]．そこでDNAマイクロアレイの結果を解析したところ，大腸正常組織と腫瘍組織におけるMYCの発現量は，約500種類の代謝制御遺伝子の発現量と正または負の相関を示していることを見出した[4]．これらの遺伝子にはさまざまな代謝経路の遺伝子が含まれていた．腫瘍組織では，プリン・ピリミジン合成経路のほとんどの遺伝子，解糖系とペントースリン酸経路の一部の遺伝子，SAMの産生を担うone-carbon metabolism※2の一部の遺伝子はMYCとともに増加していた．一方，TCA回路の遺伝子はMYCと負の相関を示して腫瘍組織で減少していた．脂肪酸合成の多くの遺伝子はMYCとともに増加し，逆に脂肪酸酸化の多くの遺伝子は減少していた[4]．これらのトランスクリプトームの結果は

> ※2　one-carbon metabolism
> セリンに由来する1個の炭素原子が，葉酸サイクルとメチオニンサイクルの代謝産物に受け渡されていく経路．メチオニンサイクルにより産生されるS-アデノシルメチオニン（SAM）はDNAやタンパク質へのメチル基の供与体となる．

メタボロームの結果とよく一致していた．すなわち，解糖系の産物である乳酸，プリン合成経路，ピリミジン合成経路の代謝産物，SAMなどのone-carbon metabolismの代謝産物，脂肪酸（パルミチン酸，オレイン酸）などが腫瘍組織において増加していた．

3　MYCによる代謝制御遺伝子とメタボロームの制御

代謝のリプログラミングにおけるMYCの働きを明らかにするため，大腸がん細胞株HCT116においてMYCをノックダウンしてトランスクリプトーム解析を行った[4]．MYCをノックダウンすると，大腸腫瘍組織で増加している遺伝子の発現は減少し，大腸腫瘍組織で減少している遺伝子の発現は増加し，がん化によるほとんどの代謝制御遺伝子の発現の変化がリセットされた（図3A）．このことは，これらの代謝制御遺伝子はMYCによって制御されていることを示す．この実験をくり返すことによって，われわれはMYCが39種類のトランスポーター，ほとんどのプリンおよびピリミジン生合成経路の代謝酵素，多くのone-carbon metabolism，脂肪酸代謝，解糖系，糖新生など121種類の代謝酵素の遺伝子の発現を介して，少なくとも215の代謝反応を制御していることを見出した（図3B）．

続いて，MYCによって代謝産物の濃度も制御されているか検討した．HCT116細胞を用いてメタボローム解析を行った結果[4]，MYCをノックダウンすると，グルコースは増加し，乳酸は減少した（図4A）[4]．つまり，大腸がん組織でみられたワールブルグ効果が抑制された．また大腸がんの組織で増加していたSAMや多くのアミノ酸が，MYCのノックダウンにより減少し，大腸がん組織でみられた多くの代謝産物の濃度変化がリセットされることが判明した．

以上の結果は，MYCが代謝関連遺伝子の発現のみならず代謝産物の濃度も制御しており，大腸がんの代謝リプログラミングにおいて中心的な役割を担っていることを示した．

最後に，MYCによって制御されている代謝酵素群が大腸がんの治療標的となるか基礎検討を行った[4]．HCT116細胞を用いてMYCをノックダウンすると予

特集 再発見！MYCの多機能性

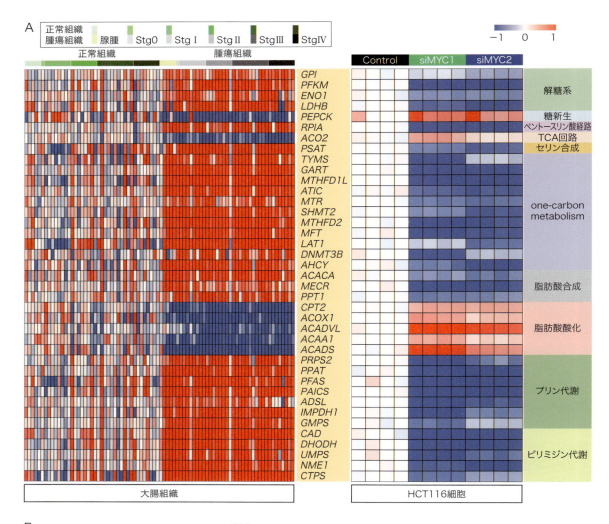

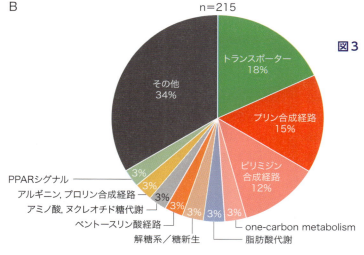

図3 MYCが大腸がんの代謝を制御する

A) 大腸組織（左）とMYC siRNAをトランスフェクションした大腸がん細胞HCT116（右）の遺伝子発現結果．*MYC*をノックダウンすると，大腸腫瘍組織（左）で増加している遺伝子の発現は減少し，大腸腫瘍組織で減少している遺伝子の発現は増加し，がん化による代謝制御遺伝子の発現の変化がリセットされた．このことは，これらの遺伝子発現は，MYCによって制御されていることを示唆する．**B)** MYCはトランスポーター，プリン合成経路，ピリミジン合成経路，one-carbon metabolism，脂肪酸代謝，解糖系，糖新生など215の代謝反応を担う160遺伝子の発現を正または負に制御する．（Aのヒートマップは文献4より転載．Bは同文献より引用）

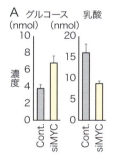
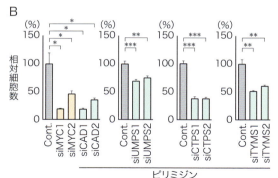
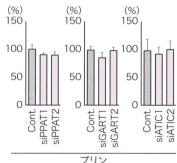

図4 MYCの抑制は代謝リプログラミングとがん細胞増殖を抑制する
A) MYC siRNAをトランスフェクションした大腸がん細胞HCT116 (右) のグルコースと乳酸の濃度．HCT116細胞でMYCをノックダウンすると，グルコースは増加し，乳酸は減少した (黄色)．これはワールブルグ効果が抑制されたことを示す．B) MYCおよびピリミジン，プリン合成経路の代謝酵素のsiRNAをトランスフェクションした大腸がん細胞HCT116の細胞増殖実験結果．MYCおよびピリミジン経路の代謝酵素遺伝子をノックダウンすると細胞増殖は抑制されたが，プリン経路の代謝酵素遺伝子をノックダウンしても増殖抑制はみられなかった．(文献4より引用)

想通り細胞増殖は抑制された (図4B)．次にMYCによってほとんどの遺伝子が正に制御されているピリミジンおよびプリン生合成の代謝酵素遺伝子をノックダウンした．ピリミジンおよびプリン経路は，核酸の前駆体を生合成するため，細胞増殖には不可欠である．予想通り，ピリミジン生合成経路の代謝酵素をノックダウンすると細胞増殖は抑制された (図4B)．しかし，プリン生合成経路の代謝酵素をノックダウンしても細胞増殖の抑制はみられなかった (図4B)．この原因は不明であるが，プリンにはサルベージ経路も存在するため，生合成経路を阻害してもサルベージ経路によって代謝産物が補充されるためプリン生合成には影響が少ないのかもしれない．いずれにせよ，今回の研究で，ピリミジン生合成経路の代謝酵素は，大腸がんの治療標的候補になることが示唆された[4]．

4　MYCの分子構造，機能

報告されているように，MYCはC末端側のヘリックスループヘリックス-ロイシンジッパー (HLH-LZ) ドメインで転写因子MAXとヘテロダイマーを形成し，HLH-LZドメイン近傍の塩基性領域を介して標的DNAに結合し，細胞増殖に必要な遺伝子群の発現を活性化する (図5A)[5)7)9]．標的DNAのコンセンサス配列はCACGTGであり，Eボックスとよばれている．一方，MYCは転写因子MIZ1と結合することによりサイクリン依存性キナーゼ阻害因子p21などの遺伝子群の発現を抑制する[10)11]．このようにしてMYCは標的遺伝子の発現を調節することにより，細胞増殖，アポトーシス，スプライシング，リボソーム生合成，ミトコンドリア生合成，タンパク質合成などさまざまな機能を担っている．

がんではMYCの発現が次のメカニズムなどにより増加している．B細胞バーキットリンパ腫ではMYC遺伝子が免疫グロブリン遺伝子エンハンサー近傍への転座している．また，さまざまながんにおいてMYCの遺伝子増幅が報告されている．さらに，大腸がんでは，がん抑制遺伝子APCまたはがん遺伝子β-カテニンの変異によりWntシグナルが活性化すると，転写因子TCFの転写活性が増大して標的遺伝子であるMYCの発現が転写レベルで増加する．

MYCはタンパク質レベルでも発現量が制御されている．通常，MYCのセリン62 (Ser62) とスレオニン58 (Thr58) が連続的にリン酸化されるとユビキチンリガーゼFBXW7 (F-box and WD repeat domain containing 7) によるユビキチン化が引き起こされ，MYCはプロテアソーム依存的に分解されている (図5B)．しかし，一部のバーキットリンパ腫では，この

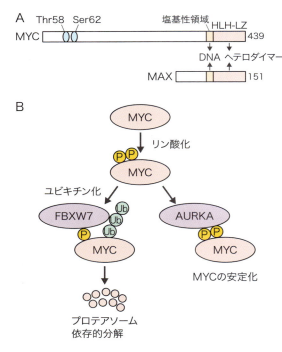

図5　MYCの分子構造
A) MYCはC末端側のヘリックスループヘリックス-ロイシンジッパー（HLH-LZ）ドメインで転写因子MAXとヘテロダイマーを形成し，塩基性領域を介して標的DNAに結合して標的遺伝子の発現を制御する．B) MYCのSer62とThr58が連続的にリン酸化（P）されるとユビキチンリガーゼFBXW7によるユビキチン化（Ub）が引き起こされ，MYCはプロテアソーム依存的に分解される．一方，AURKAはThr58とSer62がリン酸化されたMYCに結合してMYCの安定化を引き起こす．

Thr58とSer62におけるミスセンス変異によりMYCの安定化が引き起こされていることが知られている．一方，*TP53*変異ヒト肝がんでは，セリンスレオニンキナーゼAURKA（aurora kinase A）が高発現しており，AURKAはThr58とSer62がリン酸化されたMYCに結合し，FBXW7によるユビキチン化を抑制してMYCの安定化を引き起こす[12]．以上のように，多くのがんにおいて，MYCはmRNAレベルとタンパク質レベルで発現が正に制御されており，MYCの標的遺伝子の発現を誘導することによりがん細胞の増殖を促進する．

MYCが代謝を調節する機能についても興味深い研究結果が報告されている．MYCはヒトB細胞P493および前立腺がん細胞PC3においてmiR-23aとmiR-23bの発現を抑制することによりグルタミンからグルタミン酸への代謝を制御するGLSの発現をタンパク質レベルで増加させ，その結果グルタミノリシス[※3]を活性化して細胞増殖を促進する[13]．また，MYCはグリオーマ幹細胞において*de novo*プリン合成経路の酵素PPAT，ADSL，ADSS，IMPDH1の発現を正に制御しており，これらの酵素を高発現しているグリオブラストーマ患者では予後が悪いことが知られている[14]．

5　MYCを標的とした創薬

これまで，MYCを治療標的とした研究は精力的に行われてきたが，MYCは核タンパク質であり，低分子の結合を可能にする深いポケットがMYCには見出されていないため，MYCタンパク質を標的とした薬剤の開発には困難を伴ってきた[15)16]．近年，アセチル化ヒストンに特異的に結合し転写活性化因子として機能するブロモドメインタンパク質の阻害薬であるJQ1が，MYCの発現を転写レベルで抑制して多発性骨髄腫の増殖を抑制することが報告された[17]．さらに，白血病細胞においてMYCは，自然免疫を抑制するCD47と適応免疫を抑制するPD-L1の発現を正に制御することも報告され，MYCががんの免疫にも関与していることや，JQ1処理によりMYC，CD47，PD-L1の発現が減少することが明らかになってきた[18]．また，前述のAURKAの立体構造を変化させる薬剤であるMLN8237とCD532も開発され，MYCの分解と細胞死を誘導することが報告されている[12]．このようにMYCの発現やタンパク質の安定性を標的とした研究が近年行われており，今後の研究の進展がたいへん注目されている．

おわりに

われわれは大腸がん患者から採取された正常組織と腫瘍組織を用いたマルチオミクス解析により，MYCが

※3　グルタミノリシス
グルタミンがグルタミン酸，α-ケトグルタル酸，リンゴ酸，ピルビン酸を経て乳酸へ代謝される経路．TCA回路の中間体を補充する役割があると考えられている．

がんにおいて，少なくとも215種類の代謝反応を担う遺伝子の発現を制御することにより代謝をリプログラミングして細胞の増殖を促進していることを見出した．前述の通り立体構造の特性のためにMYCタンパク質を標的とした薬剤の開発には困難が伴うと考えられている．しかし，*MYC*の発現と活性を転写レベルあるいはタンパク質レベルで制御する上流の因子，あるいはMYCにより発現を制御される下流の代謝酵素などに標的を広げることにより大腸がんの治療法の開発につながることが期待される．

文献

1) Warburg O : Science, 123：309-314, 1956
2) Soga T, et al : J Proteome Res, 2：488-494, 2003
3) Soga T, et al : J Biol Chem, 281：16768-16776, 2006
4) Satoh K, et al : Proc Natl Acad Sci U S A, 114：E7697-E7706, 2017
5) Dang CV : Cell, 149：22-35, 2012
6) Li Z, et al : Proc Natl Acad Sci U S A, 100：8164-8169, 2003
7) Stine ZE, et al : Cancer Discov, 5：1024-1039, 2015
8) Liu YC, et al : PLoS One, 3：e2722, 2008
9) Kress TR, et al : Nat Rev Cancer, 15：593-607, 2015
10) Seoane J, et al : Nature, 419：729-734, 2002
11) Walz S, et al : Nature, 511：483-487, 2014
12) Dauch D, et al : Nat Med, 22：744-753, 2016
13) Gao P, et al : Nature, 458：762-765, 2009
14) Wang X, et al : Nat Neurosci, 20：661-673, 2017
15) Nair SK & Burley SK : Cell, 112：193-205, 2003
16) Gu L, et al : EBioMedicine, 2：1923-1931, 2015
17) Delmore JE, et al : Cell, 146：904-917, 2011
18) Casey SC, et al : Science, 352：227-231, 2016

Profile

佐藤清敏：1994年立教大学理学部卒業．2000年大阪大学大学院医学研究科修了．'13年より現職（慶應義塾大学先端生命研究所 特任助教）．大腸がんと胃がんのがん特異的代謝の分子機構の解明をめざしてマルチオミクス解析に取り組んでいる．

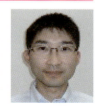

曽我朋義：1984年慶應義塾大学工学部応用化学科卒業．工学博士．横河電機㈱，横河アナリティカルシステムズ㈱を経て，2001年慶應義塾大学先端生命科学研究所および環境情報学部助教授，'06年より教授．'08年慶應義塾大学医学部教授（兼担）．'03年ヒューマン・メタボローム・テクノロジーズ㈱を創業．キャピラリー電気泳動-質量分析計（CE-MS）によるメタボローム測定技術の開発者．がんの代謝は，現在最も興味のある研究分野．

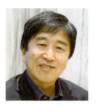

Book Information

実験医学別冊
シングルセル解析プロトコール

わかる！使える！
1細胞特有の実験のコツから最新の応用まで

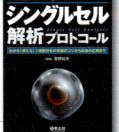

編／菅野純夫

1細胞ごとの遺伝子発現をみる「シングルセル解析」があなたのラボでもできる！1細胞の調製法，微量サンプルのハンドリングなど実験のコツから，最新の応用例まで，必要な情報を凝縮した本格プロトコール集．

◆定価（本体8,000円＋税）
◆フルカラー　B5判　345頁
◆ISBN978-4-7581-2234-4

1細胞レベルで研究してる？待望の本格実験書！

発行 羊土社

特集 再発見！MYCの多機能性

精子幹細胞の自己複製を促進するMYC/MYCN
MYC/MYCNを介した精子幹細胞の解糖系制御

田中　敬，篠原美都，篠原隆司

精子幹細胞の自己複製分裂は個体が一生にわたり精子をつくり続ける基盤となる．これまでに精子幹細胞の自己複製分裂をMYCが制御する機構は不明であった．われわれはMyc（c-Myc）とMycn（N-Myc）を同時に破壊することで，Myc/Mycnによる精子幹細胞の糖代謝バランスの維持が自己複製分裂に重要であると明らかにした．さらに，解糖系を刺激するPS48を用いることで，これまで精子幹細胞の長期培養ができなかったマウスから，長期培養を誘導することに成功した．これは培養が困難である組織幹細胞の樹立を解糖系の刺激により克服した最初の例である[1]．

キーワード　GS細胞，自己複製分裂，糖代謝，系統差

はじめに

精子幹細胞＊は生殖細胞のなかで唯一自己複製能力をもち，個体の精子形成の源となる．精子幹細胞は精巣のなかでわずか0.02〜0.03％と，その数が非常に少ないことに加え，この細胞に特異的なマーカーとなる分子が今のところ見つかっていないため，その解析はきわめて困難となる．われわれのグループは2003年に精子幹細胞の長期培養に成功し，これをgermline stem（GS）細胞と名付けた[2]．GS細胞は試験管内では幹細胞として長期間にわたって増殖し，不妊個体の精巣に移植すると精子形成を再開して精子をつくることができる．GS細胞の培養技術により少数の精子幹細胞を大量に増やすことが可能になり，精子幹細胞をターゲットとした遺伝子改変個体の作製や，新たな不妊治療などへの可能性が拓けた．しかしGS細胞の樹立には動物個体の遺伝的背景が大きく影響しており，いまだマウスの限られた系統からしか樹立できておらず，その原因も明らかになっていなかった．

1　精子幹細胞とMyc遺伝子

Myc（c-Myc）/Mycn（N-Myc）遺伝子は代表的ながん遺伝子として知られる転写因子である．Myc/Mycn遺伝子は標的遺伝子を活性化するのみならず抑制する能力ももつ点で，数多くある遺伝子のなかでもユニークなものとして知られている．例えば，Myc遺伝子を強制発現すると細胞死を誘導する一方で，その強い増殖促進の働きによりがんを引き起こす．またMyc遺伝子は山中因子の一つとしてiPS細胞の作製に使われることもある．

さらに最近の研究では，Myc遺伝子が組織幹細胞でも重要な役割をもつことがわかってきた．例えば，血液幹細胞ではMycを欠損すると細胞分化ができなく

※　**精子幹細胞**
精子幹細胞は精巣にある未分化な生殖細胞である精原細胞の一部の細胞で，自己複製と分化をくり返し，個体の生涯にわたり精子をつくり続ける．この細胞が自己複製分裂を持続的に行うことで個体の精子形成が一生にわたり継続する．

Myc/Mycn-mediated glycolysis enhances mouse spermatogonial stem cell self-renewal
Takashi Tanaka/Mito Kanatsu-Shinohara/Takashi Shinohara：Department of Molecular Genetics, Graduate School of Medicine, Kyoto University（京都大学医学部遺伝医学講座分子遺伝学研究分野）

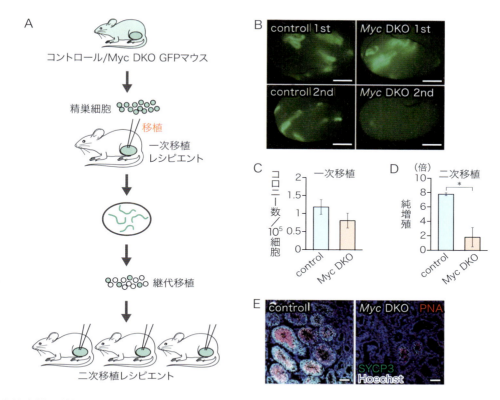

図1 生体内精子幹細胞におけるMyc/Mycn遺伝子破壊（Myc DKO）
A）実験模式図．Myc/Mycn両遺伝子のコンディショナル欠損マウスの精巣細胞を採取し，Creリコンビナーゼを発現するアデノウイルスベクターを感染させた後，レシピエントマウスの精巣へ移植した．2カ月後にコロニー数を測定後に精巣細胞を採取し，再度別のレシピエントへ移植した．さらに2カ月後，コロニー数を測定した．B）移植後のレシピエント精巣外観（スケールバー＝1 mm）．C）一次移植のコロニー数（n=12）．D）生体内での精子幹細胞の純増殖（n=10, [二次移植のコロニー数×10]/[一次移植のコロニー数]）．E）一次移植レシピエント精巣の免疫染色（スケールバー＝50 μm）．減数分裂マーカーSYCP3（緑）および半数体マーカーPNA（赤）．Hoechstによる核染色（青）．

り，血液幹細胞が骨髄に異常蓄積する[3]．神経幹細胞では*Myc*の欠損により細胞の移動と自己複製分裂が遅延する[4]．精子幹細胞とよく似た遺伝子発現をもつES細胞では，Myc/Mycn両遺伝子を欠損すると自己複製分裂が完全にストップしてしまう[5]．興味深いことに，ES細胞においては*Myc*の発現を部分的に抑制するとES細胞から精子形成の途中の減数分裂期の細胞が生じる[6]．このようにMyc/Mycn遺伝子は細胞によって大きく異なった機能をもち，多くの研究者を魅了してきた．

精子幹細胞におけるMYCの役割について，われわれはこれまでに，ユビキチンリガーゼであるFBXW7が*MYC*の発現を抑制して精子幹細胞の自己複製を負に制御することを突き止めており[7]，Mycが精子幹細胞の自己複製分裂を促進していることが示唆されていた．一方，ES細胞やGS細胞において，MYCと転写複合体を形成するMAXの遺伝子の抑制が減数分裂を促すことが知られていたが[8]，MYCの働きは標的遺伝子の転写活性から転写抑制まで非常に広範であり，これまで精子形成におけるMYC遺伝子自身の機能は知られていなかった．

2 MycおよびMycn遺伝子の精子幹細胞における役割

われわれはMyc遺伝子の欠損が精子幹細胞にどのような影響を及ぼすかを調べた．まずMycもしくはMyc

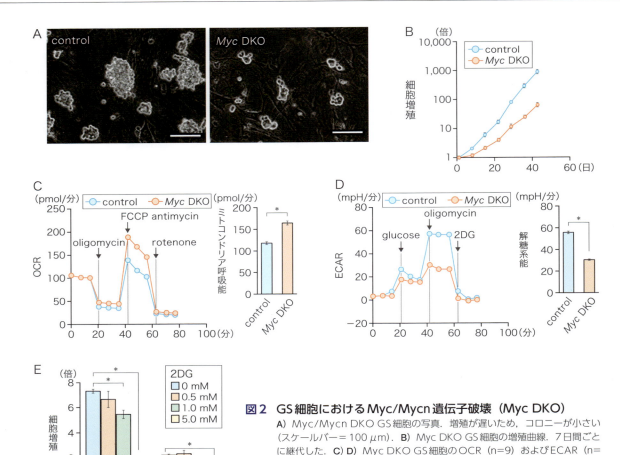

図2　GS細胞におけるMyc/Mycn遺伝子破壊（Myc DKO）
A）Myc/Mycn DKO GS細胞の写真．増殖が遅いため，コロニーが小さい（スケールバー＝100μm）．B）Myc DKO GS細胞の増殖曲線．7日間ごとに継代した．C）D）Myc DKO GS細胞のOCR（n=9）およびECAR（n=9～10）の測定．E）解糖系を阻害する2DGを添加した培地下での6日間のGS細胞増殖（n=3）．Myc DKO GS細胞に対しては，2-DGによる増殖抑制効果が小さい．

のファミリー分子であるMycn遺伝子のみが欠損したマウスを作製したが，精子形成には大きな変化がなかった．そこで，MycとMycn遺伝子の両方を同時に欠損させたマウスを作製し，そのマウスの精子幹細胞を移植して精子幹細胞の機能を調べた．すると，Myc/Mycnダブルノックアウト（DKO）精子幹細胞は一次移植時ではコントロールと変わらないコロニー形成能を示したが，継代移植法を用いて精子幹細胞の生体内での自己複製分裂速度を比較すると，Myc DKOでは分裂速度が低下していた．これらのことにより，Myc/Mycn DKOマウスの精子幹細胞は自己複製分裂速度がきわめて遅くなることがわかった（図1B～D）．

また，Myc/Mycn DKO精子幹細胞がつくるコロニーを解析すると，減数分裂マーカーSYCP3や半数体マーカーPNAのシグナルが認められるものが有意に少なく，精子形成が途中で停止する傾向が認められた（図1E）．ES細胞やGS細胞では*Max*の抑制が減数分裂関連遺伝子を活性化させ精子形成細胞への分化を促進するという報告が知られていたため[6)8)]，これは意外な結果であった．

以上のことから，Myc/Mycn遺伝子は①精子幹細胞の自己複製分裂と②精子への分化の2つのステップに重要な役割をはたすことが明らかになった．

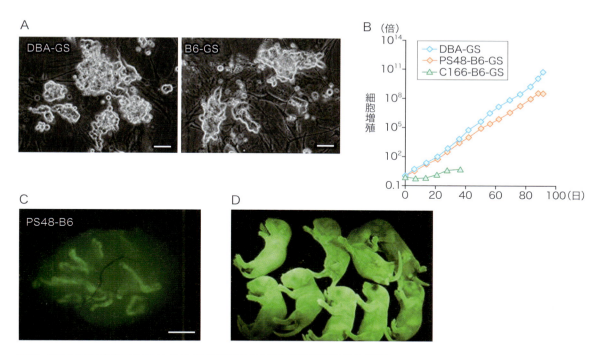

図3 C57/B6系統マウスからのGS細胞樹立と精子幹細胞機能の解析
A) GS細胞の写真（スケールバー＝50μm）．DBA/2系統由来（DBA-GS）ならびにC57BL/6（PS48添加）系統由来（B6-GS）．B) DBA/2系統（DBA-GS）ならびにC57BL/6 GS細胞（PS48-B6-GS：PS48添加），（C166-B6-GS：C166フィーダー上）の増殖曲線．C) C57BL/6 GS細胞（PS48添加）の移植精巣（スケールバー＝1mm）．D) C57BL/6 GS細胞由来の産仔．

3 MycおよびMycn遺伝子の自己複製分裂における機能解析

　精子幹細胞の自己複製分裂においてMycおよびMycn遺伝子が機能するメカニズムを詳細に解析するため，次にわれわれはMyc/Mycn DKO GS細胞を樹立した．GS細胞は試験管内で大量に増殖させることが可能であるため，分子機能を解析しやすい利点がある．
　ES細胞やGS細胞では培養中にMax遺伝子を欠損させると減数分裂が誘導されるという報告[8]から，当初はMyc/Mycn DKOによりGS細胞が減数分裂を起こすことを予想していた．しかしながら，減数分裂を起こした細胞は現れず，Myc/Mycn DKO GS細胞では自己複製分裂の速度が有意に低下することが示された（図2A，B）．つまり，生体内でMyc/Mycn DKO精子幹細胞の自己複製分裂が遅くなる結果が試験管内でも再現された．さらに，このMyc/N-myc DKO GS細胞に対

して遺伝子過剰発現による増殖のレスキュー実験を試みたところ，MAXと結合できないMYC変異体（omomyc）を発現させても増殖速度は回復しなかった．一方でMYCによる調節を受ける転写因子MIZ1と結合できないMYC変異体（V394D）の過剰発現ではMyc/N-myc DKO GS細胞の増殖速度が回復した．したがって，MAXを介したMYC/MYCN機能が，Myc/Mycn DKOによる自己複製分裂低下の原因であることが見出された．
　最近の報告ではMycが，特定の標的遺伝子を制御しているというよりは，細胞の増殖を活性化する広範な遺伝子群を制御していることが明らかになってきている．そこでわれわれは，Mycによるエネルギー代謝制御に注目した．Mycは解糖系に加えミトコンドリア生合成や酸化的リン酸化経路にも関与していることが知られていたため[11]，細胞外フラックスアナライザーによる細胞代謝アッセイを行ったところ，酸化的リン酸

化の指標であるOCR（oxygen consumption rate, 酸素消費速度）はMyc/Mycn DKO GS細胞で上昇していたのに対して，解糖系の指標であるECAR（extracellular acidification rate, 細胞外酸性化速度）はMyc/Mycn DKO細胞で低下していた．このことから，Myc/Mycn DKOは精子幹細胞において解糖系に異常を引き起こすことが分かった（図2C，D）．

解糖系は細胞がグルコースを代謝する代謝経路で，最終産物としてピルビン酸や乳酸を生成する．この過程で細胞のエネルギーとなるATPが生じ，細胞が増殖するエネルギーが供給される．解糖系を阻害する2-デオキシ-D-グルコース（2DG）を野生型のGS細胞に添加すると増殖停止が起こるが，Myc DKO GS細胞の増殖に対してはその効果が弱いことからも，Myc DKO GS細胞における自己複製分裂の低下の原因が解糖系機能の低下であることが示唆された（図2E）．

4 解糖系の制御による GS細胞樹立方法の改善

GS細胞は同じマウスでも遺伝的背景によって樹立できる効率が大きく異なり，その原因は不明であった．われわれは，Myc/Mycn欠損GS細胞では自己複製分裂が著しく抑制されることにヒントを得て，解糖系の働きがGS細胞の樹立効率に関与していると仮説を立てた．この仮説を試すために，GS細胞が樹立できるマウス系統（DBA/2）と樹立が困難な系統（C57BL/6）の未分化な精原細胞を比較したところ，DBA/2系統では解糖系が活発であるのに対して，C57BL/6系統では解糖系の機能が低下していることが示された．

C57BL/6系統からGS細胞を樹立するため，まず，解糖系を促進するMycの過剰発現ベクターによりC57BL/6の精原細胞への過剰発現を試みたが，Mycを発現する精子幹細胞を移植すると腫瘍化するために，他のアプローチをとる必要があった．そこで，C57BL/6の精原細胞を用いて解糖系を刺激するサイトカインや小分子化合物をスクリーニングしたところ，PS48という小分子化合物の添加によりこれまで樹立困難であったC57BL/6系統からもGS細胞を樹立できるようになった．PS48により樹立されたC57BL/6系統のGS細胞は試験管内で自己複製分裂を安定的にくり返し，精巣への移植により産仔をつくることができた（図3）．

これらの結果は，解糖系を刺激することで組織幹細胞の自己複製分裂を試験管内で促進できた最初の例となる．

さらに，PS48がホスホイノシチド依存性プロテインキナーゼPDPK1の活性化によりAKTの308番目スレオニンをリン酸化することが知られていたことから，精子幹細胞でもこの経路を確かめた．するとDBA/2系統の精子幹細胞ではC57BL/6系統よりも高いAKTリン酸化レベルを認め，C57BL/6系統の精原細胞に活性化型Pdpk1およびAktを過剰発現することによりGS細胞を樹立できた．さらに，Pdpk1の活性化によりピルビン酸デヒドロゲナーゼのリン酸化が亢進されることも確認された．

おわりに

これまで解糖系が精子形成に及ぼす役割は知られてなかったが，われわれはMyc/Mycn遺伝子を欠損したGS細胞ではAKTというセリン-スレオニンリン酸化酵素の活性が弱まることで解糖系の酵素であるピルビン酸デヒドロゲナーゼの機能低下が起こり，その結果生じた解糖系の活性低下が自己複製能力の低下を起こすことを突き止めた．

いまだ解明できていない今後の課題として，MYCがどのようにして分化に寄与しているか，という点がある．本稿で示した研究ではMyc/Mycnが精子幹細胞の自己複製分裂のみならず精子形成細胞の分化にも必要であると示唆された．一方でGS細胞におけるMaxの抑制は減数分裂を促すことが知られる．精子幹細胞の自己複製分裂においてはMYC-MAXが協調して働いていることが本研究中でも示唆されたが，分化においては別の相互作用が働いている可能性があり，今後さらなる解析が必要である．また，C57BL/6系統とDBA/2系統の遺伝的背景を生み出している原因遺伝子についても，解明されれば代謝の制御のうえでもたいへん有益な情報となるであろうが，ほとんど手がつけられていない．血液幹細胞においては，Latexin遺伝子やmiRNAクラスターがDBA/2系統の高い増殖能に寄与

しているとされているが[12]〜[14],精子幹細胞においてはこれらの関与は明らかでない.

本稿で紹介した研究で明らかになったMyc/Mycnを介した解糖系の制御は,精子幹細胞の自己複製に非常に重要な役割を果たしている.この経路を操作することで,より幅広い動物種からGS細胞の樹立や新規の生殖工学技術の開発の可能性が拓けたのみでなく,他の組織幹細胞の培養系の確立にも貢献する可能性がある.また臨床的にはこの研究成果は男性不妊の原因の理解やその治療法の開発にも役立つと期待される.

文献

1) Kanatsu-Shinohara M, et al：Genes Dev, 30：2637-2648, 2016
2) Kanatsu-Shinohara M, et al：Biol Reprod, 69：612-616, 2003
3) Wilson A, et al：Genes Dev, 18：2747-2763, 2004
4) Codega P, et al：Neuron, 82：545-559, 2014
5) Scognamiglio R, et al：Cell, 164：668-680, 2016
6) Maeda I, et al：Nat Commun, 4：1754, 2013
7) Kanatsu-Shinohara M, et al：Proc Natl Acad Sci U S A, 111：8826-8831, 2014
8) Suzuki A, et al：Nat Commun, 7：11056, 2016
9) Soucek L, et al：Cancer Res, 62：3507-3510, 2002
10) Kerosuo L, et al：J Cell Sci, 121：3941-3950, 2008
11) Hsieh AL, et al：Semin Cell Dev Biol, 43：11-21, 2015
12) Müller-Sieburg CE & Riblet R：J Exp Med, 183：1141-1150, 1996
13) Liang Y, et al：Nat Genet, 39：178-188, 2007
14) Gerrits A, et al：Blood, 119：377-387, 2012

Profile

筆頭著者プロフィール

田中 敬：京都大学大学院再生医科学研究所において哺乳類生殖細胞の研究をはじめ,2009年に博士号取得(医科学).同年より'16年まで,同医学研究科分子遺伝学研究分野の助教として精子幹細胞の研究に従事.'16年より医療機器メーカー勤務.

Book Information

実験医学 別冊

ラボ必携 フローサイトメトリー Q&A

正しいデータを出すための100箇条

好評発売中

編／戸村道夫

「マルチカラー解析で用いる抗体の組合わせ方がわからない」,「基本となるゲーティングの流れを知りたい」といった疑問が生じていませんか？本書では,プロのノウハウが詰まった100種類のQ&Aで,これらの疑問をさっぱりと解消します！

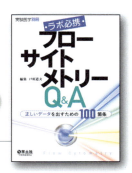

- ◆定価（本体6,400円＋税）
- ◆フルカラー　B5判　313頁
- ◆ISBN978-4-7581-2235-1

圧倒的な情報量と,専門家のノウハウを一冊に凝縮

発行　羊土社

特集 再発見！MYCの多機能性

ES細胞と生殖細胞における Myc-Max-Mgaネットワーク

鈴木 歩，奥田晶彦

c-MYCは転写因子として細胞増殖促進などさまざまな生物学的機能を発揮するが，これらMYCの機能のほとんどはMYCタンパク質に対するパートナー因子であるMAXとの相互作用に依存している．MYCはがん細胞のみならずES細胞の未分化性維持にも深くかかわっている．一方MAXはMYC以外にも，MADファミリー転写因子群と相互作用し，この場合は転写に対して抑制的に働く．本稿では，ES細胞におけるMAXのMYCのパートナー因子としての役割，およびその他の役割について紹介する．

キーワード ES細胞，細胞増殖，分化多能性，Max，減数分裂

はじめに

c-Mycは典型的ながん遺伝子の一つであり，N-Myc，L-Mycと合わせて一つのファミリーを形成している[1]．これら3つのMYCタンパク質は，細胞増殖促進のみならず，代謝を嫌気状態に合ったように切り替えるなど，さまざまな生物学的機能を発揮するが，これらMYCタンパク質の機能のほとんどは，転写促進因子としての機能を反映している．そして，それらMYCの転写因子としての機能は，パートナー因子であるMAXとの相互作用に依存している[2]．なお，MYCタンパク質が，がん細胞のみならずマウスES細胞[※1]の未分化状態維持に重要な働きをしていることは，2005年にDalton博士らによってはじめて示された[3]が，本稿では，その報告から，現在に至るまで，われわれを含め多くの研究グループがES細胞におけるMYCの役割についてさまざまな角度から解析しているので，それらの研究成果について紹介する．また，われわれは，研究の過程で，ES細胞が潜在的に減数分裂を開始する能力を有しており，MAXがそれを止めているという想定外の事象に遭遇した[4]ので，それらの研究成果についても誌面が許す限り紹介する．

1 c-MYCのES細胞の未分化性維持に対する重要性を示した最初の報告

ES細胞におけるc-MYCの重要性を最初に示したのは，前述したようにDalton博士らである．彼らは，c-Mycの恒常的な活性化が，マウスES細胞のサイトカインleukemia inhibitory factor（LIF）に対する依存性を非依存的なものに変えることで，ES細胞の未分化性維持における重要性を唱えた[3]（図1）．なお，余談ではあるが，山中伸弥先生らのグループが未分化状態を保っているES細胞と分化誘導後の細胞の間で発現レベルにおいて注目に値するほどの大きな差がなかったにもかかわらずiPS細胞を誘導する初期化因子の候

> **※1　ES細胞**
> ES細胞（embryonic stem cells）とは，発生初期の胚盤胞の内部細胞塊から樹立された培養細胞で，生殖細胞を含め体のすべての細胞へと分化する能力（分化多能性）と，未分化性を保ちつつ無限に増殖する能力をもつ．

Role of Myc-Max-Mga network in ES cells and germ cells
Ayumu Suzuki/Akihiko Okuda：Division of Developmental Biology, Research Center for Genomic Medicine, Saitama Medical University（埼玉医科大学ゲノム医学研究センター発生・分化・再生部門）

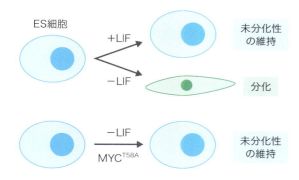

図1 ES細胞の未分化性維持における重要性
マウスES細胞にとってLIFシグナルは，その未分化性の維持において重要なサイトカインであり，LIF非存在下ではES細胞は未分化型のドーム状のコロニーから，すみやか分化型の扁平状のコロニーへと変換する．Dalton博士らはLIFを除いて分化したES細胞に4ヒドロキシタモキシフェン添加により恒常的活性型のMYC（MYC^{T58A}）を発現させる系を用いて，マウスES細胞が，LIF非存在下であってもMycの活性さえあればES細胞としての未分化性が保たれること示した．

補の一つとしてc-MYCを加えた[5]のは，このDalton博士らの研究結果があったからである．

2 MYCはES細胞の未分化性維持に重要である

前述したようにc-MYCにはアミノ酸配列においても，機能的にも類似したN-MYCおよびL-MYCとともに一つのファミリーを形成しており，かつ，これら3つの*Myc*遺伝子は，すべてES細胞において発現しているので，*Myc*遺伝子のいずれか1つのみをホモでノックアウトしたとしても，機能的な余剰の問題から顕著なフェノタイプが現れるとは考えにくく，事実，c-*Myc*遺伝子でのES細胞におけるホモ欠失は分化能に多少影響を与えるもののES細胞としての特質にほとんど影響を与えないことが示されている[6]．そこで，Dalton博士らのグループは，機能的な余剰の問題をクリアするためにc-Myc/N-Mycダブルホモ欠失ES細胞を樹立し，解析した[7]．なお，彼らが*L-Myc*遺伝子をノックアウトしなかった理由は，*L-Myc*は正常細胞を形質転換させるうえでも，特定の遺伝子からの転写促進活性においても*c-Myc*や*N-Myc*と比べると大きく劣ることから，*L-Myc*のES細胞におけるMYC全体の活性への寄与はきわめて小さく，そのほとんどは*c-Myc*と*N-Myc*の2つの遺伝子の働きによって司られているであろうと考えたからである．実際，Dalton博士らのグループは*c-Myc*遺伝子のみのホモ欠失とは違い，*c-Myc/N-Myc*ダブルホモ欠失ES細胞は，ES細胞としての特質を維持することができず，細胞が分化することを示した．また，そのMYC依存的なES細胞維持の分子メカニズムの一つとして，MYCが内胚葉分化マスター調節因子である*Gata6*遺伝子の発現を抑えていることを示している．なお，Knoepfler博士らのグループも同様にc-*Myc*/N-*Myc*ダブルホモ欠失ES細胞を樹立し，同様なフェノタイプを観察している[8]．一方，われわれは，ES細胞における*Myc*の機能をL-Mycも含めてすべて消去させるために，*Max*ホモ欠失ES細胞を樹立した．なお，われわれが作製した*Max*ホモ欠失ES細胞は，単純なノックアウトES細胞ではなくて，*Max*遺伝子のホモ欠失に加え，*Rosa26*遺伝子座[9]にtetracycline-off（tet-off）システムとともにMax cDNAが導入されており，それゆえ，われわれが樹立した*Max*ホモ欠失ES細胞では，テトラサイクリン非添加であれば，*Rosa26*遺伝子座からの*Max*遺伝子の発現が確保されるが，テトラサイクリンもしくはその誘導体であるドキシサイクリン（Dox）の添加により*Max*の発現をほぼ0にすることができる．そして実際，ES細胞における*Max*遺伝子の発現を0にすると，当然予想された結果ではあったが，ES細胞が未分化状態を保つことができず分化することが確認された[10]．

3 MYCによる減数分裂開始の制御機構の発見

前述のようにわれわれは*Myc*をノックアウトするのではなく，MYCのパートナーであるMAXをノックアウトすることにより，ES細胞でのMycの機能を明らかにした[10]．しかしながら，予想外の結果として，*Max*ホモ欠失ES細胞が，c-*Myc*/N-*Myc*ダブルホモ欠失ES細胞とは違って，激しいアポトーシスを起こし死滅することがわかった（図2）．その違いを追求する過程で，

特集 再発見！MYCの多機能性

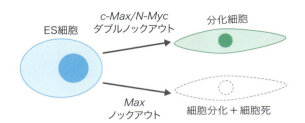

図2 cMyc/N-MycダブルノックアウトとMaxノックアウトES細胞の違い
MYCファミリーにはc-MYC, N-MYC, L-MYCの3種類のMYCタンパク質により構成され、また、これらのMYCタンパク質は、いずれも、機能発揮においてMAXを必要とする。したがって、cMyc/N-MycダブルノックアウトES細胞とMaxノックアウトES細胞は少なくとも類似したフェノタイプを呈することが想定されたが、細胞の予想外の結果として、生存という意味で、両者に大きな違いがみられた。

Maxホモ欠失ES細胞ではStra8やSycp3など減数分裂に関係する後期の生殖細胞関連遺伝子群が顕著に上昇することが網羅的な遺伝子発現解析により明らかとなった。そこで実際に減数分裂の典型的な細胞学的な特徴であるシナプトネマ複合体※2の形成を確認したところ、Doxを添加したMaxホモ欠失ES細胞のなかの一部の細胞は、減数分裂前期のleptotene様およびzygotene様なシナプトネマ構造を有していることがわかった[4)11)12)]（図3）。しかしながらpachytene様の減数分裂のステップがさらに進んだような細胞はみられなかったことから、これらの細胞は減数分裂前期の初期の段階で減数分裂の進行を停止し、最終的には死へと至っていると考えられる。そこで減数分裂の開始に必須であるStra8遺伝子をMaxホモ欠失ES細胞でノックアウトしたところ、減数分裂様細胞の出現はみられなくなり、同時に激しい細胞死もみられなくなった。つまり、ES細胞は、生殖細胞ではないにもかかわ

らず本質的に減数分裂を開始する潜在能力を有しており、MAXタンパク質がなくなったことで、本来起こるはずがないES細胞に減数分裂が惹起され、そういった異常な現象にES細胞は耐え切れずに細胞が死滅していることが想定された[4)]。

4　Maxによる減数分裂抑制機構のメカニズム

われわれは、ES細胞がMax遺伝子をノックアウトすることで減数分裂様の変化を示すことを発見したが、Maxが本来の減数分裂の場である生殖細胞においても減数分裂を制御する重要な因子であるという仮説を立て、免疫染色により、生殖細胞におけるMAXタンパク質の発現を解析した。なお、MAXタンパク質は、これまであらゆる種類の細胞において一定の発現を示す最も典型的なタンパク質の一つであると認知されていたが、われわれの解析結果は、雄・雌いずれの生殖細胞においても減数分裂の開始に先立ってMAXタンパク質の量が顕著に減少していることを示した[4)]。また、われわれは、ES細胞の場合と同様に、生殖幹細胞でもMaxの発現を抑制することで減数分裂様の細胞が出現することを明らかにした。さらには、われわれを含むいくつかのグループの解析から、MAXの減数分裂に対する抑制効果は、MAXをサブユニットの一つとして含むPRC1.6複合体の減数分裂関係遺伝子群に対する負の制御機構を反映していることがわかった[4)13)14)]。なお、PRC1.6複合体のなかでのMAXのパートナーはMYCではなくて、Madファミリーの1つであるMGAである[15)]。また、これらの報告より以前に、横林博士らはRING1Bをコードする遺伝子をノックアウトしたメスの始原生殖細胞では減数分裂開始の指標の一つであるStra8遺伝子が発現するタイミングが早まることを示している[16)]が、このRING1Bは、6種類存在するPRC1複合体の共通サブユニットであり、すなわち、PRC1.6の構成因子でもあるので、彼女らは同じ現象を見ている可能性が考えられる。

※2　シナプトネマ複合体
減数分裂では、2つの相同染色体の間で対合とそれに伴う組換えが起こるが、そのとき2つの染色体間にはシナプトネマ複合体（Synaptonemal complex, SC）という構造ができる。この構造はペアとなる染色体の長軸に沿ってそれぞれ構築される側方領域（lateral region）と、それを橋渡しする中央要素（central element）から構成され、前者はSYCP2とSYCP3、後者はSYCP1が代表的なマーカーとして知られる。減数分裂前期のシナプトネマ複合体は糸状の構造物として観察される。

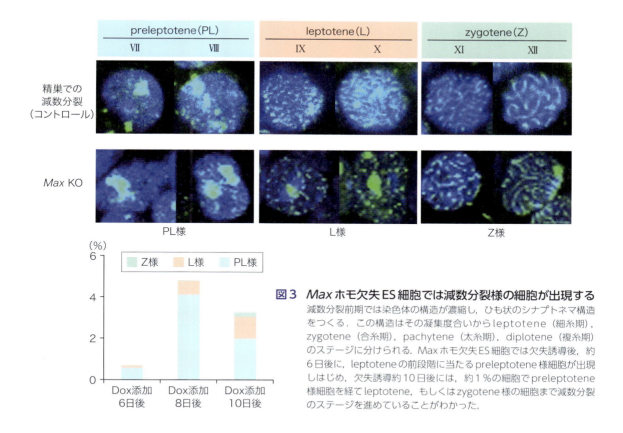

図3 Max ホモ欠失ES細胞では減数分裂様の細胞が出現する
減数分裂前期では染色体の構造が濃縮し，ひも状のシナプトネマ構造をつくる．この構造はその凝集度合いからleptotene（細糸期），zygotene（合糸期），pachytene（太糸期），diplotene（複糸期）のステージに分けられる．Maxホモ欠失ES細胞では欠失誘導後，約6日後に，leptoteneの前段階に当たるpreleptotene様細胞が出現しはじめ，欠失誘導約10日後には，約1％の細胞でpreleptotene様細胞を経てleptotene，もしくはzygotene様の細胞まで減数分裂のステージを進めていることがわかった．

5 Myc-Max-Mga ネットワークによる体細胞分裂から減数分裂への切り替え制御仮説

減数分裂は酵母からヒトまで保存されたプロセスであるが，その開始を制御する機構は種によって保存されておらず，脊椎動物ではこれまでレチノイン酸によりStra8遺伝子の発現が誘導されることが減数分裂の開始に関係するという正の制御しか知られていなかった．われわれは，そこにMAX/MGAという減数分裂の開始に対する負の制御機構の存在を明らかにした．なお，MAXはMYCが機能するうえで必須なパートナー因子でもあり，MYC/MAX複合体は，体細胞分裂に対してもっぱら正に制御する転写複合体である．したがって，生殖細胞やES細胞においてMax遺伝子をノックアウトすると，減数分裂の抑制を司るMAX/MGA（PRC1.6）と体細胞分裂を促進するMYC/MAXの両方の複合体の機能が消失することにより，一気に減数分裂が開始すると考えられる（図4）．そこで，われわれは，MAX/MGAとMYC/MAXの2つの複合体の両方が壊れた状態にあるMaxホモ欠失ES細胞に，特殊なMYC/MAXの変異体のペア[17]を導入することにより，MYC/MAX複合体の機能が復活したES細胞を作製した．そして，その変異体のペアを導入したMaxホモ欠失ES細胞と，導入していないMaxホモ欠失ES細胞ではどのような違いがみられるかを検討した．その結果，興味深いことに，MYC/MAX複合体の活性を保ったMaxホモ欠失ES細胞は，MAX/MGA複合体の機能は失われているのにもかかわらず，ES細胞としての未分化性が保持され，体細胞分裂をくり返して増殖し，減数分裂様の細胞はほとんど出現しないことがわかった．すなわちわれわれの結果は，減数分裂の開始のためにはMAX/MGAの機能の消失のみでは不十分で，同時にMYC/MAXの活性低下に伴う体細胞分裂の停止が必要であることを示唆している．減数分裂が開始するため

特集　再発見！MYCの多機能性

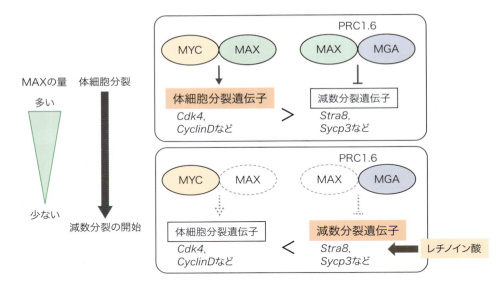

図4　MYC-MAX-MGAネットワークによる減数分裂開始制御仮説
MAXはMYCと相互作用することにより，G1期のサイクリン（CyclinD1/Cdk4）などの細胞分裂を促進する遺伝子群を正に制御する一方で，MGAと相互作用した場合はPRC1.6複合体を構成因子として減数分裂関係遺伝子群の発現を負に制御する．体細胞分裂から減数分裂へと移行する際，MAXタンパク質の量は減少するが，それに伴ってMYC/MAXとMAX/MGAのいずれの複合体の機能も低下する．その結果，ES細胞もしくは生殖細胞は，体細胞分裂する能力を失うと同時に減数分裂関係遺伝子群の発現を上昇させる．レチノイン酸はStra8遺伝子の発現を誘導することにより減数分裂開始に対して正に作用する．

には，体細胞分裂の抑制が必要であることは，酵母ではすでによく知られた事実であり，出芽酵母では，栄養飢餓状態にあるとG1期で停止して，減数分裂へと細胞分裂の様式を変更するが，このときG1サイクリン（*Cln3*）を強制発現すると減数分裂開始因子*Ime1*の機能が抑制されて減数分裂が開始しないことが知られている[18)19)]．したがって，われわれの研究は，酵母等で明らかにされた減数分裂の開始のための原理・原則が大きな意味で哺乳動物においても保たれている可能性を示唆している．しかしながら，その分子的な役者は酵母とは全く異なり，*Mga*が脊椎動物特異的な遺伝子である[20)]ことから，われわれは，体細胞分裂からの減数分裂への切り替えが，哺乳動物を含む脊椎動物ではMyc-Max-Mgaネットワークによって制御されているのではないかと考えている（図4）．今後はマウスの系を用いて個体レベルでこの仮説を証明できたらと考えている．

おわりに

MYCは，がん細胞やES細胞の未分化性維持においてきわめて重要な働きをしていることがわかっているが，その重要性を規定している分子基盤についてはまだ不明な点が多く，再生医療のための無尽蔵な供給源としてのES/iPS細胞の利用であるとか，がんの根絶のためにはそれらを一つずつ解明していくことが当然必要であり，われわれも，それに向けて今後も少なからず貢献していきたいと考えている．また，図らずもMAXが減数分裂の調節因子であることを見出したので，その発見をきっかけに不妊症の問題などの解決にも挑みたいと考えている．

文献

1) Meyer N & Penn LZ：Nat Rev Cancer, 8：976-990, 2008
2) Blackwood EM & Eisenman RN：Science, 251：1211-1217, 1991
3) Cartwright P, et al：Development, 132：885-896, 2005
4) Suzuki A, et al：Nat Commun, 7：11056, 2016

5) Takahashi K & Yamanaka S：Cell, 126：663-676, 2006
6) Baudino TA, et al：Genes Dev, 16：2530-2543, 2002
7) Smith KN, et al：Cell Stem Cell, 7：343-354, 2010
8) Varlakhanova NV, et al：Differentiation, 80：9-19, 2010
9) Masui S, et al：Nucleic Acids Res, 33：e43, 2005
10) Hishida T, et al：Cell Stem Cell, 9：37-49, 2011
11) Okuda A & Suzuki A：Cell Cycle, 15：2235-2236, 2016
12) Suzuki A, et al：Dev Growth Differ, 59：61-69, 2017
13) Maeda I, et al：Nat Commun, 4：1754, 2013
14) Endoh M, et al：Elife, 6（doi：10.7554/eLife.21064），2017
15) Gao Z, et al：Mol Cell, 45：344-356, 2012
16) Yokobayashi S, et al：Nature, 495：236-240, 2013
17) Amati B, et al：Cell, 72：233-245, 1993
18) Colomina N, et al：EMBO J, 18：320-329, 1999
19) Wannige CT, et al：J Theor Biol, 341：88-101, 2014
20) Conacci-Sorrell M, et al：Cold Spring Harb Perspect Med, 4：a014357, 2014

Profile

筆頭著者プロフィール

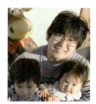

鈴木　歩：2007年埼玉大学理学部卒業．'12年東北大学で学位を取得．東北大学では仲村春和教授（現 名誉教授）のご指導のもとでニワトリの発生学を学んだ後に，埼玉医科大学へポスドクとして就職し，現在助教．ES/iPS細胞を用いた再生医療に興味をもっているが，基礎科学の研究で培った観察力で，セレンディピティーが起こることを期待しながら研究している．

Book Information

医育機関名簿 2017-'18

好評発売中

全国の国公私立大学の医学部，附属病院，附属研究施設の教授・准教授・講師につき，最新情報を掲載！

- 講座別の掲載による，見やすく引きやすい誌面
- 先生方の役職・氏名・卒業大学・卒業年・研究領域を掲載
- 独自の調査により，学内外の異動を反映
- 創刊54年の実績と信頼を誇る正確な内容
- 目的の大学をすぐに探せるINDEXシール付き

◆定価（本体 30,000 円+税）
◆A4 判　820 頁
◆ISBN978-4-89706-947-0

収録者数2万余名，医学部新設2大学も掲載！

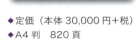

特集 再発見！MYCの多機能性

iPS細胞誘導におけるMYCの機能

中川誠人

多能性幹細胞は体のなかにある細胞のほぼすべてに分化できる能力とほぼ無限に増えることができる能力から再生医療の材料として期待されており，実際に移植治療や創薬で活用されている．国内では特にiPS細胞（人工多能性幹細胞）の研究と応用が進んでいる．iPS細胞は血液や皮膚の細胞といった分化した細胞を初期化することで作製できる多能性幹細胞である．つまり，自分の細胞を使って自分の治療に役立てることができるということになる．体細胞にいくつかの初期化因子を導入すると1カ月弱でiPS細胞に変化する．初期化因子のなかの1つにがん原遺伝子のMycが含まれている．樹立当初はc-Mycが用いられていたが，最近われわれはL-Mycが初期化に重要な働きをしていることを明らかにしており，より詳細な初期化のメカニズム解明を進めている．

キーワード ES細胞，iPS細胞，再生医療，初期化，転写因子

はじめに

胚性幹細胞（ES細胞）や人工多能性幹細胞（iPS細胞）はわれわれの体のほぼすべての体細胞に変化（分化）できる能力をもち，ほぼ無限に増えることができる幹細胞である．これらの特徴から，病気や怪我で失った細胞の代わりになると考えられ，移植治療の材料として期待されている．また，創薬や副作用・毒性試験などにも活用できると考えられ，再生医療の場で広く活用されることが期待されている（図1）[1]．

多能性幹細胞としてはES細胞の方が先につくられた細胞であり，研究実績も多くある[2]．ES細胞は受精卵を培養皿に移して人工的につくられた細胞であるため，倫理的な問題から再生医療への応用が積極的に行われない場合もある．また，自分自身のES細胞をつくることができないため，移植治療に用いる場合は他人のES細胞を用いることになり，免疫拒絶の問題が懸念される．このようなES細胞の課題を克服するためにつくられたのがiPS細胞である．

iPS細胞は自分自身の体細胞（血液中の細胞や皮膚由来の細胞など）からつくり出すことができ，性質はES細胞とほぼ同じであることから理想的な再生医療の材料として考えられている[3]〜[5]．iPS細胞は移植治療や創薬などの応用面で活用できることが大きな特徴であるが，体細胞の初期化というこれまでの概念を覆す現象を研究できることも非常に大きな特徴で，新たなサイエンスが生まれる可能性がある．

体細胞の初期化には初期化因子とよばれるいくつかの遺伝子が必要である．そのなかの一つがMycである．Mycはさまざまな遺伝子の発現を制御し細胞の機能をコントロールしていると考えられているが，初期化のときにどのような機能をしているのかはいまだ不明な点が多い．

Function of MYC in iPS cell induction
Masato Nakagawa：Department of Life Science Frontiers, Center for iPS cell Research and Application, Kyoto University（京都大学iPS細胞研究所未来生命科学開拓部門）

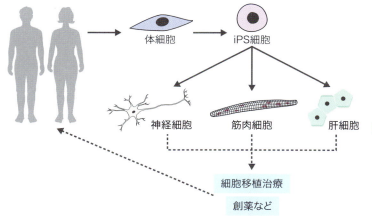

図1　iPS細胞技術を活用した医療応用
iPS細胞は体の細胞（血液や皮膚など）からつくり出すことができる．iPS細胞は体のなかにあるほとんどの細胞に分化する能力をもっている．iPS細胞からつくった神経細胞などを活用して細胞移植治療や創薬への応用が進んでいる．

1 体細胞初期化

ジョン・ガードン博士の50年前のカエルを使った研究で，体細胞の核が変化（初期化）することがわかり，細胞は分化する方向にのみ進むことができるという定説を覆した[6)7)]．そして，2006年に山中研究室によりマウスの体細胞で初期化を起こすことができる論文が発表された[5)]．これが世界ではじめてiPS細胞ができたという報告であり，ノーベル医学生理学賞の受賞につながった．

何かの因子（遺伝子）を細胞に導入して初期化を起こすという発想はシンプルであるが，問題は何を入れるかである[8)]．ヒトの遺伝子数は2万～3万個あると考えられているが，それらすべてを試すことは不可能に近い．そこで，当時発表されたES細胞で発現する遺伝子のデータベースを用い，初期化にかかわりそうな遺伝子がピックアップされた[9)]．当時，山中研究室ではマウスES細胞の未分化能維持に関係する因子としてKlf4を見つけており，これを含めた24因子を初期化"候補"因子として実験を進めた．最終的には4つの因子に絞り込むことができた（Sox2，Oct3/4，Klf4，c-Myc）[5)]．

2 iPS細胞由来キメラマウスにおける腫瘍形成

マウスiPS細胞の樹立の際，初期化因子を細胞に導入する方法としてレトロウイルスを用いていた．理由は，マウスの細胞への導入効率が非常によく，ヒトの細胞に感染しない（実験者の安全性確保）こと，自分自身で目的の遺伝子を発現させるウイルスを調製できることであった．

マウスiPS細胞がES細胞と同じような機能をもっていることを証明するためにキメラマウスの作製実験が必要である．実際に実験を行ったところ，樹立したマウスiPS細胞が体の一部となったキメラマウスが生まれてきた[5)]．複数のマウスiPS細胞株を用いてキメラマウスを作製することに成功していたが，ある程度の飼育期間を過ぎた頃から死亡するキメラマウスが観察されはじめた．それらのキメラマウスを解剖すると腫瘍形成が認められた．腫瘍形成の原因を解析すると，初期化の際に使ったレトロウイルス由来のc-Mycの再活性化が起こっていることが明らかとなった[10)]．このままではヒトiPS細胞を臨床応用することには大きなリスクがあると考えられた．

3 MycなしでiPS細胞の樹立

当時の私の研究グループではこの問題を解決すべく研究を開始した．実はレトロウイルス由来のc-Mycの再活性化による腫瘍形成の問題がわかる前から，初期化におけるMycの機能解析に取り組んでいた．Myc遺伝子にはc-Myc，N-Myc，L-Mycというファミリー遺伝子が存在している．主要なドメイン構造は共通してもっていたため，同じような機能をするのではない

	初期化効率	キメラマウス	腫瘍形成	生殖系列への寄与
Mycなし	+ +	+	−	+
c-Myc	+++ ++	+	+++	+++
L-Myc	++ +++	+	−	+++

図2 体細胞初期化におけるMycの機能
3つの初期化因子（Sox2, Oct3/4, Klf4）だけで初期化を行った場合（Mycなし），c-Mycを加えた場合，およびL-Mycを加えた場合の初期化効率などに対する影響をまとめた．初期化効率の黒色はマウス，青色はヒトでの結果を示している．＋が多いほど頻度がよいことや，成績がよいことを示す．

かと考えていた．しかし，共通ではない部分の機能の違いからMycの初期化における機能解析につながるのではないかと考えていた．

　Mycの機能解析の実験において，ネガティブコントロールとしてMycを用いず他の3因子だけでiPS細胞をつくるというポイントを入れていた．そして，3因子にc-Myc，N-MycまたはL-Mycを加えたポイントを同時に行い，iPS細胞ができるかどうかを観察していた．すると，ネガティブコントロールとして行った実験で，Mycを用いず他の3因子だけでiPS細胞ができることがわかった[11]．樹立効率（出現してきたiPS細胞様のコロニー数）は悪かったが，細胞形態や遺伝子発現はiPS細胞として考えてよいものであった（図2）．

Myc無しで作製したiPS細胞〔（−）Myc-iPS細胞〕を使ってキメラマウスの作製に成功し，ほとんど腫瘍が形成されないことも確認できた．しかし，多能性幹細胞の質を検討するうえで必要な生殖系列への分化能について（−）Myc-iPS細胞を調べたところ，（−）Myc-iPS細胞はその能力が低いことが分かった．以上の結果から，（−）Myc-iPS細胞について安全性は担保されるが，質の点でMycを用いて作製したiPS細胞やES細胞に劣ることがわかり，さらなる研究が必要となった[12]．

4 L-Mycを使った初期化

　（−）Myc-iPS細胞ができることがわかったマウスの細胞を使った実験では，同時にc-Myc，N-MycまたはL-Mycを用いてiPS細胞の樹立に成功していた．このときの出現コロニー数はc-Mycが一番多かった．しかしよく観察してみると，c-Mycを用い場合にはiPS細胞様コロニーの他に細胞が異常増殖して集まったようなコロニーの形成も認められた．N-Mycの場合も同様であった．しかし，L-Mycを用いた場合には細胞が異常増殖して集まったようなコロニーの形成はほとんど認められず，出現したコロニーのほとんどがiPS細胞様コロニーであった．次にL-Mycを用いて作製したiPS細胞（L-Myc-iPS細胞）を使い，キメラマスを作製し，腫瘍形成能について解析を行ったところ，（−）Myc-iPS細胞と同様に腫瘍形成はほとんど認められなかった．さらに，L-Myc-iPS細胞の生殖系列への分化能も確認できたことから，c-Mycを用いて作製したiPS細胞（c-Myc-iPS細胞）やES細胞と同等の質をもっていることが確認できた（図2）[12]．

　われわれはこの結果からL-Mycは安全なiPS細胞を効率的につくることができるのではないかと考え，次にヒトiPS細胞の作製実験を行った．L-MYCを使ったヒトiPS細胞の樹立実験の結果は予想外のものとなった．ヒト細胞ではc-MYCよりL-MYCの方が多くのiPS細胞様コロニーが出現してきたからである（図2）．しかも，マウスの実験のときと同様に細胞が異常増殖して集まったようなコロニーの形成はほとんど認められなかった．つまり，ヒト細胞でもL-Mycは安全なiPS細胞を効率的につくれることが示唆された[12]．

5 L-Mycの機能

　それでは初期化におけるL-Mycとc-Mycの機能の違いはなんであろうか？ Mycは細胞を形質転換させる（≒がん化）能力があり，iPS細胞の樹立にも関与しているのではないかと考えていた[13]．L-Mycとc-Mycの形質転換能を確かめたところ，L-Mycにはその機能がほとんどないことがわかった[12]．ヒト細胞ではL-MYCの方がc-MYCより効率よくiPS細胞をつくり出

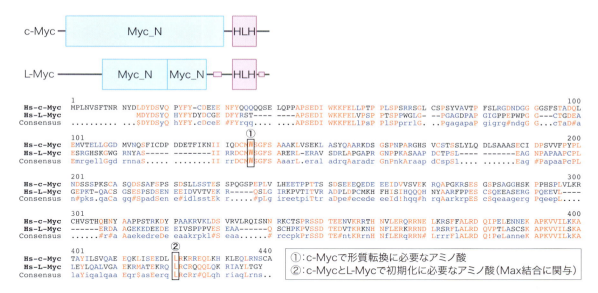

図3 c-MycとL-Mycの構造

c-MycとL-MycはともにN末端側にMycに特徴的なドメイン（Myc_N）をもっている．また，C末端側にはDNAとの結合に重要な働きをするヘリックス・ループ・ヘリックス（HLH）構造をもっている（上段）〔SMARTによる解析（http://smart.embl-heidelberg.de）〕．下段はc-MycとL-Mycのアミノ酸をアラインメントした結果〔MultAlinによる解析（http://multalin.toulouse.inra.fr/multalin/）〕．赤文字が共通している配列．N末端側とC末端側のアミノ酸の保存率はある程度高いが，それ以外の部分はあまり保存されていない．c-Mycの形質転換能に重要なトリプトファン（W）はL-Mycでも保存されている（図中①）．また，Mycの重要なパートナータンパク質のMaxとの結合に大切なロイシン（L）も両者で保存されている（図中②）．

せることから，形質転換能は初期化には不要であることが示唆された．以前の報告でc-MycのN末端側にあるトリプトファンをグルタミン酸に変えると形質転換能が失われることが報告されていた[13]ため，自分たちでもこの変異体を作製し，形質転換能を調べた．その結果，L-Mycと同様に形質転換能がなくなり，iPS細胞の作製効率も上昇した[12]．さらなる解析結果から，c-MycのN末端部分には初期化に対して負に働く機能があることが明らかとなった．しかしながら，L-Mycにも同じトリプトファンが存在しているため，単純にこの配列に起因するc-Mycの形質転換能が初期化に負に働くとはいえず，さらなる解析が必要と考えている（図3）．

MycはMaxとよばれるタンパク質と結合することで特定のDNAに結合し，標的遺伝子の発現を制御すると考えられている．その結合に必要なアミノ酸を変異させ，Maxに結合できないようにするとc-MycもL-Mycも初期化を起こせなくなった[12]．つまり，Maxと結合することで初期化における機能を発揮することが明らかとなった．

L-Mycとc-Mycを用いた初期化中の遺伝子発現変化をマイクロアレイで解析した結果，L-Mycの方が初期化元の細胞で元々働いていた遺伝子の発現を抑えていることが示唆された．初期化は，元の細胞（体細胞）で発現している遺伝子が減少し，幹細胞で働く遺伝子が上昇してくることが重要であると考えられることから，L-Mycがc-Mycに比べて効率的にヒトiPS細胞を生み出すことができるのはこのようなことが原因ではないかと考えている（図4）．

6 現状の問題と今後（初期化効率など）

現在，初期化におけるL-MYCとc-MYCの機能解析は主にヒト細胞を用いて行っている．しかし，この系の初期化効率は思ったより高くない（0.1％程度）．この事実が意味することは，細胞内の大きな変化は検出することができるが小さな変化はみられない可能性が高いということである．つまり，初期化中に起こって

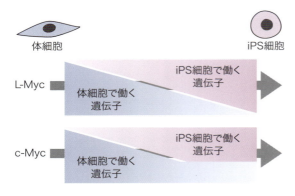

図4　Mycの初期化における機能

初期化の過程では，iPS細胞で働く遺伝子の発現が上昇することだけでなく，元の体細胞で働く遺伝子の発現が減少することも必要である．L-Mycは元の細胞で働く遺伝子の発現を抑制することができるが，c-Mycの場合はその機能が弱い（または別の余計な遺伝子の発現を上昇させてしまう）と考えられる．この機能の違いが，初期化効率の違いやキメラマウスでの腫瘍形成につながるのではないかと考えられる．

いることを本当にみられていない可能性が高いということである．現在，この課題を解決すべく初期化方法の改善に取り組んでいる．最近では，センダイウイルス[14)15)]やRNA[16)]を用いて初期化を効率的に起こすことができることが報告されており，われわれの手でも試している最中である（感触としては10～100倍程度に効率アップできそうである）．

L-Mycもc-Mycと同様に転写因子であると考えているが，これまでにL-Mycについてはほとんど研究されていないことから，実際に細胞内でどのように機能しているのか分子メカニズムは不明である．L-Mycによる遺伝子発現の変化をマイクロアレイなどによって解析することは必要であるが，われわれはL-Mycがタンパク質としてどのように機能するかを詳細に解析したいと考えている．その一つが質量分析による網羅的タンパク質発現解析である．L-Mycにより制御される機能的タンパク質の同定（遺伝子発現が変化していなくても同定できる），およびL-Mycを含めたタンパク質の修飾の変化も追うことができる．特にリン酸化はタンパク質の機能変化に大きく働くため，重要な解析対象と考えている．また，L-Mycタンパク質複合体の解析を行い，より詳細な分子メカニズムに迫りたいと考えている．

おわりに

iPS細胞は血液や皮膚の細胞から比較的簡単に作製することが可能になってきている．そのために，医療応用での活躍が期待されている．この文章を書いているときにはすでに目の治療にiPS細胞が使われており，今後も加速度的に増えていくと考えられる．しかし，iPS細胞ができる過程，つまり，初期化の分子メカニズムにはわからない点が多く残されている．われわれは今後，この基礎的な課題に関してMYCの機能解析を通じて解明を進めていきたいと考えている．

文献

1) Avior Y, et al：Nat Rev Mol Cell Biol, 17：170-182, 2016
2) Thomson JA, et al：Science, 282：1145-1147, 1998
3) Yu J, et al：Science, 318：1917-1920, 2007
4) Takahashi K, et al：Cell, 131：861-872, 2007
5) Takahashi K & Yamanaka S：Cell, 126：663-676, 2006
6) GURDON JB：J Embryol Exp Morphol, 10：622-640, 1962
7) GURDON JB, et al：Nature, 182：64-65, 1958
8) Murry CE, et al：J Clin Invest, 98：2209-2217, 1996
9) Mitsui K, et al：Cell, 113：631-642, 2003
10) Okita K, et al：Science, 322：949-953, 2008
11) Nakagawa M, et al：Nat Biotechnol, 26：101-106, 2008
12) Nakagawa M, et al：Proc Natl Acad Sci U S A, 107：14152-14157, 2010
13) Oster SK, et al：Oncogene, 22：1998-2010, 2003
14) Nishimura K, et al：J Biol Chem, 286：4760-4771, 2011
15) Fusaki N, et al：Proc Jpn Acad Ser B Phys Biol Sci, 85：348-362, 2009
16) Poleganov MA, et al：Hum Gene Ther, 26：751-766, 2015

Profile

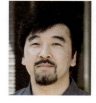

中川誠人：1997年上智大学理工学部化学科 卒業，2002年奈良先端科学技術大学院大学 博士課程修了（バイオサイエンス博士），'04年同大学 遺伝子教育研究センター 助手，'05年京都大学 再生医科学研究所 助手，'10年京都大学iPS細胞研究所 講師～現在に至る．現在の研究テーマ：体細胞初期化の分子メカニズムの解明．特にMycの機能解析．生化学や質量分析技術を駆使し，"タンパク質"が主な研究対象．また，iPS細胞の培養の開発を進め，基礎研究との融合を図る．

特集関連書籍のご案内

知られざる p53 の肖像
実験医学 2017年9月号 Vol.35 No.14
〜がん抑制／促進の二面性からアイソフォームの機能，標的遺伝子の選択機構まで

大木理恵子／企画

がん抑制遺伝子として多彩な生命現象を司る p53 に，がん促進的な側面があることも明らかに！p53 の新たな機能と臨床応用をめざした創薬研究の最前線をご紹介．

B5判 137頁 2017年8月発行
定価（本体 2,000円＋税）
ISBN 978-4-7581-0167-7

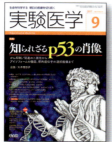

がん不均一性を理解し，治療抵抗性に挑む
実験医学増刊 Vol.36 No.2
〜がんはなぜ進化するのか？再発するのか？

谷内田真一／編

抗がん剤治療を行っても，がんは何故しぶとく再発するのか？がんに関わる研究者・医療従事者を悩ませるがん不均一性の克服に向けていま何が開発されているのかに迫ります．

B5判 202頁 2018年1月発行
定価（本体 5,400円＋税）
ISBN 978-4-7581-0368-8
詳しくは本誌 584 ページへ

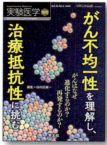

がん代謝
実験医学増刊 Vol.35 No.10
ワールブルグを超えて全容解明に挑む

曽我朋義／編

がん細胞で特徴的なエネルギーや栄養素の"代謝"に焦点を当て，急速に解明されつつある全体像に迫ります．治療の標的としても有望であることから，注目度の高い分野です．

B5判 231頁 2017年6月発行
定価（本体 5,400円＋税）
ISBN 978-4-7581-0363-3

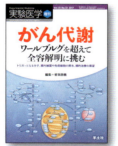

RNA-Seq 実験ハンドブック
実験医学別冊 NGSアプリケーション

鈴木 穣／編

次世代シークエンサーの最注目手法に特化した待望の実験書が登場！RNAの基本的解析から発展的手法，各分野の応用例までを，RNA-Seqのプロが広く深く紹介します．

A4変型判 282頁 2016年3月発行
定価（本体 7,900円＋税）
ISBN 978-4-7581-0194-3

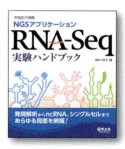

ES・iPS 細胞 実験スタンダード
実験医学別冊

中辻憲夫／監，末盛博文／編

ES・iPS細胞を使う時代へ！新時代の基盤となる第一線のラボプロトコールを集約．樹立法も分化誘導法も，そして臨床応用の為のポイントも，この1冊にお任せ！

B5判 358頁 2014年2月発行
定価（本体 7,400円＋税）
ISBN 978-4-7581-0189-9

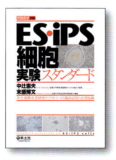

がんの分子標的と治療薬事

西尾和人，西條長宏／編

がんの分子標的治療の全貌がわかる！70を超えるがん治療のターゲットから，個々の分子標的治療薬の概要，各臓器がんの分子標的治療の最前線まで網羅．

B5判 347頁 2010年9月発行
定価（本体 7,600円＋税）
ISBN 978-4-7581-2016-6

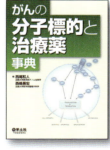

発行 羊土社 YODOSHA
〒101-0052 東京都千代田区神田小川町2-5-1 TEL 03(5282)1211 FAX 03(5282)1212
E-mail：eigyo@yodosha.co.jp
URL：www.yodosha.co.jp/

ご注文は最寄りの書店，または小社営業部まで

特集関連バックナンバーのご案内

本特集**「再発見！MYCの多機能性」**に関連した，これまでの実験医学特集・増刊号の一部を以下にラインナップしました．分野の歴史の学習から関連トピックの理解まで，ぜひお役立てください．

実験医学 1986年4月号 Vol.4 No.4
癌遺伝子の新しい焦点
企画／角永武夫

実験医学 1991年7月号 Vol.9 No.9
ES細胞を用いた発生工学
企画／近藤寿人

実験医学 1991年増刊号 Vol.9 No.13
癌化と増殖のシグナル伝達
監修／豊島久真男，編集／竹縄忠臣，秋山　徹

実験医学 1992年増刊号 Vol.10 No.9
細胞周期の制御とメカニズム
編集／柳田充弘

実験医学 1993年増刊号 Vol.11 No.8
転写因子研究の新展開
編集／鈴木義昭，岩淵雅樹，藤井義明，谷口維紹，村松正実

実験医学 1998年6月号 Vol.16 No.9
細胞周期のチェックポイント制御
企画／野島　博

実験医学 2003年増刊号 Vol.21 No.8
幹細胞研究の最先端
編集／岡野栄之，中辻憲夫

実験医学 2009年2月号 Vol.27 No.3
生命の永続性を司る　生殖細胞サイクル
企画／松居靖久

実験医学 2014年増刊号 Vol.32 No.12
個別化医療を拓くがんゲノム研究
編集／柴田龍弘

実験医学 2017年9月号 Vol.35 No.14
知られざるp53の肖像
企画／大木理恵子

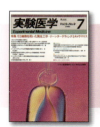 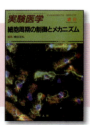 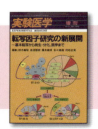 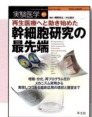 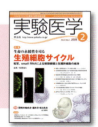

2015年以前の号は羊土社ホームページから電子版（PDF）でご購入できます

DIGITAL ARCHIVE ～電子バックナンバー～

「実験医学」既刊誌をデジタルデータで復刻いたしました．
現在市販されていない「実験医学」既刊誌の，1983年創刊号から2015年までを電子版（PDF）にて取り揃えております．

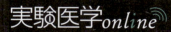
www.yodosha.co.jp/jikkenigaku/archive/

実験医学　次号予告
Experimental Medicine

次号（2018年4月号）のご案内

特集 メカニカルセンサーか？　シグナルセンターか？
一次繊毛の再発見（仮題）

企画／井上尊生（ジョンズホプキンス大学）

一次繊毛は，ヒトのほとんどの細胞が有する，各細胞に1本だけ生えている毛状の器官です．一見すると「たかが毛」ですが，このオルガネラはさまざまな受容体やイオンチャネルをもち，化学シグナル・機械刺激を感知したり，発生・分化にかかわる多様なシグナルを受容する「細胞のシグナルセンター」として，「されど毛」というべき活躍を示しています．近年，微細な器官を観察し，操作する技術の発達により一次繊毛のさらなる役割が明らかになってきました．特集では細胞に生えた1本の毛を中心に集まる，多彩な話題をご紹介します．

目次
- 概論―たかが毛，されど毛 …………………………………………… 井上尊生
- 構築メカニズム ………………………………………………………… 小林哲夫
- TZ（移行帯），IFT（鞭毛内輸送）のメカニズム ……………………… 高尾大輔
- 分解メカニズム ………………………………………………………… 二本垣裕太
- 腎臓における一次繊毛の機能と疾患 ………………………………… 横山尚彦
- 脳における一次繊毛の機能と疾患 …………………………………… 熊本奈都子
- ノードにおける一次繊毛の機能と疾患 ……………………………… 水野克俊
- 心筋における一次繊毛の機能と疾患 ………………………………… 福井　一
- 歯，骨における一次繊毛の機能と疾患 ……………………………… 河田かずみ

フォーラム：小さいことゆえの特殊な実験手法
- シリアプロテオミクス　石川裕章／■ シリア小胞プロテオミクス　池上浩司／■ 分子バイオセンサー　千葉秀平／■ 電顕（SEM, TEM）　篠原恭介／■ Optical and magnetic tweezer　加藤孝信，西坂崇之

連載

新連載 見せる！研究3DCG入門（仮） ……………………………… 太田　将

クローズアップ実験法
遺伝子発現解析の基準となるデータを快適に検索できるウェブツール『RefEx』（仮）
……………………………………………………………… 小野浩雅，坊農秀雅

… など，注目の連載が充実！

※予告内容は変更されることがあります

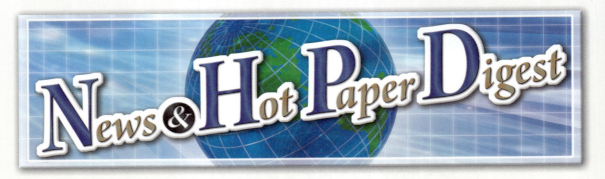

News & Hot Paper Digest

トピックス

自律神経が前立腺がんの増殖を促進するしくみ

前立腺がんの悪化とがん組織周囲に高密度の自律神経線維が存在することは相関している．では自律神経が前立腺がんの促進に寄与しているのだろうか？この問題について，アルバート・アインシュタイン医科大学のFrenetteらは，交感神経がアドレナリン受容体を介してストローマ細胞を刺激して前立腺がん発生に寄与することと，副交感神経がムスカリン受容体を介してストローマ細胞を刺激して前立腺がんの浸潤・転移に寄与することを明らかにした（Magnon C, et al：Science, 341：1236361, 2013）．つまり自律神経は前立腺がん微小環境に作用することで前立腺がんを促進していた．事実，β受容体遮断薬の使用と前立腺がん死亡率低下は関連していることが報告されている．

本稿で紹介する論文において，Frenetteらはさらに研究を進め，交感神経の刺激に応答して前立腺がんが促進するメカニズムを明らかにした（Zahalka AH, et al：Science, 358：321-326, 2017）．β受容体ノックアウトヌードマウスにヒト前立腺がん細胞を移植すると，がん細胞の増殖が著しく低下し，がん血管網密度も減少しているので，交感神経ががん血管に直接作用していることが示唆された．興味深いことに，がん血管内皮細胞はアドレナリンβ2受容体が発現している．そこで，前立腺がん発症モデルマウスに血管内皮細胞特異的なβ受容体ノックアウトを掛け合わせると，血管内皮細胞のアドレナリン受容体刺激ががん血管網の促進に重要であること，さらに前立腺がんの発症・促進に影響することが示された．つまり，前立腺がん微小環境における交感神経の主なターゲットは，がん血管内皮細胞であった．

ところで，がん血管網新生 プロセスのはじまりである血管発芽のダイナミクスにおいて，主に解糖系エネルギー産生が亢進していることが知られている（80％以上のATPが解糖系により産生される）（Stapor P, et al：J Cell Sci, 127：4331-4341, 2014）．驚くべきことに，血管内皮細胞特異的β受容体ノックアウトマウスでは，がん血管内皮細胞のミトコンドリア・シトクロムcオキシダーゼ（複合体IV）の発現が上昇し，酸化的リン酸化エネルギー産生が亢進していた．酸化的リン酸化の亢進が血管内皮細胞の増殖や血管発芽を阻害して，がん血管網形成を抑制していた．このように血管内皮細胞の代謝メカニズムをターゲットにして血管網形成を制御するアプローチは，血管内皮細胞の解糖系エネルギー産生を阻害して病的血管網形成を抑えるという報告（Schoors S, et al：Cell Metab, 19：37-48, 2014）を支持している．

自律神経線維が前立腺がん微小環境にガイドされるしくみや，がん血管内皮細胞における酸化的リン酸化によるエネルギー産生が血管発芽を阻害するしくみなど，まだまだ解き明かされていないメカニズムが残っている．今後，がん微小環境における神経−血管ワイヤリングという新しいパラダイムの展開が期待される．

（米国国立衛生研究所　向山洋介）

News & Hot Paper Digest

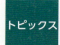

コカインによる神経回路の変化を一網打尽にとらえる

脳の神経回路は成熟，経験，学習，老化，疾患などの要因によって刻々と変化する．この変化には，シナプス強度の一過的な増減もあれば，シナプスの消滅や形成を伴う長期的な構造の変化もあり，これらは脳の持つ可塑性の基盤であると考えられている．しかし，複雑な神経回路網のなかで，情報伝達に変化の生じたシナプス前後のペアを個々のニューロンのレベルで網羅的に特定する方法は知られていない．このため，現在の神経回路の可塑性に関する知見の多くは，変化の明瞭な少数の神経核や特定のニューロン間のシナプス結合をモデルとして研究されたものであり，脳全域にわたる神経回路網のシステムとしての動態はほとんどわかっていないのが現状である．今回，Stanford大学のMalenka教授らのチームは，あらかじめ指定したニューロン群に対する入力（シナプス前ニューロン）の変動を脳全域にわたって網羅的に解析できる可能性を報告した（Beier KT, et al : Nature, 549 : 345-350, 2017）．

彼らはコカインを投与したマウスの報酬系に着目した．コカインは神経修飾因子ドーパミンの再取り込みを阻害することで遊離ドーパミン濃度を向上させ，多幸感や高揚感を生じる麻薬である．コカインを投与されたマウスは，そのときの環境（床の形状，部屋の匂い，壁の模様など）を覚えて好むようになることが知られており，これを条件性場所選好（conditioned place preference, CPP）という．Malenka教授のチームは，CPPの形成に関与する神経回路の要素を探索するため，中脳腹側被蓋野のドーパミンニューロンに対する入力ニューロンを狂犬病ウイルスを用いた逆行性のトランスシナプス標識法によって可視化した．ここで，狂犬病ウイルスは，シナプス後細胞からシナプス前細胞へと情報の流れとは反対向き（逆行性）に，かつシナプスを越えて感染する性質がある．狂犬病ウイルスのゲノムから感染に必須の膜糖タンパク質遺伝子を欠損させ，代わりに目的のニューロン（今回の場合，腹側被蓋野のドーパミンニューロン）にこのタンパク質を発現させることにより，目的のニューロンから一段階だけ上流に位置するシナプス前ニューロンを網羅的に可視化することができる．この方法は，細胞種特異的な神経回路をマップする目的で広く利用されている（Miyamichi K, et

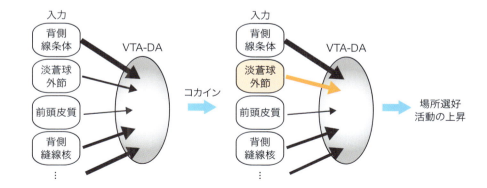

図1　コカイン投与によるトランスシナプス標識の変化
腹側被蓋野（VTA）のドーパミン（DA）ニューロンを起点とする逆行性のトランスシナプス標識によってシナプス前ニューロンの分布が可視化された．この模式図では，入力細胞の数を矢印の太さであらわしている．淡蒼球外節ではコカインの投与により標識細胞数が約2倍に増加した．実際に，この領域の活動を阻害したマウスではコカインによる条件性場所選好や活動の上昇が阻害された．

al：Neuron, 80：1232-1245, 2013).この方法で調べたところ,狂犬病ウイルスベクターを導入する一日前に一度だけコカインを投与されたマウスでは,対照群と比べて淡蒼球外節という領域の標識の相対値が2倍程度に増加していた（図1）.

続く実験により,コカイン投与による淡蒼球外節の標識の増加は,シナプス密度や強度の変化ではなく,淡蒼球外節のニューロン自体の活動が亢進した結果であることが判明した.そこで淡蒼球外節の神経活動を薬理遺伝学によって抑制したところ,コカインによるCPPの形成が阻害されることが示された.これまで淡蒼球外節が依存薬物による行動の変化に関与することは知られていなかったことから,トランスシナプス標識法による"偏りのない"スクリーニングによって機能的に重要な回路要素の抽出に成功したと研究チームは結論している.

今回の成果は,特定のニューロン群に対する入力標識の変動という形で,状態依存的な神経回路の動態を網羅的に捉えられる可能性を示唆するものであるが,いくつか問題点もある.第一に,今回の結果は薬物投与によるシナプス前ニューロンの活動亢進によって標識の効率が上昇したのを捉えたに過ぎず,シナプスの増減や強度の変化を見ることができたわけではない.トランスシナプス標識の効率がニューロンの活動による影響を受けるかどうかについては否定的な報告もあり（例：Arenkiel BR, et al：PLoS One, 6：e29423, 2011),今回の結果の一般性には疑問が残る.第二に,狂犬病ウイルスによる標識はすべてのシナプス前ニューロンを均等に標識するとは限らず,標識の濃淡が機能的重要性を反映している保証もない.第三に,同手法は個体ごとに標識効率の誤差が大きいため,定量的評価には例数と熟練とが必要で,スクリーニング系としては低スループットである.とはいえ,さまざまな要因により変化する神経回路の動態を一細胞レベルでとらえられる可能性は大きなインパクトがあった.今後,他の系で同様の手法の有用性が検討されるべきである.

（東京大学大学院
農学生命科学研究科
宮道和成）

トピックス　がんワクチンは温めて

近年のがん免疫療法の長足の進歩には目を見張るものがあるが,その一つとして樹状細胞ワクチンの有効性が報告されており,がん免疫の司令塔を直接操作できる方法として期待がかかっていたが,体外での樹状細胞の調製に膨大な費用と労力を要することや,投与後リンパ組織に十分移行しないなどの問題から,今のところ効果は限定されたものとなっている.投与方法や免疫賦活剤（アジュバント）などを工夫する方法が模索されてきていたが,この度可溶性マイクロ針（microneedle）と近赤外線を使い効率的に樹状細胞を活性化し,高い抗腫瘍免疫を誘導するというユニークな方法（図2）がノースカロライナ大学のグループから報告された（Ye Y, et al：Sci Immunol, 2, doi:10.1126/sciimmunol.aan5692. 2017).

筆者らは,まずメラノーマ細胞溶解液を組み込んだ800μm長のヒアルロン酸製の可溶性マイクロ針を敷きつめたシール状のパッチを開発した.マイクロ針は,皮膚内に穿刺することで無痛かつ簡便なワクチン投与ができると期待されている技術で,皮膚に多数存在する抗原提示細胞に効率的に抗原を投与できる手法として,インフルエンザワクチンの経皮的な投与も治験が行われている.さらに,樹状細胞への高い効果をめざして,細胞溶解液に加えて樹状細胞のリクルートと成熟作用のあるGM-CSF（顆粒球単球コロニー刺激因子）も組込まれた.次に,このパッチが実際に抗腫瘍免疫を増強するか,パッチ投与後にマウスメラノーマを移植したモデルを用いた実験で検証された.パッチ投与のみの群では13％のマウスが30日まで生存できたのみであったのに対し,パッチ投与後に近赤外線を局所照射した群では87％のマウスで腫瘍消失による長期生存が観察された.近赤外線照射群では,全身のメラ

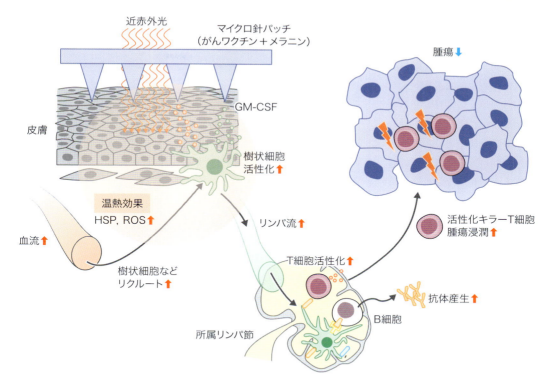

図2　近赤外線による温熱効果のがんワクチン増強メカニズム
メラニンを含んだマイクロ針がんワクチンパッチに近赤外線局所照射を追加することによって，メラニンによる光エネルギー吸収の結果，局所の温熱効果による自然免疫活性化が起こり，がんワクチンにより誘導される抗腫瘍免疫応答が飛躍的に増強される．

ノーマ反応性T細胞，腫瘍浸潤T細胞，局所皮膚中の活性化樹状細胞や抗メラノーマ抗体などの応答がパッチ投与のみの群よりも大きく，近赤外線照射が強力な抗腫瘍免疫を誘導することが判明した．

それでは，近赤外光がどのようにして抗腫瘍免疫を増強しているのであろうか？　メラニンは太陽光より皮膚を守る目的で，光を非常に効率よく吸収し熱に変換する．本研究でも，パッチ投与部に808 nmの近赤外線を照射すると，メラノーマ細胞溶解液中のメラニンによる光吸収により温度が上昇することが観察された．注意深く照射強度を選ぶことで，パッチ投与局所で生体由来物質の変性の起こらない42度以下の温度上昇が達成され，この緩やかな温熱効果に伴い，照射局所の血流やリンパ流の増加，免疫細胞の局所へのリクルートの他，熱ショックタンパク質（heat shock protein, HSP）の発現や活性酸素種（reactive oxygen species, ROS）の発生などの危険信号（danger signal）増加が観察された．照射部位でのIL-6や腫瘍壊死因子などのサイトカインの上昇や樹状細胞の活性化も同時に認められたため，組織の自然免疫応答が活性化されていることが判明した．

筆者らは，さらにこの手法をメラノーマ移植後の確立した腫瘍に対しがん治療ワクチンとして使用することも試みている．パッチと近赤外線照射の組合わせは，全身のメラノーマ応答性の細胞傷害性T細胞や所属リンパ節の活性化樹状細胞数を増加させ，近赤外照射とパッチの投与部位から遠位にある腫瘍にもより強力な縮小効果を示し，肺への転移も抑制したことから，全身性の抗腫瘍免疫を増強する有効な手段と考えられた．さらに，乳がんや自然発生メラノーマのようなメラニンを含まないが

んのマウスモデルにても，合成メラニンを添加したパッチを作製したところ，やはり近赤外線照射に非常に高い抗腫瘍免疫増強効果が確認されたため，この戦略がメラノーマ以外のがんでも有効であることが確認された．

メラニンは生体由来の物質であるため，毒性の問題も低い．近赤外線も古くから鎮痛などの用途に使われており，本手法の臨床応用へのハードルは比較的低いと考えられる．惜しむらくは，本研究では温熱効果による免疫賦活化の分子メカニズムの詳細が示されていないことである．近赤外線による直接的な免疫賦活作用も報告されていることより，メラニンの近赤外線への応答は単純な熱応答ではない可能性もあり，近赤外線照射による免疫シグナル活性経路の詳細な検討が待たれる．マウスとヒト皮膚の構造は大きく異なっていることから，本手法のヒトへの応用のギャップを埋めるためには，バイオマーカーを明確にする必要があり，その達成後にはヒトでの近赤外光の強度や波長の最適化などが可能になり，さらにビリルビンなど他の生体由来の色素の使用の可能性も検討できるため，臨床応用が加速されるであろう．CAR-T細胞や免疫チェックポイント阻害薬などが長足の進歩を遂げるなか，本手法を進化させた樹状細胞をターゲットとするがん免疫療法の新たな展開を期待したい．

（ハーバード大学／
マサチューセッツ総合病院
柏木　哲）

トピックス　転写因子IRF4の欠失によるCD4$^+$T細胞の機能不全が移植受容を促進する

これまで移植拒絶反応については多数の研究がなされてきており，CD4$^+$T細胞が免疫応答と移植された臓器の破壊を調節することが知られていたが，転写レベルでどのように調節されるかは不明のままであった．今回，Houston Methodist ResearchInstituteのWenhao Chenらは，インターフェロン調節因子4（IRF4）が移植時T細胞応答を調節する重要な転写因子であることを明らかにした（Wu J, et al：Immunity, 47：1114-1128.e6, 2017）．

筆者らはまず心臓移植マウスモデル（アロタイプの異なるBalb/cマウスの心臓を移植したB6系統のマウス）の移植心臓周辺のT細胞を回収して遺伝子発現を調べた．そして，IRF4遺伝子が過剰発現されていることを見出した．そこで，正常なB6マウスとIRF4ノックアウトB6マウスモデルにBalb/cマウスの心臓を移植してみた．そうすると，正常なマウスが数日で死んだのに対し，IRF4ノックアウトマウスはまるで元の心臓があるように，100日間元気に生存した（図3A）．つまり，IRF4の欠失はCD4$^+$T細胞を機能不全にし，移植臓器の持続的生存につながった．筆者らはさらにIRF4欠損マウスのCD4$^+$T細胞の遺伝子発現を調べた．その結果，672の遺伝子発現に異常がみられ，うち438遺伝子の発現が促進され，それらには，PD-1（*Pdcd1*），Helios（*ikzf2*）およびCD160が含まれた（図3B）．

健常者にとってはCD4$^+$T細胞の機能不全は決して良いことではないが，臓器移植者にとっては，それは望ましいことである．筆者らは，さらに心臓移植したIRF4欠損マウスにPD-1のリガンドであるPD-L1に対する抗体を投与してみた．移植当日に抗体を投与すると拒絶がみられたが，移植7日目に投与した場合，拒絶反応は軽くなり，30日目に投与すると，抗体の効果はみられずマウスは100日以上生存した．野生型マウスにおいて，IRF4はPD-1，Heliosタンパク質やその他のT細胞機能不全関連分子の発現を抑制していた（図3C）．しかしIRF4欠損マウスでは，クロマチンのエピゲノム修飾による接近性の増加とPD-1制御領域へのHeliosの結合増加に伴い，PD-1が徐々に過剰発現し，CD4$^+$T細胞の機能不全が生じていた．この結果，IRF4$^-$T細胞の機能不全は最初のPD-1リガンド遮断においては可逆的であったが，しだいに不可逆的な状態に進行し，

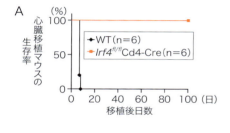

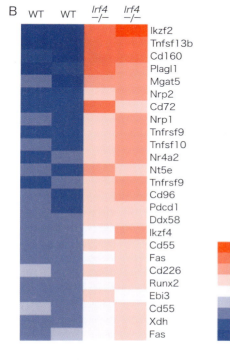

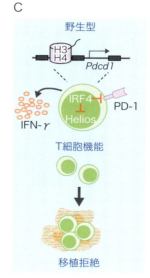

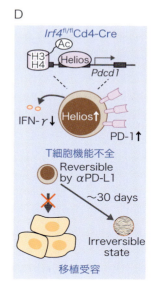

図3 IRF4が臓器移植後のCD4⁺T細胞応答を調節する重要な転写因子である

A）正常マウスとIRF4ノックアウトマウスの心臓移植後の生存率．B）正常マウスとIRF4ノックアウトマウスのCD4⁺T細胞の遺伝子発現．C）移植拒絶の分子機構．D）IRF4ノックアウトによる移植受容のメカニズム．（A〜DはWu J, et al：Immunity, 47：1114-1128, 2017より引用）

不適合組織でも拒絶反応が起こらず，長期間生存できたのであろう（**図3D**）．これらを要するに，IRF4はCD4⁺T細胞の機能不全の制御ポイントであって，IRF4を標的とすることで移植受容を実現でき，潜在的な治療戦略となる可能性が高い．また，IRF4抑制により自己免疫疾患を治すこともできるかもしれない．

（濰坊医学院生物科学技術学院・東京工業大学科学技術創成研究院　董　金華／東京工業大学科学技術創成研究院　上田　宏）

海外留学への最初の一歩を踏み出そう
「留学のすゝめ2017」開催報告

皆さまは，海外での研究活動に興味や憧れはありませんか？われわれの所属するUJA（United Japanese researchers Around the world，海外日本人研究者ネットワーク）には，研究留学したくても，不安の方が大きくなかなか最初の一歩を踏み出せない方々の声が多く届いています．

海外の各地には，留学された日本人研究者が生活を助け合い，研究を切磋琢磨するコミュニティー

News & Hot Paper Digest

があります．コミュニティーで培われる活きた情報は，見知らぬ土地に留学するうえで大きな糧となります．例えば，前もって留学先の研究室や周囲の人々の様子や，家族連れであればその街での暮らしについてリアルタイムの情報を取得できれば，留学先の選択基準が増え，より自分にあった留学先を決め，準備を進めていくことができます．しかし，留学前の方々がこうした情報を得るのは，これまで個々人の工夫や努力に委ねられてきました．

われわれUJAは，海外の日本人研究者同士を大規模かつ有機的に結ぶ初のネットワークであり，日本の研究者が国際舞台でより活躍するための活動を行っています．UJAは留学支援をし，互いの研究キャリアを高めあい，究極的には科学技術の発展と日本の明るい未来に貢献したいと考えています．その一環として，われわれは2012年から，留学を成功させるために大切な情報や海外でのトラブル，世界各地のサイエンスの現状を集約し，留学に興味がある若手研究者の方々に伝え交流する場を，分子生物学会や癌治療学会，再生医療学会，細胞生物学会などでつくってきました．

今回，2017年12月生命科学系学会合同年次大会（ConBio2017，神戸）において，「留学のすゝめ2017 日本の科学技術を推進するネットワーク構築」と題して，分子生物学会では第4回目となる留学促進フォーラムを開催しました．比較的遅い時間帯の開催であったにもかかわらず，開場前から多く

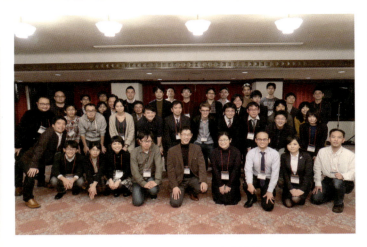

写真 「留学のすゝめ2017」懇親会にて

の人にお集りいただき，会場は終始ほぼ満席でした．

今回のフォーラムでは，総勢10名の留学中の若手研究者／留学経験のある若手研究者に登壇いただき，ご自身の留学体験談を1人5分の持ち時間で，フラッシュトーク形式でご紹介いただきました．そこでは，アメリカ，フランス，イタリア，ニュージーランド，シンガポールの各国における研究の状況や留学情報が提供されました．なお，講演者の募集は，UJAのHP（uja-info.org）やFacebook（www.facebook.com/UJAW2015）上での呼びかけに加え，HFSP経験者，分子生物学会海外若手研究者招聘企画採択者，JSPS海外学振経験者，生化学会 早石修記念海外留学助成採択者などの皆さまに連絡させていただき，協力者を募りました．

UJAでは年齢や職位の垣根をこえて交友関係がつながっていることを大切にしています．司会の早野元詞（慶應義塾大学）のアットホームな紹介とリードのもと，講演者10名の個性が光り，「留学」の一言では括れないような色とりどりの経験が共有されました．研究として大成功した舞台裏の地道な努力と工夫，論文として成果を結びつけきれなかった苦闘．留学先でのさまざまな人間模様．さらには海外で大学院に進学された方や，海外で臨床医経験を積まれた方のお話もありました．どの発表からも「皆さんに自分の体験を活かしていただきたい」「苦難はあってもそれを凌駕する留学の素晴らしさを伝えたい」という思いがダイレクトに伝わってきました．パネルディスカッションでは，「伴侶との留学について」や「留学での失敗から得た英知を，もっと突っ込んで教えて欲しい」などの質問に，講演者からそれぞれ丁寧に回答をいただきました．苦労譚でさえ笑い話にしてしまう，演者の方々のにこやかなトークに，会場には5分に一度は大きな笑いが起

News & Hot Paper Digest

こっていたのが深く印象に残りました．留学における本音の失敗談や問題点を共有し，会場が一体になったディスカッションでした．演者の皆さまには，㈱トミー精工様より，自分専用で1本のチューブでもバランスをとって遠心できる画期的な最新型卓上遠心機「One Spin」が各1台贈呈されました．筆者も次回は留学トークしたい！と思うなか，フォーラムは大盛況のうち懇親会へと移りました．

ホテルのワンフロアを貸し切った懇親会は立食形式で，50名を超える参加者となりました．あちらのサークルでは留学経験者とのさらなる突っ込んだ話，こちらのサークルでは留学に興味がある者同士が互いの状況をシェア，またあちらのサークルでは思わぬ研究のつながりからサイエンストークなど，懇親会もダイバーシティに溢れ，留学経験・年齢・経歴・職位や研究分野の壁をとり払い，杯を交わしながら夜遅くまで情報交換が行われました．ホテルの窓に映る神戸の夜景とその瞬きのなか，まさに「日本の科学技術を推進するネットワーク構築」した熱い集まりとなりました．

UJAは次回のフォーラムも予定しています．これまでは大学院生や博士研究員を主な対象としてきましたが，次の取り組みとして，学部生そして高校生の段階からアカデミックな雰囲気を体感できる機会を創出していきたいと考えています．会場やイベントなどで皆さんとお会いできるのを楽しみにしています．留学に関してのご質問はE-mail（info@uja-info.org）で受け付けています．さまざまな留学のケースに対応し，留学ステップ0から10までを綴った指南書「研究留学のすゝめ」（羊土社）も参考になると思います．われわれは皆さまのますます豊かな研究生活とキャリア形成を心から応援しています！

〔UJA　赤木紀之（金沢大学）／本間耕平（慶應義塾大学）／黒田垂歩（バイエル薬品）／佐々木敦朗（シンシナティ大学）〕

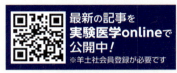

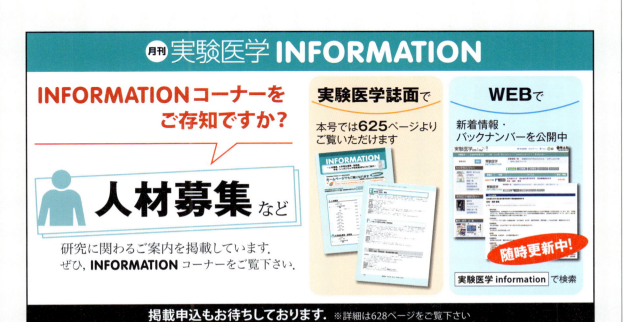

羊土社の教科書・サブテキスト

ライフサイエンス界をリードする

基礎から学ぶ 遺伝子工学 第2版
田村隆明／著
■ 定価（本体3,400円＋税） ■ B5判

基礎からしっかり学ぶ 生化学
山口雄輝／編著，成田 央／著
■ 定価（本体2,900円＋税） ■ B5判

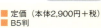

基礎から学ぶ 生物学・細胞生物学 第3版
和田 勝／著　髙田耕司／編集協力
■ 定価（本体3,200円＋税） ■ B5判

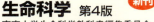

理系総合のための 生命科学 第4版　新刊
東京大学生命科学教科書編集委員会／編
■ 定価（本体3,800円＋税） ■ B5判

演習で学ぶ 生命科学 第2版
東京大学生命科学教科書編集委員会／編
■ 定価（本体3,200円＋税） ■ B5判

生命科学 改訂第3版
東京大学生命科学教科書編集委員会／編
■ 定価（本体2,800円＋税） ■ B5判

現代生命科学
東京大学生命科学教科書編集委員会／編
■ 定価（本体2,800円＋税） ■ B5判

やさしい基礎生物学 第2版
南雲 保／編著
今井一志，大島海一，鈴木秀和，田中次郎／著
■ 定価（本体2,900円＋税） ■ B5判

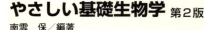

Ya-Sa-Shi-I Biological Science
（やさしい基礎生物学English version）
南雲 保／編著
今井一志 ほか／著，豊田健介 ほか／英訳
■ 定価（本体3,600円＋税） ■ B5判

診療・研究にダイレクトにつながる 遺伝医学
渡邉 淳／著
■ 定価（本体4,300円＋税） ■ B5判

解剖生理や生化学をまなぶ前の 楽しくわかる生物・化学・物理
岡田隆夫／著，村山絵里子／イラスト
■ 定価（本体2,600円＋税） ■ B5判

よくわかるゲノム医学 改訂第2版
服部成介，水島-菅野純子／著　菅野純夫／監
■ 定価（本体3,700円＋税） ■ B5判

大学で学ぶ 身近な生物学
吉村成弘／著
■ 定価（本体2,800円＋税） ■ B5判

はじめの一歩シリーズ

はじめの一歩の 病態・疾患学
林 洋／編　新刊
■ 定価（本体 2,700円＋税） ■ B5判

はじめの一歩の 病理学 第2版
深山正久／編　新刊
■ 定価（本体 2,900円＋税） ■ B5判

はじめの一歩の イラスト薬理学
石井邦雄／著
■ 定価（本体2,900円＋税） ■ B5判

はじめの一歩の 生化学・分子生物学 第3版
前野正夫，磯川桂太郎／著
■ 定価（本体3,800円＋税） ■ B5判

はじめの一歩の イラスト生理学 改訂第2版
照井直人／編
■ 定価（本体3,500円＋税） ■ B5判

はじめの一歩の イラスト感染症・微生物学
本田武司／編
■ 定価（本体3,200円＋税） ■ B5判

発行　羊土社 YODOSHA
〒101-0052　東京都千代田区神田小川町2-5-1　TEL 03(5282)1211　FAX 03(5282)1212
E-mail：eigyo@yodosha.co.jp
URL：www.yodosha.co.jp

ご注文は最寄りの書店、または小社営業部まで

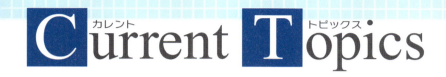

Murray DT, et al：Cell, 171：615-627.e16, 2017

Low-complexity 配列が引き起こす膜をもたない細胞内構造体の形成
クロスβポリマーと液−液相分離

加藤昌人

> 膜をもたない細胞内構造体の形成機構と，特定の立体構造をもたないと言われてきたタンパク質のlow-complexity（LC）配列の機能は，長らく別々の生物学の謎であった．われわれの研究を通じて，この2つの謎が実は密接に関係していることがわかり，それぞれの謎が一つになって解明されはじめた．LC配列による相転移・相分離が膜をもたない細胞内構造体の形成機構だったのである．

細胞内には，膜で仕切られたオルガネラ以外に，膜をもたない構造体が多数存在している．代表的なものは，核内の核小体，核スペックル，カハール体，細胞質のRNA顆粒などである．これらは多数のタンパク質とRNAの凝集体で，短時間に出現，消失，また融合することから，とてもダイナミックな構造体であることがわかっている[1]．しかし，100年近く前から観察されていたにもかかわらず，"仕切り"をもたない構造体が分子レベルでどうやって形成維持されているのかは，長らく生物学の謎であった．これとは別に，1980年代以降，遺伝子解析の技術が進歩して多くのタンパク質の配列が解析されはじめると，low-complexity（LC）配列／ドメインとよばれる奇妙なアミノ酸配列が多数の制御タンパク質に見つかるようになった[2]．例えば，転写因子の活性化ドメインはほぼ例外なくLC配列である．また，RNA顆粒に含まれる多くのRNA結合タンパク質にもLC配列が存在する．LCドメインは，20種類のアミノ酸のうち1種類から数種類のアミノ酸が極端に頻出する配列領域のことで，その性質上特定の構造をもたない（intrinsically disordered）ドメイン

として認識されてきた．そのため，LCドメインの機能解析には，過去50年にわたって生化学と構造生物学によって確立された「タンパク質の立体構造＝機能」というパラダイムが適用できず，これまでLCドメインがどのようにその機能を発揮するのか全く明らかにされていなかった．さらに，2000年以降，TDP-43（TAR DNA binding protein 43）やFUS（fused in sarcoma）などのRNA結合タンパク質のLCドメインに家族性の筋萎縮性側索硬化症を引き起こす変異が同定され，LCドメインの細胞内での機能と病気のメカニズムとの関連性の解明が待ち望まれるようになっていた[3]．2012年，われわれは，RNA顆粒に含まれるFUSやhnRNPA2などのRNA結合タンパク質のLCドメインが濃度依存的にすみやかにアミロイド様線維（以降LCドメインポリマーとよぶ）を形成し，高濃度ではハイドロジェル（hydrogel）状態に相転移することを発見した（図1）[4]．このハイドロジェルは，RNA顆粒に含まれる他のタンパク質のLCドメインを，あたかもRNA顆粒のように特異的に蓄積することを見出した．また，FUSのLCドメインがポリマーを形成できない

Structure of FUS protein fibrils and its relevance to self-assembly and phase separation of low-complexity domains
Masato Kato：Department of Biochemistry, University of Texas Southwestern Medical Center（テキサス大学）

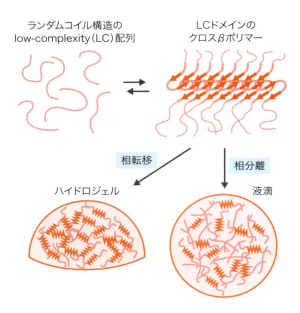

図1 LCドメインによる相転移と相分離
LCドメインは濃度依存的にクロスβポリマーを形成する．さらに，LCドメインポリマーが弱く結合しあい，相分離による液滴形成，または相転移によるハイドロジェル形成が起こる．

変異を導入すると，細胞内でFUSがRNA顆粒に移行できないことも見出した．これらの結果より，RNA顆粒の形成と機能には，LCドメインのポリマーが強くかかわっていることが示唆された．

その後，われわれの報告を契機にLC配列の研究がさかんになり，2015年以降いくつものグループから，LCドメインが試験管内で液-液相分離（水中の油滴のような状態）を起こして，水溶液中に高濃度のLCドメインからなる液滴（liquid-like droplet）を形成することが報告された[5]．この液滴のふるまいが細胞内のRNA顆粒のダイナミックなふるまいと一致することから，液-液相分離が膜をもたない細胞内構造体の形成機構として注目されるようになった．これらのグループの主張は共通して，ランダムコイル構造の（構造をもたない）LCドメインが弱い相互作用を通じて液滴を形成するのであって，LCドメインのポリマーは液滴が古くなると発生してくるが，それは病原性の凝集を反映したものにほかならないというものである．一方，われわれは，ハイドロジェルも液滴も基本的には同じものであり，多数のLCドメインポリマーの網目構造によって形成維持されていると考えている（図1）．そして現在もこの相反する2つのモデルが対立している状態である．

今回，われわれはFUSのLCドメインポリマーの構造を固体NMR法で決定し，ポリマーのコア構造部分のリン酸化がFUSのポリマー形成と液滴形成に強く影響を与えることを見出した．つまり，FUSの液滴内部にもLCドメインポリマーが存在していることを示唆しており，われわれのモデルを支持する結果であった．また，これまでにも，われわれは，LCドメインのポリマーが細胞内に存在し，普遍的に機能していることを示唆する実験結果を報告してきた．以下に，われわれがこれまで報告してきた結果の一部を要約していく．

LCドメインポリマーは不安定である

アミロイド線維は，これまでアルツハイマー病のAβ線維やパーキンソン病のα-synuclein線維に代表されるように，病気を引き起こす，ミスフォールディングにより生成されたタンパク質の異常な線維凝集体として研究されてきた．われわれが発見したLCドメインポリマーは，前述のアミロイド線維と同様に，クロスβ構造というアミロイド線維共通の構造ユニットが，線維の伸長方向に積み重なることによって形成されているが，病原性アミロイド線維との顕著な違いは，線維の安定性である．病原性アミロイド線維は，とても安定で，事実上不可逆的である．そのため一度生成すると細胞内で蓄積する一方で，さらには線維のまま細胞外へと拡散し，他の細胞に侵入してそこで"種"となってアミロイド線維を増殖させる．一方，われわれは，LCドメインポリマーは不安定で，37℃で希釈したり低濃度の界面活性剤で処理すると解離することを明らかにした[4]．これまで，われわれが見出したすべてのLCドメインポリマー（20種類以上）が同様に不安定であった．われわれは，このLCドメインの不安定性が，細胞内での機能に重要であると考えている．また，われわれは，筋萎縮性側索硬化症を引き起こす変異がLCドメインポリマーを必要以上に安定化することを示し，可逆性のバランスが崩れることが異常凝集蓄積のメカニズムである可能性を示した[6]．では，どうしてLCドメインポリマーは，安定なアミロイド線

維と同じクロスβ構造からできているのに，不安定なのであろうか？ その問いに答えるために，後述するようにFUSのLCドメインポリマーの構造を固体NMR法で決定した．

LCドメインポリマーは細胞内に存在する

　LCドメインポリマーは不安定であり，また極短いポリマーとしてしか（数サブユニットの長さかもしれない）細胞内では存在していないと推測される．そのため，細胞内から単離することはとても困難である．そこで，われわれは化学修飾法により，hnRNPA2のLCドメインポリマーの構造の"フットプリント"を作製することによって，細胞内にLCドメインポリマーが存在することを示そうと試みた[7]．N-acetylimidazole（NAI）は，生理的条件下でいくつかのアミノ酸の側鎖をアセチル化する．立体構造をもったタンパク質をNAIで処理すると，表面に存在するアミノ酸はアセチル化されやすいが，構造内部にあるアミノ酸はNAIがアクセスできないのでアセチル化されにくい．その結果，質量分析法により，配列上での保護領域（構造部分）とそうでない部分のパターン（フットプリント）を得ることができる．この方法により，われわれは，細胞内でのhnRNPA2のLCドメインのフットプリントが，試験管内で作製したポリマーのフットプリントとほぼ同じであることを示した．つまり，hnRNPA2のLCドメインは，細胞内でもポリマー構造をとっていることを示唆している．また，hnRNPA2のLCドメインの液滴も作製し，そこから得られるフットプリントもポリマーのフットプリントと同じであり，液滴内部にもポリマーが存在することを示した．さらに，モノマー状態から液滴を形成する段階を追って見てみると液滴を形成する前から弱いながらもポリマーのフットプリントを示し，そして，液滴形成後時間を追うごとにその強度は強くなった．このことから，LCドメインポリマーは，液滴の状態を維持するだけでなく，液滴形成初期の"核"としても機能する可能性がある．細胞内でも，局所的に高濃度になったところで（発生初期のRNA転写物に結合したhnRNPや核膜孔内のFGタンパク質，エンハンサーDNA領域に結合した転写因子等）LCドメインポリマーが形成され，それを核として膜をもたない構造体が形成されるのかもしない．

固体NMR法により決定された FUSのLCドメインポリマーの構造

　固体NMR法による構造決定の方法およびその結果は，元の論文あるいはこちら（http://first.lifesciencedb.jp/archives/17245）に記述してあるので，ここでは結果のみを箇条書する．

① ポリマーのコア構造は，全長214アミノ酸残基のうち39残基目から95残基目までの57アミノ酸残基で形成され，残りの部分は構造をもたずフレキシブルな状態であった．
② コア構造は，α-synuclein線維の構造と類似していた．
③ LCドメインのポリマーが不安定で水溶液中で解離しやすい理由は，アミロイド線維とは対照的に，LCドメインのコア構造にほとんど疎水性のアミノ酸がないからであった．

　FUSのLCドメインのアミノ酸配列の80％以上は，セリン（S），グリシン（G），グルタミン（Q），チロシン（Y）の4アミノ酸によって構成されており，かつ［G/S］Y［G/S］というモチーフ配列をくり返しもつ準反復配列からなる．そのため，コア構造におけるアミノ酸構成と，その他の部分でのアミノ酸構成の差はわずかであり，構造学的には，なぜ今回決定された部分がコア構造形成に選ばれたのか，とても興味深い問題である．後述するように，FUSのLCドメインポリマー形成は，DNA依存性プロテインキナーゼ（DNA PK）によるコア構造内のリン酸化によって阻害される．もしそうなれば，他の部分がとって代わってポリマーを形成する可能性もあるかもしれない．

リン酸化による LCドメインポリマーの形成と機能の制御

　真核生物の核内にUVレーザービームを照射してDNA損傷を引き起こすと，照射部分でDNA修復系が活性化され，その部分にFUSが集まり凝集体（膜をもたない構造体）を形成する[8]．このことから，FUSは真核生物のDNA修復機構において機能していると考えられている．またFUSは，修復系の中心的な役割を担うDNA PKによってリン酸化されることが知られている．興味深いことに，DNA PKによるすべてのリン

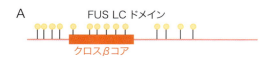

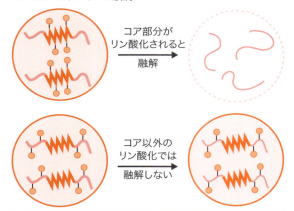

図2 リン酸化によるLCドメインの液滴の融解
A) FUS LC配列上の, DNA PKによるリン酸化部位. B) リン酸化による液滴融解の概念図. クロスβコア内部がリン酸化されると, クロスβ構造が崩壊し, ポリマーは解離する. その結果, 液滴は融解する (上). しかし, コアの外にある部位がリン酸化されても, ポリマーは解離せず, 液滴は維持される (下).

酸化部位は, LCドメインにのみ存在している[9]. このことは, FUSのDNA修復機構における機能制御は, LCドメインを通して行われており, すなわちLCドメインには重要な機能が備わっていることが強く示唆される. 以前われわれは, FUSのLCドメインがDNA PKによってリン酸化されると, ポリマー形成が阻害されることを報告した[10]. 今回, FUSのLCドメインの液滴も, DNA PKによるリン酸化によって融解されることを示した. さらに, すべてのリン酸化部位を質量分析法により決定し, 14あったリン酸化部位のうち, コア構造内に存在する6部位がポリマー形成阻害および液滴の融解に, 他の部位よりも強く寄与していることを明らかにした (図2). このことは, 液滴内部にもポリマーが存在していること, さらにLCドメインのポリマー形成および相分離が翻訳後修飾により制御されていることを示唆している.

以前報告した実験結果

前述した以外にも, われわれのLCドメインポリマー (とそのハイドロジェル) が, 細胞内での機能とよい相関性を示す結果を報告してきた. 例えば,

① FUS LCのハイドロジェルを細胞抽出液と混ぜると, RNA顆粒に含まれると報告されていたすべてのRNAを蓄積する[10]

② FUS, EWS (Ewing Sarcoma), TAF15 (TATA-binding protein–associated factor 2N) のLCドメインは転写因子の転写活性化ドメインとして働くことが, がんを引き起こす転座産物の研究からわかっている. FUS LCとGal4DNA結合ドメインの融合タンパク質を用いた細胞内での転写活性化能は, FUS LCのポリマー形成能ととてもよい相関を示す[11]

③ 転写を担うRNA polymerase II (Pol II) のC末ドメイン (CTD) は, TAF15のLCドメインポリマーのハイドロジェルに結合する. 細胞内で, Pol IIはCTDのリン酸化により転写開始複合体から離れて, 伸長過程に移行する. この過程を反映するように, ハイドロジェルに結合したCTDもリン酸化により, ハイドロジェルから遊離する[11]

④ 1,6-hexanediol (1,6-HD) は, 細胞内でRNA顆粒を溶かす能力があるが, 同じ化学組成の2,5-HDは溶かすことができない. 同じように, LCドメインのポリマー (とそのハイドロジェル) も, 1,6-HDで溶けるが, 2,5-HDでは溶けない[6)12)],

などである. 以上の結果を総合すると, われわれはLCドメインが細胞内で機能するためには, クロスβポリマーを形成することが重要であり, 相分離による膜をもたない構造体の形成も, その機能のうちの一つであると考えている.

おわりに

これまで, LCドメインの液–液相分離の報告がいくつもされてきたが, 液滴を形成することにのみ着目されていて, 形成された液滴の機能と, その液滴を形成するLCドメインの細胞内での機能と相関関係があるのかどうかという点が置き去りにされている. タンパ

ク質の結晶化をすると，よく結晶化ドロップ内で変性したタンパク質による相分離がみられる．この相分離も膜をもたない構造体の形成機構と関係しているというのだろうか？一方われわれは，LCドメインポリマー（とそのハイドロゲル）が，細胞内での機能とよい相関性を示す結果を前述したように報告してきた．それができたのは，ソリッドなハイドロゲルはいろいろな実験に使えるという利点があったからである．長いポリマーが無数に集まったハイドロゲルは，実際の細胞内でのポリマーの状態（おそらくとても短い）を究極的に誇張した状態ではあるが，データからは細胞内での機能を正しく反映しているといえる．一方，ダイナミックな液滴は実験に用いるのが難しいため，液滴自体の機能解析が進まないと思われる．合成高分子が相分離を起こすことは，ポリマー化学者達にとっては珍しいことではない．天然高分子であるタンパク質が相分離を起こすことも，結晶化ドロップにみられるように，化学的には当然であろう．本当の問題は，相分離で生じた液滴が生物学的に機能するものであるかどうかであり，今後液滴の機能解析が行われ，正しく機能する液滴の内部構造の解明が進むことを期待する．

文献

1) Banani SF, et al：Biomolecular condensates: organizers of cellular biochemistry. Nat Rev Mol Cell Biol, 18：285-298, 2017
2) Oldfield CJ & Dunker AK：Intrinsically disordered proteins and intrinsically disordered protein regions. Annu Rev Biochem, 83：553-584, 2014
3) Harrison AF & Shorter J：RNA-binding proteins with prion-like domains in health and disease. Biochem J, 474：1417-1438, 2017
4) Kato M, et al：Cell-free formation of RNA granules: low complexity sequence domains form dynamic fibers within hydrogels. Cell, 149：753-767, 2012
5) Kaganovich D：There Is an Inclusion for That: Material Properties of Protein Granules Provide a Platform for Building Diverse Cellular Functions. Trends Biochem Sci, 42：765-776, 2017
6) Lin Y, et al：Toxic PR Poly-Dipeptides Encoded by the C9orf72 Repeat Expansion Target LC Domain Polymers. Cell, 167：789-802.e12, 2016
7) Xiang S, et al：The LC Domain of hnRNPA2 Adopts Similar Conformations in Hydrogel Polymers, Liquid-like Droplets, and Nuclei. Cell, 163：829-839, 2015
8) Rulten SL, et al：PARP-1 dependent recruitment of the amyotrophic lateral sclerosis-associated protein FUS/TLS to sites of oxidative DNA damage. Nucleic Acids Res, 42：307-314, 2014
9) Deng Q, et al：FUS is phosphorylated by DNA-PK and accumulates in the cytoplasm after DNA damage. J Neurosci, 34：7802-7813, 2014
10) Han TW, et al：Cell-free formation of RNA granules: bound RNAs identify features and components of cellular assemblies. Cell, 149：768-779, 2012
11) Kwon I, et al：Phosphorylation-regulated binding of RNA polymerase II to fibrous polymers of low-complexity domains. Cell, 155：1049-1060, 2013
12) Shi KY, et al：Toxic PRn poly-dipeptides encoded by the *C9orf72* repeat expansion block nuclear import and export. Proc Natl Acad Sci U S A, 114：E1111-E1117, 2017

著者プロフィール

加藤昌人：1998年，奈良先端科学技術大学院大学で博士号を取得後，ハーバード・メディカルスクールに博士研究員として留学．2004年よりテキサス大学でAssistant Professor，'14年より同大学Associate Professorとなり現在に至る．細胞内のいたるところにあるLC配列の機能を解明し，LCドメインポリマーが細胞機能にとって普遍的な要素であることを示していきたい．

筆頭著者のつぶやき

学生の頃から20年間，構造をもったタンパク質のX線結晶構造解析一筋で研究してきたが，7年前に，構造をもたないと言われていたLC配列という，180度正反対の研究に思い切って鞍替えした．ところが，また（ポリマー）構造にたどり着いたのは思いもしないことだった．LCドメインポリマー論争は，1ラボ（われわれ）対その他大勢という構図であり，神経を擦り減らす日々であるが，一方最先端のサイエンスに身を投じているのはとても楽しく幸せなことだと感じている．

（加藤昌人）

Current Topics

Mano T, et al : Proc Natl Acad Sci U S A, 114 : E9645-E9654, 2017

神経細胞特異的メチル化解析から明らかになったアルツハイマー病におけるDNA修復の障害

間野達雄，岩田　淳

> アルツハイマー病（AD）において神経変性の分子生物学的な本体は不明であった．われわれはAD死後脳を用いた神経細胞特異的DNAメチル化解析から，DNA修復に重要なBRCA1の異常が起きていることを見出した．ADでは，リン酸化タウの蓄積に関連したBRCA1の機能異常からAβによるDNA傷害が蓄積し，神経細胞機能低下の原因となっている可能性を示唆している．

　アルツハイマー病（AD）は進行性の認知機能障害を呈する神経変性疾患で，アミロイドβ（Aβ）を本体とする老人斑，神経細胞へのリン酸化タウの沈着を病理学的特徴とする[1]．このような特徴はAlois Alzheimerが1906年に最初の症例報告したときから知られていたが[2]，神経変性という現象の分子生物学的理解はまだ道半ばである．孤発性神経変性疾患の解明において，患者脳における包括的な分子現象の理解が必要で，ゲノムワイド関連解析（genome-wide association study, GWAS）やトランスクリプトーム解析が行われてきた．GWASの最大の成果は危険因子としてのApoE4の発見であり，この他にも複数の遺伝的リスク因子が発見された[3]．しかし，個々の遺伝的リスク因子の影響力は決して大きなものではなく，生まれてから発症に至るまでの生活・環境因子が何らかの形で細胞内に蓄積し，発症に至っていると考えられた．

　近年，発生過程において，単一のゲノム情報を制御しさまざまな細胞を形成していく過程でエピゲノムが大きな役割を担っていることが明らかになった．エピゲノムの本体はDNAメチル化，ヒストン修飾といったゲノムDNAへの修飾であり，発現を制御して細胞ごとのトランスクリプトームを形成する．健常な細胞にはそれぞれのエピゲノムを有しており，ADの神経細胞にも発症に至る情報がエピゲノムとして蓄積しているのではないかとわれわれは考えた．特に，エピゲノムは，患者死後脳においても安定である，単離した神経細胞核からも網羅的な解析ができる，という点において，死後脳からスタートする際に有利な解析手法である．

　われわれはAD患者死後脳から神経細胞特異的なDNAメチル化解析を行った．これまでのAD患者脳のDNAメチル化解析の報告は脳全体，すなわちすべての細胞種を対象に解析していたが[4,5]，われわれは神経細胞特異的な解析に絞ることで細胞のエピゲノム背景を均一にして神経細胞特異的な現象の抽出を試みた．ゲノムワイドな解析からBRCA1に注目するに至り，AD患者脳におけるBRCA1機能の異常を見出した．細胞・動物モデルの解析とあわせて，神経細胞においてDNA傷害の蓄積が機能低下に寄与していることを明らかにしえたので，紹介させていただきたい（図1）．

Neuro-epigenetic approach revealed the pathological relevance of DNA damages in Alzheimer's disease
Tatsuo Mano/Atsushi Iwata：Department of Neurology, Graduate School of Medicine, The University of Tokyo（東京大学大学院医学系研究科神経内科）

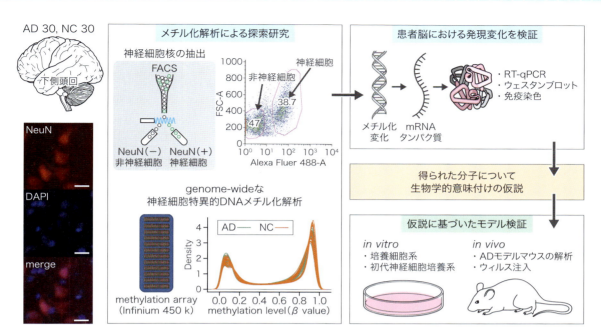

図1 研究方法の概要
アルツハイマー病と健常対象脳から下側頭葉皮質を採取し，FACSによって神経細胞核を単離した．神経細胞に由来するゲノムDNAについてゲノムワイドメチル化解析を施行，pyrosequenceによる確認を行った．メチル化変化から予想される発現変化を捉えるべく，mRNAレベル，タンパク質レベルについて脳組織で確認を行った．見出した分子について，アルツハイマー病の臨床・病理学的な経過と照らし合わせつつ仮説を立て，細胞および動物モデルでの解析を行った．当然ながらアルツハイマー病はヒトの疾患であり，細胞および動物レベルで観察されていることがヒトの脳で起きているどのようなことに対応するのかを考えることが解析を進めるうえで留意した点であった．スケールバー＝20μm．

神経細胞特異的DNAメチル化解析からBRCA1機能障害を発見

　AD脳の神経細胞における神経変性に関与しているエピゲノム変化をゲノムワイドに調べるため，AD・対象健常者それぞれ30検体の死後脳から側頭葉皮質を採取した．脳組織から，神経細胞マーカーNeuNを標識として神経細胞核をFACS（fluorescence activated cell sorting）を用いて単離，ゲノムDNAをIllumina社製Infinium® HumanMethylation450 BeadChipで解析を行った．ゲノムワイド解析により複数のメチル化変化領域を見出したが，特にBRCA1のプロモーター領域に対象健常者と比較して有意なメチル化の低下を見出した．

　プロモーター領域のメチル化は，下流に存在する遺伝子領域の転写と逆相関を示すことが知られており[6]，メチル化解析の結果からはBRCA1の転写・発現が亢進していると推定された．実際に定量PCRではBRCA1のmRNAレベルでの増加が確認されたが，非常に興味深いこととして，BRCA1はタンパク質レベルでは神経細胞においては不溶化しており，細胞質に沈着していることが示された．このような現象の解釈として，筆者らは，BRCA1は当初は何らかの理由で発現が誘導されていたが，最終的には不溶化するとともに局在が変化しており，機能不全に陥っている可能性を考えた．

　ADの病態を考えたときに，発症に先行してまずAβが蓄積し，リン酸化タウの蓄積があった後に，認知機能障害を発症する．このことを考えると，Aβの神経細胞に対する毒性を中和するためにBRCA1が誘導されているが，リン酸化タウ蓄積によってこのような生理的防御機構が破綻することによって，神経細胞の機能障害にいたるのではないかという仮説をたてた．特に，BRCA1がDNA修復酵素であることを考えれば[7]，この「毒性」の本体がDNA傷害である可能性が考えうる．

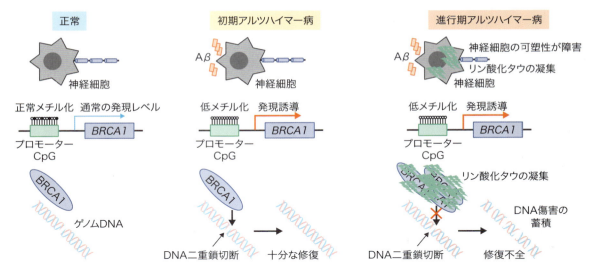

図2　アルツハイマー病におけるDNA傷害を介した神経細胞機能の低下
Aβが主体となる初期アルツハイマー病においては，AβによるDNA障害は存在しているものの，BRCA1の発現を誘導してDNA修復機構が働くため，ゲノムDNAの統合性は保たれる．この際のBRCA1の発現誘導機構として，プロモーター領域の脱メチル化が働いている．一方で，タウ病理が出現する進行期アルツハイマー病においては，リン酸化タウの凝集とともにBRCA1の機能が障害され，DNA修復機構が破綻し，神経細胞機能の低下が起きる．

BRCA1はAβによって誘導されたDNA傷害を修復する

このような仮説を検証するために，まずAβによる細胞毒性，BRCA1発現への影響を解析することとした．N2a細胞株に家族性ADの変異であり，Aβ産生を増加させる変異を有するアミロイド前駆タンパク質遺伝子（APP）を導入したところBRCA1の発現増加が確認された．さらに，培養細胞に対して合成Aβの負荷を行ったところ，Aβ濃度依存的にBRCA1の発現量が増加した．同時に，DNA二重鎖切断・修復のマーカーであるγ-H2axもフォーカスを形成しており，DNA二重鎖切断が起きていることが示唆された．一方で，DNA傷害の蓄積をDNAの断片化レベルとして定量解析したところ，Aβ負荷だけでは有意なDNA傷害の蓄積には至っていなかったことから，DNAの傷害は起こっているものの，十分な修復が行われた結果，DNAの統合性が保たれているものと考えられた．そこでAβの産生を増加させる変異型APP発現下にBRCA1のノックダウンを行ったところ，DNAの有意な断片化が観察され，さらに神経様突起形成の低下がみられた．ADモデルマウスに由来する初代神経培養においてもBRCA1ノックダウンは短い神経突起の形成を抑制していた．さらに，Aβ病理を呈するADモデルマウスであるAPP/PS1マウスの歯状回にレンチウイルスでBRCA1 shRNAを導入したところ，γ-H2axで確認されるDNA傷害が出現し，さらにシナプス形成の有意な低下がみられた．このような結果から，Aβによって誘導されたDNA傷害はBRCA1によって修復されており，この機構の破綻は細胞の分化・形態形成に影響を与えると考えられた．

リン酸化タウの凝集がBRCA1の機能障害を引き起こす

DNA傷害の修復のために誘導されたBRCA1はどのようにして不溶化・細胞質への沈着を生じ，機能障害に至っているのであろうか．初期AD患者脳では海馬領域では顕著なBRCA1の細胞質への沈着がみられるものの，嗅内皮質では軽度にとどまっていたことから，BRCA1の変化はリン酸化タウの蓄積後に起きるものであることが想定された．さらに蛍光染色ではリン酸化タウとBRCA1の共局在が確認され，免疫電顕でもリン酸化タウが線維状に凝集したPHF（paired helical filament）にBRCA1が巻き込まれている像が確認された．培養細胞を用いたタウ凝集系においても，タウ凝

集とともにBRCA1の可溶性が低下することが確認できた．このような現象はAβ病理とタウ病理の両者を呈するADマウスモデル3×Tg-ADにおいても確認することができ，月齢とともにBRCA1の細胞質への染色性，可溶性の低下が確認され，特に9カ月以降では有意なゲノムDNA断片化が確認できた．AD患者脳においても健常対照群と比較して有意なゲノムDNAの断片化が起きていることが確認され，DNA傷害の蓄積がADにおける神経細胞の機能障害において重要な役割を担っており，本来はBRCA1による生理的な修復機構が作用するものの，リン酸化タウ凝集下ではBRCA1による防御機構が破綻し，神経細胞の可塑性を失わせてしまっていると考えられた（図2）．

おわりに

本研究の意義は2つあると筆者は考えている．1つは，孤発性神経変性疾患に対する神経細胞特異的エピゲノムアプローチの有効性であり，やはり疾患脳の神経細胞には発症に至るまでの環境・生活要因の情報が蓄積されていると考えさせられた次第である．もう1点は，神経細胞の根幹となる非分裂性という性質がADの病態において重要な意味をもっているという点である．神経細胞と他の全身臓器組織との大きな違いの1つは，神経細胞は分裂しないということである．神経細胞は，発生過程で分化した時点から生涯にわたって同一のゲノムDNAを利用していると想定され，いかにゲノムDNAを健全な状態に保つかということは神経細胞の機能維持にとって根幹にかかわる課題のはずである．今回の筆者らの報告は，ADにおける神経細胞機能低下が，ゲノムDNAの保全機構という神経細胞の根幹にかかわったより普遍的な問題に帰着されることを示唆しており，治療・予防への突破口となることを期待したい．

文献

1) Hardy J & Selkoe DJ：The amyloid hypothesis of Alzheimer's disease: progress and problems on the road to therapeutics. Science, 297：353-356, 2002
2) Alzheimer A：Über eine eigenartige Erkrankung der Hirnrinde. Allgemeine Zeitschrift fur Psychiatrie und Psychisch-gerichtliche Medizin, 64：146-148, 1907
3) Lambert JC, et al：Meta-analysis of 74,046 individuals identifies 11 new susceptibility loci for Alzheimer's disease. Nat Genet, 45：1452-1458, 2013
4) De Jager PL, et al：Alzheimer's disease: early alterations in brain DNA methylation at ANK1, BIN1, RHBDF2 and other loci. Nat Neurosci, 17：1156-1163, 2014
5) Lunnon K, et al：Methylomic profiling implicates cortical deregulation of ANK1 in Alzheimer's disease. Nat Neurosci, 17：1164-1170, 2014
6) Lister R, et al：Human DNA methylomes at base resolution show widespread epigenomic differences. Nature, 462：315-322, 2009
7) Wu J, et al：The role of BRCA1 in DNA damage response. Protein Cell, 1：117-123, 2010

● 筆頭著者プロフィール ●

間野達雄：2016年東京大学大学院医学系研究科脳神経医学専攻修了，博士（医学）．'16年，東京大学神経内科特任臨床医．孤発性神経変性疾患は発症に至るまでの期間が長く，さまざまなオミクスデータの重層的な関連が重要であると考えている．実際の臨床像をヒントとして，ゲノムワイドな視点と分子生物的な視点を複合した，融合的な神経科学をめざしていきたい．

筆頭著者のつぶやき

アルツハイマー病は「神経」変性疾患であり，その病態に迫る視点としてNeuro-epigeneticsという新しい視点から探索を行いました．手探り状態からなんとかBRCA1という遺伝子に行き着くことができ，よい指導者にも恵まれ，多施設にわたる多くの先生方のご協力を得ながら，アルツハイマー病の病態を俯瞰するような多岐にわたるデータを集めることができました．患者脳ではどのようなことが起きているのか，ということをヒントとして，細胞モデル，動物モデルに落とし込んでいくというプロセスが，研究を進めていくうえでは非常に有用でした．初投稿から掲載まで1年半という長期間にわたる取り組みでしたが，あきらめず少しずつ進んでいくことで，論文自体の内容の充実にもつなげられたのではないかと思っています．

（間野達雄）

Current Topics

Kitano K, et al : Nat Commun, 8 : 765, 2017

ヒト多能性幹細胞を用いた人工腸管グラフトの作製

北野健太郎，Harald C. Ott

> 今回われわれは栄養吸収機能をもつ人工腸管を作製することをめざし，多能性幹細胞から分化誘導した小腸上皮様細胞と血管内皮細胞を生体由来の空腸スキャフォールドに生着させることで，吻合可能な血管網をもつ人工的な腸管グラフトを作成した．人工腸管グラフトを免疫不全ラットの頸部動静脈に吻合移植したところ生着し，グラフト腸管腔からは栄養素が吸収された．

炎症性腸疾患などの病状経過のなかで，短腸症候群にいたることがある．それにより消化管における吸収不全による低栄養や，その療法として行う静脈栄養に伴う肝障害や血管閉塞の問題を生じうる．

腸管の再生はさまざまな形で試みられてきた．細胞・組織工学的には，ヒト多能性幹細胞（iPS細胞）から小腸上皮様細胞・組織への分化を誘導する手法の報告がなされた[1]．iPS細胞から機能的な腸管を再生することができれば，究極的には短腸症候群の患者へ再生腸管を移植することが治療法の一つになるかもしれない（図1）．

しかしこれまでの技術では，細胞から組織への分化は得られるものの，移植に耐えられるような臓器レベルの大きさでの再生は困難であった．また腸管の吸収機能に着目したとき，消化物が流れる管腔があるのみでは不十分で，栄養素を身体へ運搬する経路すなわち血管系が同時に再生されていなければならないが，吻合可能な血管の再生も現実的ではなかった．このように栄養吸収の機能に限っても，現時点の技術と臨床応用には大きなギャップがあった．

われわれは，この大きさと血管のギャップを組織工学的に補うために，生体臓器としての空腸を脱細胞化し，細胞の立体構造を維持する足場（extracellular matrix, ECM）のみが残った「空腸スキャフォールド」を作製し，応用することを提案した．

われわれは，栄養吸収機能の再生には，少くとも，腸管腔が腸管上皮細胞によって覆われることと，血液循環系の再生が必要であろうとの仮説を立てた．作製した人工腸管グラフトを免疫不全ラットに血管吻合によって移植することで，腸管腔に投与した栄養素がホスト体内に移行するかどうかを検証した．

空腸の脱細胞

まず，ラット空腸をその血管網を温存しながら摘出し，ラウリル硫酸ナトリウム（SDS）をはじめとする溶剤を動脈から持続的に流すことで，すべての細胞に存在する細胞膜を破壊して細胞成分を溶かし出した．溶剤の条件を最適化することで，細胞外マトリクス（ECM）タンパク質を組成とする「空腸スキャフォー

Bioengineering of functional human induced pluripotent stem cell-derived intestinal grafts
Kentaro Kitano[1]/Harald C. Ott[2]：Department of Thoracic Surgery, The University of Tokyo Graduate School of Medicine[1]/Division of Thoracic Surgery, Department of Surgery, Massachusetts General Hospital, Harvard Medical School[2]（東京大学大学院医学系研究科[1]/ハーバード大学医学大学院マサチューセッツ総合病院[2]）

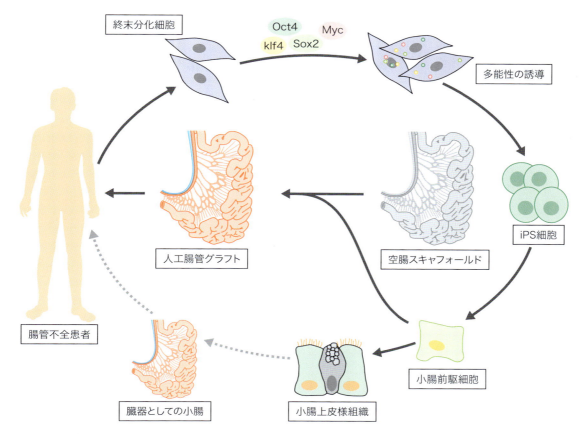

図1　iPS細胞を用いた腸管再生の戦略
患者由来のiPS細胞を分化誘導し，小腸上皮様組織を経て，臓器としての小腸まで再生させることはいまだ技術的に困難である．われわれは血管系が備わり組織の立体構造の再生を支える空腸スキャフォールドを作製し，そこへ小腸前駆細胞等を配置し成熟させることで，患者へ移植可能な大きさの人工腸管グラフトを作製する戦略を提案した．

ルド」を作製した．空腸スキャフォールドは，外観上は白色透明な腸管そのものであるが，組織学的および遺残DNAの定量によって細胞成分をほぼ含まないことが示された．われわれの空腸スキャフォールドは，付属する腸間膜動脈および静脈が保存されていたため血管吻合による移植が可能であったばかりでなく，腸管腔への血行および栄養素の運搬をつかさどる微小な血管網まで保存されていたことが，0.2μmマイクロビーズ灌流によって示された．

ヒトiPS細胞由来の小腸上皮様細胞の再配置

次に，作製した空腸スキャフォールドの腸管腔を，腸管上皮細胞で再生することを試みた．われわれはGFP陽性ヒト多能性幹細胞（GFP⁺ iPSC）を作出し，それらをSpenceらの手法[1]にしたがって胚体内胚葉を経て小腸系列の細胞へ分化誘導した．この手法の特徴の一つはCDX2陽性の中腸・後腸相当の細胞群がプレート上でスフェロイド（球状の細胞塊）を形成することである．われわれはプレート上でスフェロイドを多量に生成・採集し，空腸スキャフォールドの腸管腔内へ播種した後，原法にしたがって調製した培地で分化誘導・培養を続けた．その結果，14日後には，腸管腔にGFP⁺iPSC由来細胞が生着した．免疫組織学的には，空腸スキャフォールドの基底膜上に単層のCDX2陽性上皮細胞をもつ組織が生着し，その大多数はVillin陽性の小腸上皮様細胞であった．またほかに，Chromogranin A陽性の腸管上皮内分泌様細胞，間質には

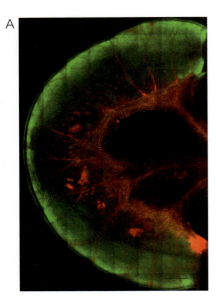
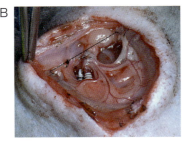
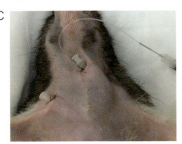
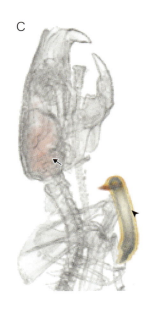

図2　人工腸管グラフトの異所性移植モデル
A） ラット空腸スキャフォールド（4〜5 cm長）上で，GFP陽性ヒトiPS細胞由来（緑）の小腸上皮様細胞が腸管腔へ分布し，RFP$^+$ HUVEC（赤）が血管網全体へ分布した．**B）** 人工腸管グラフトを免疫不全ラットに血管吻合によって移植した．**C）** 移植4週後に人工肛門を通じて人工腸管グラフト腸管腔内へ18F-FDGを投与した．**D）** FDG-PETでは人工腸管グラフト（矢頭）へ投与された18F-FDGがホスト動物へ取り込まれ，脳（矢印）へ生理的に集積する様が示された．（文献2より転載）

Vimentinや αSMA陽性の腸筋線維芽様細胞の存在が示唆された．

ヒト血管内皮細胞の再配置

続いて，スキャフォールドに保存された血管網の内腔面を血管内皮細胞で覆うことで，血液循環を再生することを試みた．フラスコ内で多量に増やしたRFP陽性ヒト臍帯静脈内皮細胞（RFP$^+$ HUVEC）を，小腸上皮様細胞の再配置が完了した空腸スキャフォールドの動脈および静脈へ流し込み，血管成長因子を含む液体培地を循環させることで血管内腔への生着・増殖を図った．流し込んだRFP$^+$ HUVECは血管外へ漏出することなく血管網全体に分布し（図2A），3日間の培養期間中，経時的に血管抵抗は低下した．免疫組織学的には，CDX2陽性細胞で構成された小腸上皮様細胞と，ヒトCD31陽性細胞で構成された微小血管系が，空腸ECM上で共存する様がとらえられた．

人工腸管グラフトの機能

17日間の培養を経て作製した人工腸管グラフトの機能を，まず*ex vivo*で検証した．Krebs-Henseleit液による体外灌流系では，脱細胞化によって失われた動脈系から静脈系への液体通過量が人工空腸グラフトにおいては回復しており，血管系のバリア機能の再生を示唆すると解釈した．またこの系で腸管腔側へグルコース溶液を投与し静脈系へのグルコースの移行を定量すると，人工腸管グラフトにおいては無細胞のスキャフォールドと比べ時間あたり多くのグルコースが移行する傾向にあり，この現象は腸管上皮様細胞の生着を含む培養工程を通じて生じた栄養素移行能の変化と考えらえた．

次に，人工腸管グラフトを免疫不全ラットに血管吻合によって移植し，小腸上皮様組織が生着・成熟するか，また栄養素の吸収がみられるかを検証した（図2B）．小動物においてホスト動物の腸管を全切除して置換するモデルが実現可能かわからなかったので，われわれは，ホスト動物の腸管には触れずに人工腸管グ

ラフトを異所性に移植するモデルを採用した．頸部の動静脈と吻合後，血液はすみやかに人工腸管グラフトの血管網に行きわたった．グラフトを皮下に埋め込み，両端をストマ（人工肛門）として開放して，ホスト動物を最長4週間生存させた．移植4週後におこなったFDG-PETでは，人工肛門を通じて人工腸管グラフト腸管腔内へ投与した18F-FDGがホスト動物へ取り込まれ，脳へ生理的に集積するさまが示された（**図2C, D**）．免疫組織学的には，人工腸管グラフトの小腸上皮様組織の生着のみならず，グラフト移植時点では認められなかったMucin 2陽性ゴブレット様細胞やLysozyme陽性パネート様細胞の存在が確認され，ホスト動物へ移植した後に小腸上皮様組織がさらに成熟したといえた．移植組織内にはラットCD34陽性の微小血管構造が認められたことから，移植組織への血流維持にはホスト動物の血管新生が寄与したことが考えられた．

おわりに

われわれは血管吻合が可能な人工腸管グラフトを小動物モデルで作製した．ヒトiPSCを由来とした小腸上皮様細胞は，移植後に小腸系列の細胞への成熟が進んだ．また，腸管腔へ投与した栄養素がホスト動物へ移行しうることを示した．空腸スキャフォールドは，細胞・組織レベルの再生医療を，臓器レベルの組織工学と融合させる可能性をもつ．現在，臓器レベルの腸管再生研究においては，生体由来の脱細胞化スキャフォールド以外にも，三次元印刷技術を応用した立体構造再生などが試みられている．臨床応用への道のりはまだ遠いが，今後，これらの手法を組合わせることにより，腸管機能の再生がますます進むことが期待される．

文献

1) Spence JR, et al : Directed differentiation of human pluripotent stem cells into intestinal tissue in vitro. Nature, 470 : 105-109, 2011
2) Kitano K, et al : Bioengineering of functional human induced pluripotent stem cell-derived intestinal grafts. Nat Commun, 8 : 765, 2017

● 筆頭著者プロフィール ●

北野健太郎：2003年，東京大学医学部卒業後，同呼吸器外科学教室で臨床研修．'12年，同大学大学院医学系研究科（中島淳教授）修了．同教室助教を経て'14年から米マサチューセッツ総合病院外科で再生医療に関する基礎研究に従事．'17年，帰国し復職．肺の再生医療に関する研究を立ち上げた．

筆頭著者のつぶやき

　筆者は呼吸器外科医であり，大きな課題の一つとして気管の再生に取り組んできた．気管病変を切除することで大きな欠損ができてしまう場合に，代わりとなる空気の通り道を用意しなければならない．気管移植は，付属する血管網が細すぎて血行を再建することができないため，現実的でない．生体親和性の高い素材で作製した人工的な気管に，血管網をつけ足すことができれば，自己組織による再生上皮化を促進できるのではないかと考えた．筆者はラットのモデルでこのアイデアを試すために，血管網の豊富な空腸を脱細胞化して血管グラフトを作製してみた．結局，気管は直線状なので，円弧状である空腸の血管網は形態工学的に合わないことがわかった．しかし空腸の血管網と腸管腔の構造が脱細胞化後にあまりにも見事に保存されていたので，既存の細胞工学の知見と組合わせることで機能的な腸管を再生できるのではないかと考えたのが，この研究の発端である．

（北野健太郎）

Current Topics

Lee K, et al : Nat Biomed Eng, 1 : 889-901, 2017

精密高分子設計を基盤とした ウイルスを用いないゲノム編集治療

内田智士，片岡一則

> 従来，治療を目的としたゲノム編集では，ウイルス性ベクターを用いた酵素遺伝子の導入が行われてきたが，ベクターに起因するさまざまな問題があった．これに対して，今回，Cas9タンパク質/sgRNA/ドナーDNA複合体の生体への導入により筋ジストロフィー治療に成功したほか，mRNAを用いた生体内ゲノム編集に道筋をつけるなど，ウイルスを用いないゲノム編集治療法を開発した．

ゲノム上の特定の部位を配列特異的に切断する人工酵素を用いたゲノム編集技術は，生物学における遺伝子改変の方法としてだけではなく，医療分野においても期待されている．疾患の原因となる遺伝子を特異的に破壊できるだけでなく，異常DNAの正常DNAとの置換や，ゲノム上の特定の部位への治療用DNAの挿入といった応用も可能であり，遺伝性疾患をはじめとしたさまざまな難病の根治的な治療法となりうる[1]．特に，CRISPR-Cas9は，標的配列の設計が容易であることから，近年大きく注目されている[2]．約100塩基のsingle guide RNA（sgRNA）とCas9タンパク質を導入することで，標的配列が二本鎖切断される．さらに，切断配列近傍に相補的な配列を含むドナーDNAを添加することで，相同組換え（HDR）によりそのDNAをゲノムへ挿入できる．

ゲノム編集酵素を生体へ導入し治療に用いるために，アデノ随伴ウイルス（AAV）ベクターを用いた酵素の遺伝子導入がさかんに検討されている．しかし，AAVでは，抗AAV抗体により作用が減弱するほか，ゲノム編集酵素が持続的に発現することで，標的外（off target）ゲノム切断が増加することが懸念される[3]．これらの問題を回避する手法として，酵素の遺伝子は導入せずに酵素自体や，酵素を発現するmRNAを導入する方法があげられる．ここでは，われわれの精密高分子設計技術を基盤としてカリフォルニア大学バークレー校と共同で行ったCas9タンパク質/sgRNA/ドナーDNA複合体自体の導入，および現在検討中のmRNAを用いた方法について概説する．

Cas9/sgRNA/ドナーDNA複合体を用いた筋ジストロフィー治療

Cas9タンパク質，sgRNA，ドナーDNAを用いた異常DNAの正常DNAとの置換を試みるにあたって，これら3つの構成要素を1つに組み込んだナノ粒子を設計した．まず金ナノ粒子にドナーDNAとCas9/sgRNA複合体を結合させた後，シリカで被覆することにより負に帯電したナノ粒子を調製した．さらに，この粒子をわれわれが開発した生体適合性カチオン性ポリマー，

Therapeutic genome editing using the non-viral method based on fine-tuned polymer design
Satoshi Uchida[1)2)]/Kazunori Kataoka[2)3)] : Graduate School of Engineering, the University of Tokyo[1)]/Innovation Center of NanoMedicine (iCONM), Kawasaki Institute of Industrial Promotion[2)]/Policy Alternatives Research Institute, The University of Tokyo[3)]（東京大学大学院工学研究科[1)]/川崎市産業振興財団ナノ医療イノベーションセンター（iCONM）[2)]/東京大学政策ビジョン研究センター[3)]）

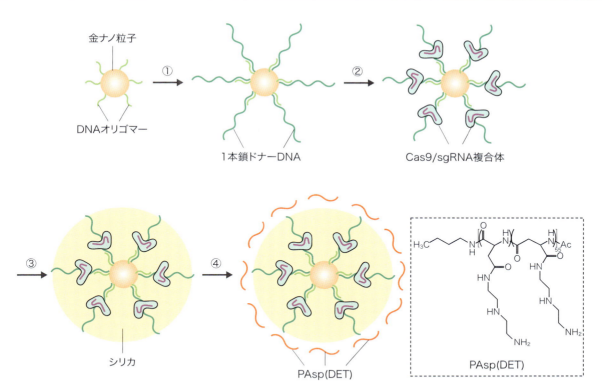

図1　Cas9タンパク質/sgRNA/ドナーDNA複合体
①DNAオリゴマーが結合した金ナノ粒子に1本鎖ドナーDNAをハイブリダイズ．②Cas9/sgRNA複合体を結合．③シリカ被覆．④PAsp(DET)を結合．

poly[N'-[N-(2-aminoethyl)-2-aminoethyl]aspartamide]〔PAsp(DET)〕で被覆した（図1）[4]．PAsp(DET)は，エンドソーム低pH環境に応答して膜傷害活性が増大し，エンドソーム膜を不安定化させるが，これによりエンドサイトーシスで取り込まれたナノ粒子のエンドソームから細胞質への移行が促進される．さらに，Cas9に結合したシグナルペプチドにより，複合体は細胞核へ移行し，標的配列の切断，およびドナーDNAの挿入が行われる．また，PAsp(DET)は生分解性を有し，投与後毒性の低いモノマーに分解されることから，安全性が高いほか，投与後の細胞機能を低下させないので治療応用に適している．実際に，調製したナノ粒子を培養細胞に導入したところ，既存の脂質性粒子やヌクレオフェクションを用いた場合と比べて，高効率にHDRを誘導したほか，細胞毒性も軽減された．

次に，遺伝性疾患であるデュシェンヌ型筋ジストロフィー（DMD）治療への応用を試みた．DMDでは，筋細胞膜を構成するジストロフィン遺伝子の変異により，筋力低下をきたし，呼吸障害，心不全により死に至る．現在，根治的な治療法はなくゲノム編集の応用が期待されている．そこで，この疾患のモデルマウスの筋肉内に，前述のナノ粒子を投与したところ，組織中ジストロフィンDNAの5.4%に対して，HDRによる遺伝子修復が観察された．このような高効率な遺伝子修復の結果，筋組織中のジストロフィンタンパク質発現量が上昇し，さらに，金網にぶら下がったマウスが落ちるまでの時間を測定する試験において，有意な筋力回復がみられた．さらに，金網にぶら下がったマウスが落ちるまでの時間を測定する試験において，有意な筋力の回復が観られた．また，投与に伴うoff target切断や，全身炎症反応もほとんどみられず安全性も確認された．

これまでのゲノム編集を用いたDMD治療研究では，変異を含むエキソンをとり除くエキソンスキッピングという手法が用いられてきたが，この場合，完全なジストロフィンタンパク質は得られない．一方で，今回

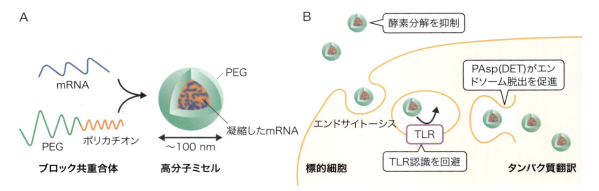

図2　mRNA搭載高分子ミセル
A） 高分子ミセルの調製．PEGとポリカチオンからなるブロック共重合体とmRNAを混合することで，表面にPEG，中心部分に凝縮したmRNAをもつ粒径100 nm以下の高分子ミセルが調製される．**B）** 高分子ミセルの動態，機能．高分子ミセルは，mRNA酵素分解やTLR認識を抑制する．さらに，ブロック共重合体のカチオン部分にPAsp(DET)を用いることで，ミセルのエンドソーム脱出が促進され，効率的なタンパク質翻訳が得られる．

のHDRを用いた手法では完全なジストロフィンタンパク質が得られる点が特長である．

mRNA送達の取り組み

ゲノム編集酵素タンパク質を導入する手法として，それを発現するmRNAの送達も有力である[5]．mRNAからのタンパク質発現は一過的であるため，DNAを導入する場合と比べ，off target切断の危険性は少ない．また，タンパク質と比べ経済的に安価な調製が可能であるほか，保存安定性にも優れる．一方で，mRNAには，生体内ですみやかに酵素分解を受けるほか，Toll様受容体（TLR）などを介して免疫応答を惹起するといった課題があった．

これに対して，われわれは表面が生体適合性ポリマー，ポリエチレングリコール（PEG）で覆われた高分子ミセルを用いたmRNA送達に取り組んできた．このミセルはPEGとポリカチオンからなるブロック共重合体とmRNAを混合することで得られる（図2）[6]．PEGは他の分子のミセルへの吸着を抑制し，ポリカチオンはmRNAを凝縮させるが，結果的にこのミセルを用いることでmRNAの酵素耐性は飛躍的に向上し，さらにmRNAのTLR認識も回避された[7]．また，ポリカチオンとして前述のPAsp(DET)を用いることで，ミセルのエンドソーム脱出促進作用と高い安全性が期待された．

実際に，このミセルを齧歯類脳脊髄液へ投与したところ，脳組織においてほとんど炎症反応を惹起することなく1週間近くにわたってタンパク質発現が得られた[7]．その他にも，全身のさまざまな臓器への局所投与により優れたタンパク質発現が得られ，治療用mRNAの送達に用いることで，アルツハイマー病[8]や，劇症肝炎[9]の治療において優れた効果を示した．また，このミセルに改良を加えることで，従来技術的に困難とされてきた静脈内からのmRNA全身投与によるがん治療にも成功した[10]．このようにミセルを用いたmRNA導入では，全身のさまざまな臓器において疾患治療に応用可能な高いレベルのタンパク質発現が得られる．さらに，このミセルには，mRNAの他にsgRNAやドナーDNAも合わせて組み込むことができる．そこで，現在，mRNA搭載ミセルを用いた生体でのゲノム編集にも取り組んでおり，すでに有望な結果も得られている．

おわりに

本研究では，ウイルスを用いないゲノム編集治療のための技術開発を行った．Cas9/sgRNA/ドナーDNA複合体をマウス筋組織に送達することでDMDに対する治療効果が得られた．非ウイルス系で，異常DNAと正常DNAの生体内での置換に成功した世界に先駆けた報告である．また，高分子ミセルを用いることで

mRNAを用いた生体内ゲノム編集の実現にも道筋をつけられた．このような送達技術の開発において，材料の生体適合性は，安全面だけでなく，送達後の細胞に目的の機能を発現させる上でも重要であり，PAsp(DET)のような低毒性かつ高機能な精密設計高分子の利用が不可欠であった．今後，今回の技術を発展させることで，さまざまな疾患のゲノム編集治療をめざす．

文献

1) Cornu TI, et al：Refining strategies to translate genome editing to the clinic. Nat Med, 23：415-423, 2017
2) Fellmann C, et al：Cornerstones of CRISPR-Cas in drug discovery and therapy. Nat Rev Drug Discov, 16：89-100, 2017
3) Gaj T, et al：Targeted gene knockout by direct delivery of zinc-finger nuclease proteins. Nat Methods, 9：805-807, 2012
4) Miyata K, et al：Rational design of smart supramolecular assemblies for gene delivery: chemical challenges in the creation of artificial viruses. Chem Soc Rev, 41：2562-2574, 2012
5) Sahin U, et al：mRNA-based therapeutics--developing a new class of drugs. Nat Rev Drug Discov, 13：759-780, 2014
6) Kataoka K, et al：Block copolymer micelles for drug delivery: design, characterization and biological significance. Adv Drug Deliv Rev, 47：113-131, 2001
7) Uchida S, et al：In vivo messenger RNA introduction into the central nervous system using polyplex nanomicelle. PLoS One, 8：e56220, 2013
8) Perche F, et al：Improved Brain Expression of Anti-Amyloid β scFv by Complexation of mRNA Including a Secretion Sequence with PEG-based Block Catiomer. Curr Alzheimer Res, 14：295-302, 2017
9) Matsui A, et al：Messenger RNA-based therapeutics for the treatment of apoptosis-associated diseases. Sci Rep, 5：15810, 2015
10) Uchida S, et al：Systemic delivery of messenger RNA for the treatment of pancreatic cancer using polyplex nanomicelles with a cholesterol moiety. Biomaterials, 82：221-228, 2016

● 筆頭著者プロフィール ●

内田智士：2007年東京大学医学部を卒業後，北見赤十字病院にて初期臨床研修医として，2年間臨床に従事．'13年，東京大学大学院医学系研究科にて，博士（医学）を取得．同特任研究員，特任助教を経た後，'16年より，東京大学大学院工学系研究科にて特任助教．また，'15年よりナノ医療イノベーションセンターにて客員研究員．医師としての経験を生かし，mRNA搭載高分子ミセルを用いた治療や，ゲノム編集治療の臨床化をめざしたい．

筆頭著者のつぶやき

　本研究で用いたPAsp(DET)ポリマーは，プラスミドDNAを安全かつ効率的に生体へ送達するために10年以上前に開発されたものである．今回，それが，同じ核酸であるmRNAだけでなく，Cas9/sgRNA/ドナーDNA複合体に応用できるなど，その汎用性の高さが示された．ゲノム編集のような先端技術を医療応用する際に，精密高分子設計が大きな役割を果たした優れた例である．また，このポリマーに関しては，基礎的な物性解析から，毒性や細胞内，体内での動態解析などの生物学的解析，疾患治療への応用まで多岐にわたる研究が行われており，医工学連携の賜物とも言える．これからも融合領域での研究を進めることで，優れた基盤技術の臨床応用をめざしたい．　　　（内田智士）

東大で10年以上使われている！定番テキストが待望の改訂！

編／東京大学生命科学教科書編集委員会

理系総合のための 生命科学 第4版
分子・細胞・個体から知る"生命"のしくみ

新刊

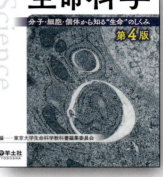

- ❖ 現在の生命科学を理解するうえで必要な各分野の基礎を凝縮
- ❖ 講義と研究への意識が近づく！実験手法をまとめた「バイオテクノロジー」、東大で行われている研究を紹介するコラムを新たに追加
- ❖ 医・歯・薬・農・理学部と生命科学に携わる幅広い学生に最適

□ 定価（本体3,800円+税）　□ B5判
□ 342頁　□ 2色刷り
□ ISBN978-4-7581-2086-9

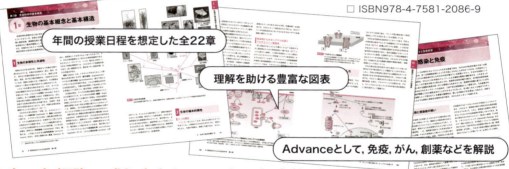

- 年間の授業日程を想定した全22章
- 理解を助ける豊富な図表
- Advanceとして, 免疫, がん, 創薬などを解説

ミクロな細胞の成り立ちから, マクロな生態系まで, 生命科学の全体像を見渡す道案内として必携！

シリーズ好評既刊

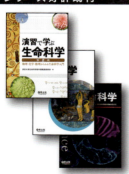

演習で学ぶ 生命科学 第2版
□ 定価（本体3,200円+税）　□ B5判
□ 199頁　□ 2色刷り
□ ISBN978-4-7581-2075-3

現代生命科学
□ 定価（本体2,800円+税）　□ B5判
□ 191頁　□ フルカラー
□ ISBN978-4-7581-2053-1

生命科学 改訂第3版
□ 定価（本体2,800円+税）　□ B5判
□ 183頁　□ 2色刷り
□ ISBN978-4-7581-2000-5

発行　羊土社 YODOSHA
〒101-0052　東京都千代田区神田小川町2-5-1　TEL 03(5282)1211　FAX 03(5282)1212
E-mail：eigyo@yodosha.co.jp
URL：www.yodosha.co.jp/

ご注文は最寄りの書店、または小社営業部まで

Trend Review

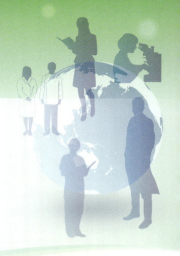

本コーナーでは，研究を進める上での基盤となる政策，科学行政，キャリア動向やリーダーシップなどの社会的な話題の最前線についてオピニオンを交えてご紹介します．

ツール

bioRχivってなんだ？
プレプリントサーバことはじめ

金城 玲

学術誌に投稿前の論文原稿を（査読なしで）公開したものが「プレプリント」，プレプリントを投稿・公開するサイトが「プレプリントサーバ」です．この記事では，ライフサイエンス分野の代表的なプレプリントサーバである「bioRχiv」を中心に，プレプリントサーバの利点・欠点およびその活用法などを紹介します．

はじめに

骨の折れる研究の末，成果が得られた場合，通常は論文を書いて発表します．そのためには，論文を学術誌に投稿し，査読を受け，必要があれば（大幅に）修正し，アクセプトさせる必要があります．場合によっては（多くの場合？），論文はリジェクトされ，別の学術誌に投稿し直す必要があるかもしれません．論文が投稿されてから学術誌に掲載されるまでには，数カ月，場合によっては1年以上，かかることもあります．幸か不幸か，研究成果が研究者の業績として認められるには，今のところこの過程を避けることはできません．一方で，せっかく得られた研究成果が長い間公開されないため，科学全体の発展が遅れてしまっていると考えられなくもありません．得られた成果を即座に公開して多くの研究者にネタを提供し，逆に多くの研究者からフィードバックが得られれば，自分も他人もよりおもしろい研究がどんどん進むかもしれません．

プレプリント（preprint）とは，学術誌に発表する前の論文を公開したものです．プレプリント自体は例えば，各研究者が勝手に自分のウェブサイトで公開してもよいのですが，プレプリントを集めたサイト（プレプリントサーバ）があると便利です．研究者が論文をプレプリントサーバにアップロードすると，数日後には研究者が書いた通りのフォーマットそのままで，査読を経ずに，全世界に無料で即座に公開されます．実際，物理や数学の分野では，だいぶ昔からプレプリントによる論文の公開が普及しており，コーネル大学が運営するarXiv（"アーカイブ"と読む）とよばれるプレプリントサーバ（https://arxiv.org）では，現在までに130万本以上のプレプリントが無料で公開されています．このプレプリントの文化が，近年ライフサイエンスの分野でも広まりつつあります．ライフサイエンス分野のプレプリントサーバはすでにいくつかありますが，そのなかで最もメジャーなものが米国のコールドスプリングハーバー研究所が運営するbioRχiv（https://www.bioRxiv.org）("バイオアーカイブ"と読む）です．

利用するメリット・デメリット

bioRχivをはじめとするプレプリントの利点は，何

Introduction to bioRχiv and preprint servers
Akira R. Kinjo：Institute for Protein Research, Osaka University（大阪大学蛋白質研究所）

と言ってもその速報性にあります．またオープンアクセスであることも見逃せません．プレプリントサーバに投稿すれば，数日のうちにオープンアクセスで公開されるため，関心のある研究者の目にいち早く留まる可能性が高いだけではなく，研究成果のプライオリティも主張できます．特にbioRχivの場合は，各論文のページに関連するTwitterのつぶやきがリアルタイムで反映されたり，ソーシャルメディアでの言及回数やダウンロード数などに基づいてその論文がどのくらい注目を集めているかもすぐにわかります．論文に対するコメント欄も用意されているので，公開されたフィードバックを得られる可能性もあります（現在のところ，実際にコメントが得られることはそれほど多くはないようですが）．各プレプリントには固有の識別番号が割り当てられる（bioRχivの場合にはDOIも付きます）ため，通常の（学術誌に出版される）論文等で引用することも可能です．物理系の論文等では，実際にarχivのプレプリントが引用されているのをよく目にします．ライフサイエンスの分野でもそのうちこのようなことが当たり前になるかもしれません．プレプリントは，その後学術誌に発表されることがありますが，その場合はその論文の引用情報をプレプリントに紐づけることもできます．

　プレプリントのもう一つの利点として，「正式な」論文を発表する予定のない成果を引用できる形で公表できることがあげられます．つまり，オリジナリティが全くない既存の研究結果の再現実験の結果なども何の問題もなく受け付けられます．その他にも，実験プロトコールや講義ノート，学位論文などをプレプリントサーバで公開する人もいるようです．ただしプレプリントサーバによっては受け付けられる「論文」に制限がある場合もあります（bioRχivの場合は，原則として「研究論文」のみ）．少し変わった有名な例としては，ポアンカレ予想を解決した（にもかかわらずフィールズ賞を辞退した）ロシアの数学者ペレルマンの論文はarXivのプレプリントとしてのみ公開されています．

　さて，一見いいことづくめのプレプリントですが，デメリットはないのでしょうか？プレプリントについてよく訊かれる質問に，「プレプリントサーバで先に公開した論文は，本当に学術誌に未発表論文として投稿できるのか？」というものがあります．これについては後ほど詳しく書きますが，簡単にいうと「ほとんどの学術誌では大丈夫だが，一部学術誌ではダメ」となり，少しだけ注意が必要です．ここではその他のデメリットについて考えてみましょう．

　まずプレプリントは，通常の学術誌では一般的な査読を経ていないため，論文の信頼性が担保されないということが考えられます．もっとも最近では査読を経た論文であっても改ざんや盗用などがよくニュースになるので，これはプレプリントに限った問題ではないかもしれません．それにしても論文の質が信用に足るのかどうかは吟味しなければなりませんし，プレプリントから得た情報に基づいて自分の研究を進める場合にはより自己責任が重くなることは確かです．また，「質」に関していえば，論文の体裁も基本的に統一されていないので，通常の出版物と違って読みにくいフォーマットだったり，英語が乱れていたりといった問題もあります．

　次に，特にライフサイエンス分野ではまだ十分普及していないため，プレプリントには「権威」がない，ということがあげられます．伝統的な学術誌に発表されたもの以外は研究として認めないという人も相当数いるようなので，プレプリントでいち早く発表していても，あとで出た論文に単純に無視されて引用されないかもしれません．また，例えばポストや研究費の応募などにはあまり重要視されない可能性もあります．

　もう一つ考えられるのが，他人のプレプリントで発表された結果に基づいてライバルがさらに進んだ研究を行い，おまけに先に学術誌に発表してしまう可能性です．こういったケースが実際にどのくらいあるのかはよくわかりませんが，心に留めておく必要はあるかもしれません．

学術誌に投稿する際に新規性はどう扱われるのか？

　さて，学術誌に論文を投稿する際には，通常はその論文が「未発表」であることが要求されます．これを文字どおりに受け取ると，プレプリントサーバで公開した論文は，通常の学術誌には投稿できないように思

Trend Review

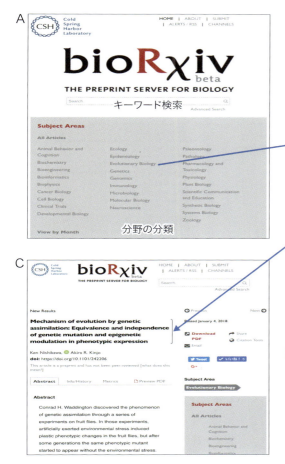

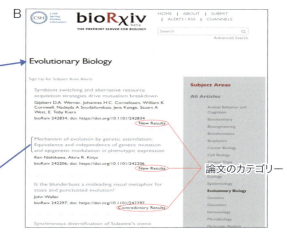

図1 bioRχivを閲覧する

A）トップページには簡単なキーワード検索と分野の分類テーブルがある．B）分野テーブルから例えば"Evolutionary Biology"を選択すると，その分野のプレプリントが新しい順にリストされる．C）リストにある論文タイトルをクリックすれば，その論文の要旨が読める．PDFファイルのダウンロードもできる．その他にもその論文に関してTwitterやFacebookでの反応も表示されている．

えます．実際に，「プレプリントサーバで公開されている論文の投稿は受け付けない」と明記している学術誌も一部あります（New England Journal of MedicineやJournal of Clinical Investigationなど）．しかし2018年1月現在では，Natureグループ，エルゼビア，オックスフォード大学出版などを含む有力な出版社や学術誌が，すでに公開されているプレプリントの投稿を認めています．この点に関しては，ウィキペディア（英語版）の"List of academic journals by preprint policy"（https://en.wikipedia.org/wiki/List_of_academic_journals_by_preprint_policy）を参考にしてください．

ちなみに，プレプリントサーバで公開する情報が特許申請の際の新規性にかかわる場合は気をつけた方がよいでしょう．所属機関の知的財産管理部署に相談す

ることをおすすめします．

実際に使ってみる（閲覧編）

プレプリントの使い方には，大きく分けて「閲覧」と「投稿」の2つがあります．ここではまず，bioRχivの「閲覧」について紹介しましょう．

bioRχivのトップページ（図1A）を見ると，使い方はいたってシンプルです．単純なキーワード検索を使うか，各分野（Subject Areas）のページへのリンクを辿って最近の投稿を眺めるか，というのが基本的な使い方となります．"Advanced Search"のリンクをクリックすれば，より詳しい条件で検索するためのインターフェースも用意されていますが，通常は単純なキーワード検索で十分なことがほとんどでしょう．

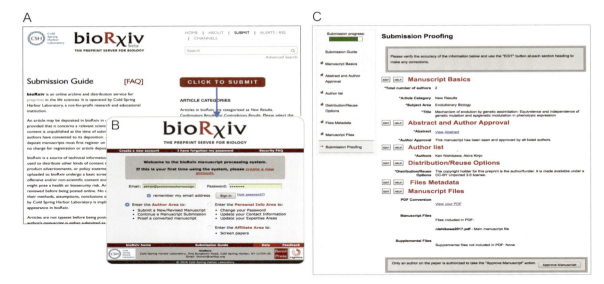

図2　bioRχivに投稿する
トップページ右上にある"Submit"のリンクからスタートする．A）投稿の手引きのページを一通り読んでから，"CLICK TO SUBMIT"ボタンで投稿開始．B）投稿するにはアカウントをつくってログインする必要がある．C）よくある学術誌のオンライン投稿システムと同様の手続きで論文メタデータの入力や原稿ファイルのアップロードを行う．

bioRχivトップページのSubject Areasのなかから，例えば"Evolutionary Biology"をみてみましょう（図1B）．すると，この分野のプレプリントのリストが新しい順に表示されます．タイトル，著者リスト，bioRχivのID，DOIという順に情報が並んでいますが，それぞれのプレプリントのデータの右下に"New Results"などと書かれているのに気づきます．これはプレプリントのカテゴリーをあらわしていて，"New Results"の場合（ほとんどはこのカテゴリーになります）は，その名の通り「新規」の研究結果だということを意味します．bioRχivにはその他に"Confirmatory Results"（追試的な結果）と"Contradictory Results"（これまで知られていたのと矛盾する結果）というカテゴリーがあります．各プレプリントのタイトルをクリックすれば，要旨やPDF形式の論文のダウンロードが行えます（図1C）．

さて（困ったことに），現在はbioRχiv以外にもいろいろなライフサイエンス分野のプレプリントサーバがあり，やや乱立気味の様相を呈しています〔さまざまな分野のプレプリントサーバについては，ウィキペディア（英語版）の"Preprint"のページhttps://en.wikipedia.org/wiki/Preprintをご参照ください．ただしこのページは網羅的ではないようです〕．多くのサイトを頻繁にチェックするのは面倒なので，複数のプレプリントサーバをまとめて検索できると便利です．そのような機能を提供するサイトとして，PrePubMed（http://www.prepubmed.org/）があります．これはJordan Anaya氏が個人で運営しているサイトなのですが，bioRχivを含む8つのプレプリントサーバを対象とした検索が行えるのは非常に便利です．ちなみに，このサイトでは簡単な統計情報も提供していて，それを見ると，数あるプレプリントサーバのなかでも，やはりbioRχivが大きな割合を占めていることが見てとれます．

実際に使ってみる（投稿編）

次にbioRχivへ論文を投稿する方法を見てみましょう．まずはbioRχivトップページの右上にある"Submit"をクリックして投稿の手引き（Submission Guide）を読みましょう（図2A）．そのページにある"CLICK TO SUBMIT"というボタンをクリックすると投稿がはじまります．投稿のためにはアカウントをつくる必要があるので，まだアカウントがない方はそれをつくるこ

とからはじめます．その後ログインすれば（図2B），通常の学術誌のオンライン投稿システムと同様のプロセスで投稿ができます（図2C）．著者情報や論文のタイトル・要旨の入力，公開の際のライセンスの選択，原稿ファイルのアップロード，最終PDFファイルの確認などを経て，一通り投稿プロセスが終了すると，その論文はbioRχivの基準に沿っているかどうかのスクリーニングを受けます．ただしこれは査読ではないので，「インパクト」や「信頼性」が吟味されるわけではありません．無事にスクリーニングをパスすれば，通常は1〜2日程度でbioRχivのサイトで公開されることになります．

さらに続けて通常の学術誌に投稿する際には，論文のファイルやデータをbioRχivから学術誌の投稿システムに「直接転送」（Direct transfer）できる場合があります．すべての学術誌とはいきませんが，現在までにScienceやPLOS系列などを含む100誌以上がbioRχivからの直接転送に対応しています．対応している学術誌のリストは前述のSubmission Guide（https://www.bioRxiv.org/submit-a-manuscript）にあります．

また，論文を改訂した場合にも対応していて，再投稿すると異なるバージョン番号がついて公開されます．

まとめ

投稿も閲覧も無料でオープンなプレプリントサーバを使わない手はありません．長い査読過程を経ずにすばやく研究成果を交換できるのがプレプリントの最大のメリットですが，さらに，プレプリントとして公開された論文は学術誌に掲載された後に被引用数がより多くなると言う報告もあり（例えばhttps://youtu.be/Q-5ds6FTBmwを参照），論文の影響力を高める道具としても役立つことと思います．

Profile 著者プロフィール

金城 玲：大阪大学蛋白質研究所准教授．2001年総合研究大学院大学遺伝学専攻修了．博士（理学）．'09年より現職．日本蛋白質立体構造データバンク（PDBj）の開発・管理・広報およびタンパク質立体構造やアミノ酸配列のデータ解析・理論研究を行っている．

Book Information

免疫ペディア
101のイラストで免疫学・臨床免疫学に強くなる！

好評発売中

編集／熊ノ郷 淳（大阪大学大学院医学系研究科呼吸器・免疫内科学講座）

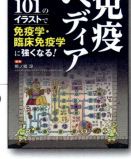

◎概要を把握できる見開きイラストや重要なポイントを押さえつつ簡潔にまとめられた解説により，複雑な免疫学を体系的に理解！
◎免疫細胞の種類から，がん免疫，アレルギー，自己免疫疾患など注目の話題までしっかり網羅！

本書の構成

1章	免疫細胞の種類と分化	6章	自己免疫疾患
2章	自然免疫	7章	免疫不全
3章	粘膜免疫と腸内細菌叢	8章	がん免疫
4章	獲得免疫	9章	移植免疫
5章	アレルギー	10章	ワクチン

◆定価（本体5,700円＋税）
◆フルカラー　B5判　317頁
◆ISBN978-4-7581-2080-7

発行 羊土社

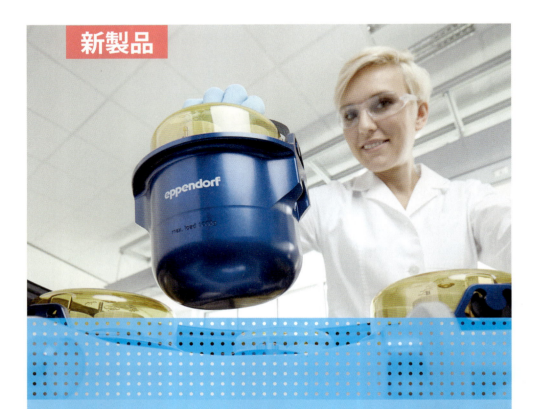

クローズアップ実験法

series 296

上皮細胞層における哺乳類細胞競合現象の観察方法

丸山　剛，藤田恭之

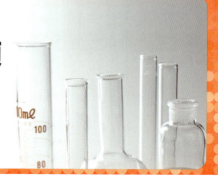

何ができるようになった？
　哺乳類の細胞競合現象を in vitro 培養細胞系にて，簡便に観察できる．

必要な機器・試薬・テクニックは？
　in vitro 培養細胞系で細胞競合現象を観察するにあたり，共焦点顕微鏡を除いては，高価な機器は必要ない．試薬の適切な選択や少しのコツを会得し，プロトコールに準じるのみで，観察が可能である．

はじめに

　多細胞組織において，細胞は互いにコミュニケーションをとりながら，協調的かつ協力的な社会性を維持している．この細胞社会において「望ましくない細胞」が生じたときには，恒常性維持のためにそれらは除去されなければならない．このような社会性から排除されるべき細胞の1つとして，がん化の初期段階にある変異細胞があげられる．これまでのわれわれおよび他のグループの研究によって，組織は恒常性維持のために，がん原性変異細胞を正常細胞層から積極的に駆逐することがわかってきた．上皮系培養細胞を用いた in vitro 細胞競合モデルシステムから，正常細胞もしくは変異細胞のそれぞれの細胞内で，どのような分子が細胞競合シグナルとして働いているかも明らかとなってきている．また，われわれのマウスオルガノイドおよびマウス個体を用いた ex/in vivo 細胞競合モデルの解析によって，より生体内に近い状況下でも，変異細胞が正常上皮細胞層から管腔側に向かって排除されていることを示してきた．本稿では，RasV12 変異細胞と正常細胞がどのように相互作用しているかを解析するにあたり，最も簡便な in vitro 細胞競合モデルシステムについて，その構築方法を詳細に解説したい．

原理

1 哺乳類上皮系培養細胞でみられる細胞競合

　ヒトにおいて80％以上の悪性腫瘍は，肺，腸，子宮や乳腺などの上皮組織に発生する．これらヒトにおけるがんの多くが，がん遺伝子あるいはがん抑制遺伝子に変異をもった単一クローンから起こると考えられている．これらの新たに生じた変異細胞は，上皮組織における周辺正常細胞と接触した状況にある．この変異細胞と周辺正常細胞の接触面での相互作用が，それぞ

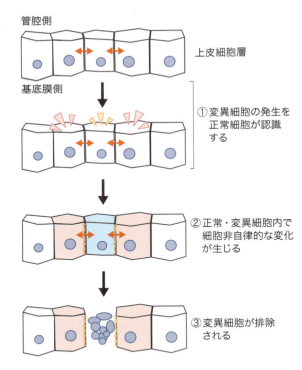

図1 多段階ステップによる細胞競合誘導

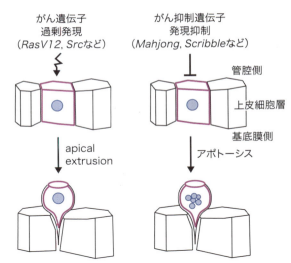

図2 がん遺伝子の過剰発現およびがん抑制遺伝子の発現抑制で観察される細胞競合現象

れの細胞内で特異的なシグナルを惹起することで細胞競合を引き起こす．これにより最終的に変異細胞を正常細胞層から排除することがわかってきた（図1）．

Rasは，低分子量Gタンパク質スーパーファミリーの1つであり，細胞増殖，分化および細胞運動など，さまざまな細胞応答にかかわる．原がん遺伝子として知られるRasへの変異は，膵臓および腸などの上皮がんにおいて，活性化型変異RasV12として高頻度に検出される．われわれは，変異細胞と正常細胞を共培養し単一細胞層を形成させることで，テトラサイクリン依存的に発現させたRasV12変異細胞が正常上皮細胞層から管腔側（体内への浸潤とは逆方向）へ押し出され，細胞死非依存的に排除されることを観察している（apical extrusion，図2左）[1]．またこれに加え，Src変異細胞でも同様に管腔側（生体の外側）への押し出される様子が観察される．一方で，がん抑制遺伝子ScribbleやMahjong遺伝子を発現抑制した変異細胞を正常上皮細胞と共培養すると，変異細胞がアポトーシスを起こしながら正常上皮細胞層から失われていくことも明らかとしている（図2右）[2)3)]．変異細胞のみが

存在した状態ではこのような細胞の排除現象は起こらないため，正常上皮細胞と変異細胞間のクロストークが変異細胞の上皮細胞層からの除去を引き起こすことを意味している．

このようにテトラサイクリンもしくはドキシサイクリンを用いた in vitro 細胞競合モデルシステムを用いることで，細胞間相互作用により生じる正常細胞もしくは変異細胞における細胞形態変化や細胞内シグナル伝達，さらには関連するタンパク質・遺伝子の分子機構の多くが解明されてきた．

2 変異細胞内における細胞非自律的な変化

正常上皮細胞に囲まれたRasV12変異細胞では，まず細胞の高さが有意に増長する形態変化が観察される．その形態変化に加え，myosin-IIやCdc42の活性化が惹起される．一方で，ドミナント・ネガティブ型Cdc42もしくはRhoキナーゼを変異細胞に過剰発現すると，正常細胞層からの逸脱が抑制される．この逸脱しない変異細胞は，上皮層にとどまるものだけでなく，基底側へ特異的な突起を伸ばし（basal protrusion）浸出していく割合が増加する．これらの変化に加え，変異細胞内での頂端側（変異細胞の抜け出す側）へ，細胞骨格形成因子群（EPLIN, Plectin, Tubulinなど）[4]が集積することも見出されている．これらの知見は，正

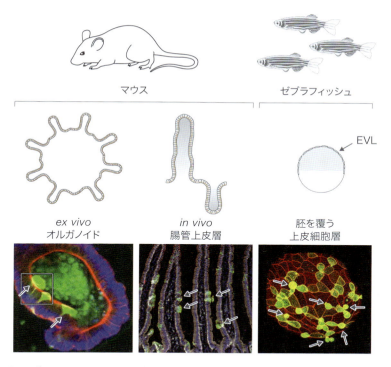

図3　ex vivo および in vivo システムで観察される細胞競合
矢印は排除されている Ras 変異もしくは Src 変異細胞．緑：変異細胞．（写真左は文献8より，写真右は文献7より転載）

常細胞に囲まれた変異細胞自身が管腔側へのベクトルをつくり出し，積極的に抜け出そうとしているのではないかと考えられる．

3 正常細胞による変異細胞に対する押し出し機構

一方で，変異細胞と接している正常上皮細胞においても，変異細胞と相互作用することで細胞非自律的な変化が生じている．特に正常・変異細胞の境界面に注目すると，正常細胞側で骨格形成因子 Filamin が集積する[5]．これにより，正常細胞も変異細胞を積極的に排除しようとしており，正常上皮細胞には免疫系を介さない抗腫瘍能があることがわかってきた（EDAC, epithelial defense against cancer）．また，Filamin はアクチンメッシュワーク構造変化を認識するメカノセンサーとして機能することが報告されている．正常上皮細胞に囲まれた変異細胞内では，myosin-II が活性化し，Ras が局在する形質膜の弾力性が亢進する．隣接する変異細胞に生じたこのメカニカルな変化に反応して，正常細胞内で Filamin の集積が惹起されることが明らかになった．これらのデータは，化学的因子だけでなく，物理的なパラメーターも細胞競合現象を惹起する細胞間−相互作用に関与していることを示している．

4 マウスモデルおよびオルガノイド・システムを用いた細胞競合現象の観察

前述した in vitro モデルシステムに加え，成体マウスにおける組織の再構築系（オルガノイド）を用いた ex vivo もしくは腸管上皮といった in vivo においても変異細胞の apical extrusion が生じることがわかってきた．腸上皮細胞に特異的に発現する Villin プロモーター下流にタモキシフェン（TAM）感受性 Cre リコンビナーゼを発現させ，TAM 依存的に GFP-RasV12 を発現するマウスを作製した．このマウスから腸管上皮幹細胞を回収し，マトリクスゲル内で培養することでオルガノイドを形成させる．その後，低容量の TAM を添加すると GFP-RasV12 がオルガノイドでモザイク状に発現する．この時モザイク状に発現する変異細胞は

非常に効率的に管腔側へ排除される．このようなオルガノイドを用いた*ex vivo*モデルに加え，前述した遺伝子型をもつマウスにTAMを投与し，腸管上皮を観察することで*in vivo*での変異細胞のapical extrusionを観察することができる（図3）[6]．

最近では，他の上皮組織特異的なプロモーターCK19を用いてCreを発現させることにより，他の臓器においてマウス*in vivo*モデルやオルガノイド*ex vivo*モデルを構築することで，より生体に近い条件下で細胞競合の生理的意義をより詳細に解析することができるようになってきた．さらに，がん遺伝子*v-Src*を発現する変異細胞の管腔側への排出は，ゼブラフィッシュ胚を覆う一層の上皮細胞層（enveloping layer，EVL）においても観察されることから[7]，この変異細胞の排除機構が少なくとも脊椎動物において種を越えて保存されていることを示唆している．本稿では，このように変異細胞の排除（apical extrusion）を比較的簡便に観察できる培養細胞を用いた*in vitro*細胞競合モデルシステムについて，詳細に解説したい．

準備

1 コラーゲンゲルプレートの準備
- Type-IA collagen（新田ゼラチン社）
- 5×DMEM：DMEM powder（サーモフィッシャーサイエンティフィック社：12100-046）
- 再構築緩衝溶液（reconstitution buffer）：NaOH溶液，HEPES（サーモフィッシャーサイエンティフィック社：15630-080），$NaHCO_3$（和光純薬工業社：191-01305）
- 18×18 mm microカバーガラス（松浪硝子工業社）
- 15 mm microカバーガラス丸（松浪硝子工業社）

2 コラーゲンゲル上への細胞播種
- 0.25％ トリプシン
- 変異細胞：pTRE3G-GFP-RasV12プラスミドにて，安定発現株としたMDCK細胞
- MDCK正常細胞
- 10％ FBS-DMEM[※1]
- ドキシサイクリン[※2]：pTRE3Gベクターの場合にはドキシサイクリンで誘導をかける

> ※1 テトラサイクリン不含でGFP-RasV12のリークがみられないかをチェックしておくことが重要となる．
> ※2 pcDNA4/6システムをベースとしたRasV12変異細胞のときはテトラサイクリンでもよい．

3 コラーゲンゲル上の細胞染色
- PBS
- 4％ PFA-PBS
- 0.5％ Triton-PBS
- 1％ BSA-PBS：BSA（シグマ アルドリッチ ジャパン社：A7030）
- Mowiol：Mowiol 4-88 Reagent（メルクミリポア社）
- 24×50 mm カバーガラス
- 24×50 mm NEO microカバーガラス
- スライドガラス（松浪硝子工業社：S2215）

- 一次抗体：対象タンパク質の染色に合わせて適宜選択
- 二次抗体：一次抗体に合わせて適宜選択
- Phalloidin（サーモフィッシャーサイエンティフィック社など）
- Hoechst33342（サーモフィッシャーサイエンティフィック社：H3570, 10 mg/mL）

プロトコール

細胞競合現象—RasV12変異細胞のapical extrusionを観察する

　細胞競合現象を観察するための*in vitro*細胞競合モデルシステムを紹介する．この他にも，腸管上皮オルガノイドを用いた*ex vivo*モデルやマウス固体内で細胞競合現象を観察する*in vivo*マウスモデルもあるが，ここでは最も簡便に行うことができる，MDCK培養細胞を用いた*in vitro*モデルシステムを紹介する．より生体内の上皮細胞層に近い状況をつくり出すための工夫や，細胞競合現象を安定して観察するためのコツなどを紹介したい．

1 コラーゲンゲルプレートの準備

　細胞競合現象の観察のポイントの1つとして，間質層を模したコラーゲンゲルのうえに，MDCK細胞を播種することが重要となる．細胞競合現象を観察するにあたり，コラーゲンゲルは必須ではないが，コラーゲンゲルの有無やコラーゲンゲルの厚みの違いによって，apical extrusionの効率が変化したり，排除される変異細胞の表現型が異なる場合があるので注意が必要となる．ここでは，一般化されているプロトコールを紹介する．

❶ 使用するディッシュもしくはプレートに適切なカバースリップを入れておく．
　（15 mm 径もしくは 18 mm 角を使用し，それぞれ 12 ウェルプレートもしくは 35 mm 培養ディッシュに使う）

❷ 必要量のコラーゲンを 15 mL チューブなどに必要量をとる[※1, 2]．

　※1　以下の操作はすべて氷上で行う．
　※2　混合比については，下記参照．

	混合比	例
Type-IA collagen	7	3.5 mL
5×DMEM	2	1.0 mL
reconstitution buffer	1	0.5 mL
total	10	5.0 mL

❸ 5×DMEM を加えて，ゆっくりとピペッティングする[※3, 4]．

　※3　泡立たないようにチップの先を切っておくとよい．
　※4　コラーゲンが酸性なので，黄色へと変色する．

❹ 全体的に均一に黄色くなった reconstitution buffer を加える[※5]．

　※5　中性になって赤くなり，室温にすると固まりやすくなる．先を切ったチップで，泡を立てないようにゆっくりとピペッティングする．

❺ 準備したディッシュもしくはプレートに所定量のコラーゲンゲル溶液を入れる[※6].

> ※6　1 mL / 35 mm ディッシュ，0.5 mL / 12 ウェルプレート．

❻ ディッシュもしくはプレートの全体にコラーゲンを均一に行き渡らせる．
❼ カバースリップが中央にくるようにチップで調節する．
❽ 37℃で30分間静置する[※7, 8]．

> ※7　2時間程度までは使用可能．つくり置く場合には，DMEM（−）を入れて乾燥を防ぐ．
> ※8　調製したゲルは，その日のうちに使う．

2 コラーゲンゲル上への細胞播種

　正常細胞と変異細胞の混和比が，変異細胞の排除効率に影響する．変異細胞が正常細胞層から逸脱する様子を安定的かつ効率的に観察するために，多くの場合正常MDCK細胞と変異細胞の比率を（正常細胞）：（変異細胞）= 50：1となるように細胞を播種する．また，ドキシサイクリン誘導性RasV12変異細胞（Ras変異細胞）の樹立には，PiggyBacシステムをもとにして樹立することで非常に効率的に安定発現株（Ras変異細胞）を樹立することができる．Ras変異細胞の維持にあたっては，テトラサイクリン不含血清を使用することが必須である．
　Ras変異細胞樹立に必要なプラスミド（pTRE3G-RasV12など）については問合わせいただきたい．

❶ 10 cm ディッシュでサブコンフルエントに達した正常細胞とRas変異細胞をPBSで洗浄する．
❷ トリプシンを1 mL加える．
❸ 37℃で10分間処理する．
❹ トリプシンと同量の1 mLのPBSを加える．
❺ ピペッティングにより細胞同士をほぼ完全に解離させる[※9]．

> ※9　P1000 ピペットなどを用いる．

❻ 適量の培養用メディウムを加え撹拌した後，15 mLチューブなどに移し，細胞数をカウントする．
❼ 以下の割合になるように，新たな15 mLチューブに細胞液をつくる[※10, 11]．

> ※10　1 well あたり，1 mLとなるように細胞数を調製する．
> ※11　この段階では，テトラサイクリンを加えない．

正常細胞と変異細胞の混合比

35 mm ディッシュ（2 mL）	MDCK：RasV12-MDCK = 1.5×10^6 : 3.0×10^4
12 well プレート（1 mL）	MDCK：RasV12-MDCK = 6.5×10^5 : 1.3×10^4

❽ 細胞を播種する前に，1で準備したコラーゲンゲルを培養メディウムでリンスする[※12]．

> ※12　できたばかりのコラーゲンゲルは，水溶液を弾く．

❾ 混合した細胞液をコラーゲンゲル上に播種する[※13]．

> ※13　この段階ではドキシサイクリンを加えない．

❿ 培養メディウムにて，8〜12時間 培養する．
⓫ MDCK細胞の単一細胞層形成を確認した後，ドキシサイクリンを添加し，GFP-RasV12タンパク質の発現誘導を開始する．

⓬ 目的に応じて（下記の表を参照），ドキシサイクリン存在下で細胞を培養する．
⓭ 目的に応じた時間が経過した後，細胞の固定化へ進む．

観察したい細胞競合関連現象とタイムコース

cells	16時間後	24時間後
pTR-GFP-RasV12	細胞競合マーカーの集積検出（変異細胞内でのEPLIN集積など）	変異細胞の逸脱

3 コラーゲンゲル上の細胞染色

基本的に細胞免疫染色の方法と同じであるが，カバースリップを細胞およびコラーゲンゲルとともに，播種したwellより切り出す作業が必要となる．また，コラーゲンゲル中に試薬・抗体が残存するのを防ぐため，各操作においてPBS洗浄の時間などの条件が重要となる．

● 細胞の固定（以下12 wellプレート・スケール）

❶ 培地を除去し，PBS（0.5 mL）で1回洗浄する．

細胞固定

❷ 細胞固定のために，4％ PFA/PBS を加える．
❸ 暗所にて15分間静置する[※14]．

> ※14 静置するときは，蛍光の褪色を防ぐため，暗所にておこなう．

❹ PBS（0.5 mL）にて2回洗浄する．

細胞膜透過

❺ 0.5％ TritonX100/PBS（0.5 mL）を加えて室温で15分間静置する．
❻ 0.5％ TritonX100/PBSを除去し，PBSで2回洗浄する．

ブロッキング

❼ 1％ BSA/PBS（0.5 mL）を添加し，室温で1時間静置する．
❽ 細胞染色工程へ

● 免疫染色

❾ コラーゲンゲルでコートしたカバースリップを切り出す[※15]．

> ※15 丸いカバースリップの場合はチップなどで丹念にゲルからカバースリップを切り離す．

❿ 切り離したカバースリップをパラフィルムのうえにのせる[※16,17]．

> ※16 細胞面がうえになるように．
> ※17 洗浄中に抗体をブロッキング溶液で希釈しておく．

一次抗体反応

⓫ 18 mm角型カバースリップには80 μL，15 mm丸型カバースリップには50 μLの抗体希釈液を加える[※18,19]．

> ※18 抗体に応じて，室温で2時間，もしくは4℃でオーバーナイトの反応を行う．
> ※19 遮光トレイにいれ，乾燥防止のための濡れたキムワイプを入れておく．

⓬ PBS（0.2 mL）を抗体反応中のカバースリップに加え，同PBSを完全に除去する．
⓭ PBS（0.5 mL）をカバースリップに加え，5分間静置した後，PBSを完全に除去する．
⓮ ⓭をさらに2回くり返す．

二次抗体反応

⑮ カバースリップに希釈した二次抗体液[※20]を加え，室温で1時間静置する．

> ※20 二次抗体の希釈率：1/200，一次抗体と同量．

⑯ PBS（0.2 mL）を抗体反応中のカバースリップに加え，同PBSを完全に除去する．

⑰ PBS（0.5 mL）をカバースリップに加え，5分間静置した後，PBSを完全に除去する．

⑱ ⑰をさらに2回くり返す．

⑲ カバースリップに，PBSにて1/5000に希釈したHoechst33342をのせ，室温で10分間静置する．

⑳ PBS（0.5 mL）にて洗浄する．

㉑ スライドグラス上に細胞面がうえになるようにのせ，250 μL程度のMowiolを加え，24×50 mm角のカバースリップを泡が入らないように被せる．

㉒ 1晩室温でサンプルを固める[※21]．

> ※21 固定サンプルは，遮光して4℃保存可能．

㉓ 共焦点顕微鏡などで，サンプルを観察する．

 ## 実験例

本稿で解説した *in vitro* 細胞競合モデルシステムを用いて，MDCK変異細胞が正常細胞層から抜け出す様子を観察した（**図4**）．

 ## おわりに

本稿では，MDCK培養細胞を用いた *in vitro* モデルを紹介した．このシステムの利点の1つとして，変異細胞のapical extrusionを定量的に解析できる点である．この定量性を活かして化合物スクリーニングへの応用例もある[8]．*in vitro* モデルという簡便性から，変異細胞が排除される過程におけるさまざまな生物学現象を観察するツールとなり，領域間の架け橋となるモデルシステムであると言える．

一方，細胞競合モデルマウスを用いた *in vivo* 解析においては，腸管上皮組織以外のさまざまな組織においても細胞競合現象を観察することが可能となってきた．今後は *in vitro* モデルで観察された現象・分子機序が，組織ごとで異なる進展を見せるがんの発生機序にどのように影響するかなど，これまでのがん領域でのブラックボックスに光を当てることができると期待される．

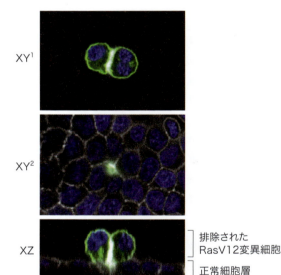

図4 RasV12変異細胞のapical extrusionの観察
XY¹はXY²よりも，より管腔側で水平方向にスライスした共焦点顕微鏡イメージ画像．XZは，変異細胞を垂直方向にスライスして観察している．青：核，緑：GFP-RasV12，白：アクチン．

今後の哺乳類の細胞競合研究にこれらモデルシステムが大きく寄与するのみならず，これにより見出された分子機序を応用したがん治療法の開発が加速することを期待したい．

文献

1) Hogan C, et al：Nat Cell Biol, 11：460-467, 2009
2) Tamori Y, et al：PLoS Biol, 8：e1000422, 2010
3) Norman M, et al：J Cell Sci,125：59-66, 2012
4) Kadeer A, et al：Sci Rep, 7：44328, 2017
5) Kajita M, et al：Nat Commun, 5：4428, 2014
6) Kon S, et al：Nat Cell Biol, 19：530-541, 2017
7) Saitoh S, et al：Proc Natl Acad Sci U S A, 114：E2327-E2336, 2017
8) Yamauchi H, et al：Sci Rep, 5：15336, 2015

● 著者プロフィール ●

丸山 剛：マサチューセッツ工科大学（ホワイトヘッド研究所）で，樹状細胞クロスプレゼンテーションおよびCRISPR/Cas9システムについて研究．現在は北海道大学遺伝子病制御研究室分子腫瘍分野助教．免疫系を含めた細胞間コミュニケーションに興味をもち，上皮細胞同士の相互作用という細胞競合研究に従事している．

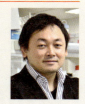

藤田恭之：北海道大学遺伝子病制御研究室分子腫瘍分野教授．ロンドンMRC研究所（グループリーダー）時代に，哺乳類の細胞競合現象を見出す．正常上皮細胞とがん細胞が互いをどのように感じ，対応しているか？この疑問を解明しながら，画期的ながん治療法を開発しようと日々研究生活を送っている．

● Connecting the Dots ●

　私は抗癌剤をつくるべく，天然物の全合成研究にたずさわっていましたが，分子細胞生物学の研究の必要性を感じていました．そこで，ストレス応答性MAPKKKのひとつであるASK1というアポトーシスに関わるストレス応答性MAPキナーゼの研究に従事することとしました．卒業後は，よりマクロな視点から生物をみる目を養うため，MITの研究所（Hidde Ploegh教授）にて，細胞間のクロストーク，特に樹状細胞による抗原提示機構とがんを攻撃するT細胞の活性化制御を中心としたマウス解析を行おうと考えていました．ボストンでの研究がはじまってから，毎晩文献を読みあさり，朝がくるまで考えごとをする日が続きましたが，楽しくてたまりませんでした．研究生活で特段の苦はありませんでしたが，毎週くる「地獄の水曜日ミーティング」だけは忘れられません．毎週水曜日のミーティングでは，研究の進み具合の如何にかかわらず，すべてのラボメンバーが等しく当てられる可能性がありました．完全にランダムで当てられるので，毎週火曜日の夜は，緊張とプレゼンの準備で全く寝る暇がありませんでした．"Who's up today?"と友達が口を開き，「今日はたぶん誰々だよ！」という他愛もない「日常」会話は，当時本気で緊張していた私にとっては全く忘れることができない非日常です．ただ，面白いことに半年が経った頃には，いつの間にか慣れて，ほとんど準備無しの即興プレゼンができるようになっていました．これが教授の狙いだったのでしょうか？帰国後，研究生活は少しかわった気がします．あの自由に研究できる環境にまた飛び込んで行きたいと思いながら，将来はそんな研究環境を自ら作りたいと密かに思っています．（丸山　剛）

次回は 遺伝子発現解析の基準となるデータを快適に検索できるウェブツール「RefEx」（仮）

各研究分野を完全網羅した最新レビュー集

実験医学増刊号

年8冊発行　[B5判]
定価（本体5,400円+税）

Vol.36 No.2（2018年1月発行）

がんの不均一性を理解し、治療抵抗性に挑む
がんはなぜ進化するのか？再発するのか？

編集／谷内田真一

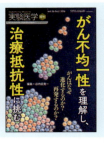

新刊!!

<序>　　　　　　　　　　　　　　　　谷内田真一

概論 がんの不均一性の理解を深めることでがんを克服できるか？　　谷内田真一

第1章　がんの不均一性の理解とがんの生存戦略

<1>病理組織学的観点からみた，がんの不均一性
　　　　　　　　　　　　　　　野島　聡，森井英一
<2>臨床現場で経験するがんの不均一性　　松本慎吾
<3>病理解剖からがんの不均一性に迫る―ARAP（Akita Rapid Autopsy Program）の取り組み　　前田大地
<4>骨髄異形成症候群の病態とクローン進化　　小川誠司
<5>固形がんのゲノム，エピゲノムにおける空間的・時間的多様性と治療戦略　　齋藤衆子，三森功士
<6>シングルセル解析とがんの不均一性
　　　　　　鹿島幸恵，鈴木絢子，関　真秀，鈴木　穣
<7>がんの不均一性を解明するための組織取得技術（GCM）の開発
　　　　森本伸彦，船崎　純，堀　邦夫，髙井英里奈，谷内田真一
<8>三次元培養細胞分離装置によるがん不均一性の解析
　　　　杉浦慎治，田村磨聖，渋田真結，加藤竜司，金森敏幸，柳沢真澄
<9>イメージング質量顕微鏡を用いたがんの不均一性の解析　　新間秀一
<10>がん微小環境とがんの不均一性　　押森直木

第2章　がんの不均一性に伴うがんゲノムの進化

<1>発がん・進展に伴い不均一性を生み出すゲノム進化プログラム　　柴田龍弘

<2>エピジェネティクスとがん進化　　福世真樹，金田篤志
<3>遺伝統計学における選択圧解析とがんゲノム進化解析　　岡田随象
<4>個人の一生におけるがんゲノムの進化　　斎藤成也
<5>進化遺伝学とがんゲノム解析　　藤本明洋
<6>数理モデル研究による腫瘍内不均一性と治療抵抗性への挑戦　　新井田厚司，宮野　悟
<7>がんにおける変異と進化のシミュレーション　　土居洋文

第3章　がんの不均一性の克服に向けて

<1>血漿遊離DNA解析によるがんゲノム解析　　油谷浩幸
<2>血中遊離核酸を用いたがん研究の最前線―CNAPS Xの最新情報　　髙井英里奈
<3>末梢血循環腫瘍細胞はがんの不均一性を俯瞰的に評価できるのか？　　洪　泰浩
<4>がんの分子標的薬耐性機構の不均一性とその克服　　矢野聖二
<5>エストロゲン受容体陽性乳がんにおける治療耐性獲得メカニズムの新展開　　藤原沙織，中尾光善
<6>成熟リンパ系腫瘍の多様性に潜む共通の発症メカニズム　　加藤光次，菊繁吉謙，赤司浩一
<7>ゲノム解析による骨軟部腫瘍の多様性の解明と治療標的・バイオマーカーの探索　　平田　真，松田浩一
<8>神経膠腫の不均一性による治療抵抗性とその治療戦略　　武笠晃丈
<9>リンパ球レパトアシークエンスによるがん免疫微小環境解析　　石川俊平
<10>がんゲノムの進化と免疫チェックポイント阻害剤　　吉村　清

展望 がんの不均一性を標的にした新しい治療戦略を考える　　佐谷秀行

発行　**羊土社 YODOSHA**
〒101-0052　東京都千代田区神田小川町2-5-1　TEL 03(5282)1211　FAX 03(5282)1212
E-mail：eigyo@yodosha.co.jp
URL：www.yodosha.co.jp/

ご注文は最寄りの書店、または小社営業部まで

Update Review

本コーナーでは，特集とは異なる視点から生命科学の最前線にフォーカスし，新たな生命現象の発見や方法論の誕生，臨床応用の動向まで，分野の先端に立つ先生方によるブロードな総説形式でお届けします．

IP₃受容体のチャネル開口機構の最新知見

濱田耕造，御子柴克彦

IP₃受容体はCa²⁺チャネルとして機能することでさまざまな生命現象や疾病に関与するが，IP₃によるチャネル開口機構は不明であった．クライオ電子顕微鏡の最新技術により，チャネルから長く伸展したカルボキシル（C）末端とIP₃結合部位が直接結合した原子モデルが構築され，C末端を介したチャネル開口機構が提案された．一方，X線結晶構造解析により巨大な細胞質ドメインにIP₃が結合してアロステリックな構造変化を起こすこと，機能解析によってリーフレット構造がチャネルへ構造変化を伝達することが見つかった．IP₃受容体の構造と機能の新知見を概説し展望を述べる．

はじめに

細胞は情報の伝達に化学信号を利用する場合が多い．化学信号の一つであるIP₃（イノシトール1,4,5-三リン酸）はほとんどすべての動物細胞で利用されているセカンドメッセンジャーである．細胞外の刺激物質が細胞膜のGタンパク質共役受容体や受容体チロシンキナーゼに結合するとホスホリパーゼCを活性化し，細胞膜からIP₃が産生される．IP₃はIP₃受容体に結合し主に小胞体からカルシウムイオン（Ca²⁺）を放出する[1]．IP₃受容体の遺伝子変異や欠損は，脊髄小脳失調症や無汗症などの病態を起こし，その機能は受精から発生・分化，神経変性やがんなど広範に関与する．IP₃受容体は8億年前から生息する単細胞生物にも存在し[2]，生命活動の根幹にかかわる．

1970年代に筆者の一人である御子柴はパスツール研究所でJ. P. Changeux教授とともにP₄₀₀というタンパク質の研究を行い，それが運動失調症状を呈する突然変異マウス小脳で激減していることを見出した[3]．帰国後1989年にP₄₀₀がIP₃受容体であることを発見し[4]，

世界に先駆けIP₃受容体が2,749アミノ酸残基から成る巨大な膜タンパク質であり[5]，そのアミノ（N）末端にはIP₃結合部位，カルボキシル（C）末端にはCa²⁺を透過するチャネル領域，その間に巨大な調節・カップリング領域があること（図1A），そしてこの巨大分子が会合し四量体としてチャネルを形成することを解明した[6]．さらに「IP₃結合コア」[7]とそれを負に調節する「サプレッサー領域」[8]を同定し（図1A），X線結晶構造解析でおのおのの構造を決定した[9)10]．しかし，「IP₃がIP₃受容体に結合し，物理的にどのようにしてチャネルを開けるのか？」という最も根本的な問いに長い間答えられなかった．

われわれはIP₃受容体の精製標品を負（ネガティブ）染色して電子顕微鏡（電顕）で観察し，IP₃結合部位がCa²⁺を透過するチャネル領域から離れていることを提案した[11)12]．近年の構造解析技術の進歩は目覚ましく，昨年ノーベル賞を受賞したクライオ電顕の技術革命により四量体IP₃受容体の原子モデルが構築され，IP₃結合部位とチャネル部位が80Å以上離れていることが確定した[13]．では，どのようにしてIP₃は80Åも離れた

New recent evidence for the gating mechanism of IP₃ receptor
Kozo Hamada/Katsuhiko Mikoshiba：Laboratory for Developmental Neurobiology, Brain Science Institute, RIKEN（理化学研究所脳科学総合研究センター発生神経生物研究チーム）

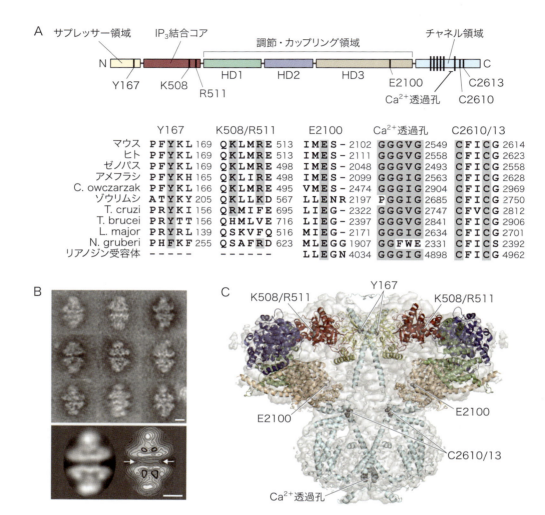

図1 IP₃受容体の一次構造と立体構造
A）アミノ末端（N）にはサプレッサー領域（黄），IP₃結合コア（赤），カルボキシル末端（C）にはチャネル領域（水色）が位置し，その間にヘリカルドメイン（HD1：緑，HD2：青，HD3：小麦色）を含む巨大な調節・カップリング領域がある．チロシン残基（Y167）[25]，グルタミン酸残基（E2100）[28]，そしてシステイン残基（C2610とC2613）[29]はIP₃によるCa²⁺放出活性に必須のアミノ酸残基．図中リジン・アルギニン残基（K508とR511）はIP₃結合に必須のアミノ酸残基[7]．アミノ酸配列番号は，マウス1型IP₃受容体[5]に従う．B）精製IP₃受容体をネガティブ染色し撮影したhead-to-headアセンブリの電子顕微鏡像．上黒バーおよび下白バーは100Å（文献12より転載）．C）IP₃受容体の立体構造．クライオ電顕マップ（EMDB-6369）にX線結晶構造（5X9Z）をフィットさせ作成．ドメインの色は図1Aと同じ．チャネルドメイン（水色）はクライオ電顕構造（3JAV）から作成．簡略化のため4つのサブユニットのうち2つのみ表示．

チャネルを開けるのだろうか？

電顕によるIP₃受容体の構造解析のはじまり

1998年より筆者の一人である濱田は生物分子工学研究所の電顕グループとともに電顕によるIP₃受容体の研究を開始した．その頃すでに世界的競争ははじまっていた．御子柴は1999年に藤吉好則教授により企画され播磨SPring-8で開催された国際会議「イオンチャネルの構造と機能」に招待され，濱田とともに参加して「IP₃受容体の構造と機能」と題した講演を行った．会議には，後にIP₃受容体のクライオ電顕構造を発表するQ. Jiang博士[14]，I. Serysheva博士[15]，佐藤主税

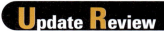

博士[16]が参加していた．単粒子解析のパイオニアであるJ. Frank教授（昨年ノーベル賞受賞）や電顕に携わる若手研究者も参加しており活気に溢れていた．類縁のリアノジン受容体のクライオ電顕構造は確立していたが，IP_3受容体の電顕構造は不均一で[17]，膜レプリカ電顕像と形・サイズが矛盾し[18]，混沌としていた．濱田らが観察をはじめた頃もどれが本当の形かわからず，機能を追跡し構造を解釈することの重要さを痛感させられた．条件検討していると，Ca^{2+}存在下で風車型の構造が観察されることを見つけ[11]，逆に徹底的にCa^{2+}を除くと特徴的な四角形で横から見ると「マッシュルーム型構造」が見えた[12]．これはすでに発表されていたさまざまなクライオ電顕構造[14)15]と異なったが，これまで研究室で蓄積してきた知見から，Ca^{2+}で構造変化するマッシュルーム型の粒子がIP_3受容体の真の姿に違いないと確信した（図1B）[12]．さらに，ヘパリン-金コロイド[11]や限定分解の実験に基づきIP_3結合コアがチャネルから離れている構造モデルをはじめて提案した[12]．競争相手であったSerysheva博士は異なる構造モデルを発表していたが[15]，後にGordon Research Conferenceで「濱田らのものが最も正しかった」と御子柴に話した．おそらく多くの研究室のなかからわれわれの精製法を採用し，クライオ電顕でマッシュルーム型構造をすでに確認していたため，そのような発言になったのであろう．

クライオ電顕とX線結晶構造解析のブレイクスルー

2014年のNature誌にJ. Frank教授を含む3つの研究グループからリアノジン受容体の近原子分解能のクライオ電顕構造が発表された[19]~[21]．これらは共通して骨格筋の筋小胞体膜を可溶化後アフィニティー精製し，液体エタン中で急速凍結し液体窒素温度にて電顕データを得ている．すべてY. Cheng博士の方法[22]に基づいて電子線直接検出カメラで記録した画像を平均化しており，単粒子解析にはRelionが使われている．この頃IP_3受容体のクライオ電顕構造も解かれたと海外から情報が届き，その数カ月後にIP_3受容体の4.7Å分解能のクライオ電顕構造（図1C）がNature誌に発表された[13]．

一方，われわれは2000年から遺伝子工学を用いてIP_3結合部位からチャネル部位につながる細胞質側の領域を昆虫細胞で大量に発現・精製し結晶化する試みを開始していた．2008年にはじめて細胞質ドメインの微結晶を得た．2010年から大型放射光施設SPring-8でX線回折実験をはじめ，メールインによる遠隔操作を駆使して結晶化条件の精密化を行った．試行錯誤の結果，2,217アミノ酸残基から構成されるIP_3受容体細胞質ドメインのロッド状結晶と1,585アミノ酸残基からなる細胞質ドメインの双角錐状結晶を得ることに成功した[23]．PDBに公開されたクライオ電顕モデルを応用し5.8～7.4ÅのX線回折データから構造モデル（図1C）を構築した[23]．クライオ電顕のマップ（EMD-6369）とX線結晶構造はおおむね一致し，X線結晶構造でもIP_3結合部位がチャネル領域まで80Å以上離れていることが確かめられた[23]．

IP_3受容体のクライオ電顕構造とX線結晶構造の比較

PDBに登録されたクライオ電顕モデル（PDB ID：3JAV）の5-2218アミノ酸残基および5-1585残基の構造をサーチモデルとして分子置換法により位相決定を試みても解が得られなかった．クライオ電顕構造の567-2217残基を3つに分割したヘリカルドメイン（HD1-3），すでにX線結晶構造解析で解かれた7-577残基（3UJ4），計4つのドメインの位置を別々に分子置換で決め，はじめて解が得られた[23]．HD1とHD3は別々に位置を決めたにもかかわらず，図2Aのようにαヘリックスが配置されドメイン間がクラッシュせず接合面（インターフェース）が形成されている（図2A）．非対称単位中の2分子についても同様の結果であった．この領域にクライオ電顕構造を重ね合わると，みごとに一致した（図2A）．

一方，われわれのX線結晶構造（5GUG, 5X9Z, 5XA0, 5XA1）とクライオ電顕構造（3JAV）が異なる部位も明らかとなった．顕著なのはHD2ドメインの位置で，X線結晶構造に比べクライオ電顕構造のHD2はHD1を基準に52°回転している（図2B）．X線結晶構造ではHD2はHD1とのインターフェースを形成し接合していた．リアノジン受容体のクライオ電顕モデ

A X線結晶構造とクライオ電顕構造が一致する領域

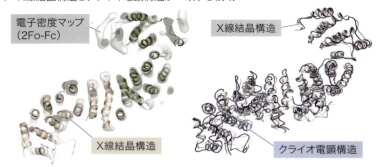

B X線結晶構造とクライオ電顕構造が一致しない領域

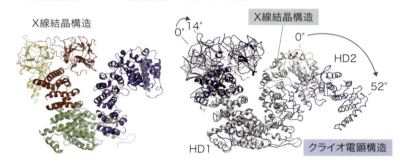

図2 X線結晶構造とクライオ電顕構造の比較
A) 左はX線結晶構造（5X9Z）のHD1，HD3，電子密度マップ．右はX線結晶構造（灰色）のHD1とHD3とクライオ電顕構造（3JAV）（青）の重ね合わせ．**B)** 左はX線結晶構造で右はクライオ電顕構造（青）とX線結晶構造（灰色）との重ね合わせ．ドメインの色は図1と同じ．（AとBは文献23よりフォーマットを改変）

ルでもこれに相当するインターフェースが確認できる．しかし，IP$_3$受容体のクライオ電顕構造にはこのインターフェースは形成されておらずHD2とHD1は解離している（**図2B**）．IP$_3$結合コア領域の位置を比較すると，X線結晶構造に対してクライオ電顕構造は14°回転している（**図2B**）．この違いには2つの理由が考えられる．1つは，ドメインの位置がフレキシブルに変化する可能性である．もう1つはクライオ電顕画像を平均して得られる立体マップ（EMD-6369）とモデル（3JAV）が一致しない部位が散見されることから，マップによるモデルの精密化が不十分である可能性も指摘したい．

IP$_3$によるIP$_3$受容体チャネルのゲーティング機構の解明

さてIP$_3$によるIP$_3$受容体のチャネルのゲーティング機構はどのようになっているのであろうか．Seryshevaらのクライオ電顕構造はIP$_3$不在の構造である[13]．われわれはIP$_3$存在下・非存在下での結晶化条件を探索し結晶構造を解析した．**図3**はIP$_3$存在下での結晶構造（灰色）とIP$_3$非存在下での結晶構造（カラー）を重ねて示している．IP$_3$がIP$_3$結合コアにあるポケットに結合すると，HD1，HD2，HD3の位置が変化することが明らかになった．この構造変化の再現性を確かめるためHD3を除去したタンパク質でもX線結晶構造解析を行ったところ，同様にHD1およびHD2の位置がIP$_3$結合により変化することが確認された．これまでネガティブ染色[12]とFRET（Förster共鳴エネルギー

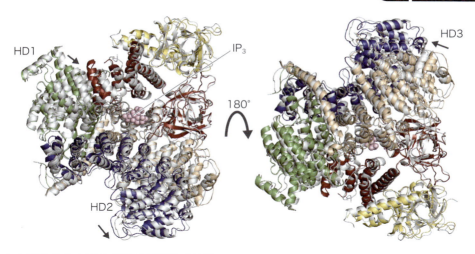

図3 IP$_3$存在下と非存在下のX線結晶構造の比較
IP$_3$非存在下で作製した結晶から得たサブユニット構造(カラーモデル)とIP$_3$存在下(灰色)のX線結晶構造をアミノ末端領域(アミノ酸配列番号7〜430)に重ね合わせた図.IP$_3$はピンク,ドメインの色は図1と同じ.左はIP$_3$結合コアをうえから,右は下から見た図である.矢印は,IP$_3$によるHD1領域,HD2領域,HD3領域の移動を示す.(文献23よりフォーマットを改変)

移動)による研究[24]でもIP$_3$による微小な構造変化が示唆され,これらとよく一致する結果であった.

Nature論文でIP$_3$結合コアと直接結合するとされているC末端[13]を50アミノ酸残基除去しても機能は低下せず上昇した[23].しかもクライオ電顕で構築されたC末端の原子モデルはクライオ電顕マップと一致せず,他のアイソフォームや他の動物種でアミノ酸配列が保存されていない.したがってC末端は必須でなく,調節部位であるとわれわれは結論した.またサプレッサー領域のαへリックスが隣のサブユニットと直接結合しているのでこれがチャネル機能に寄与すると提案しているが[13],このαへリックスを除去した欠損変異でも機能があり矛盾する[25].われわれの最新の機能実験(図4A)を総合すると,HD3が最も重要であることが判明した[23].HD3領域のユニークな小葉型構造(リーフレット)が唯一チャネル領域と物理的に接する部位で,これが構造変化を伝達すると示唆された.IP$_3$によるリーフレットの位置変化は微小だが,われわれはこれこそ長年謎であったIP$_3$によるチャネル開口機構そのものだと考え,機能解析によりさらにこの仮説を検証した.

リーフレット領域にある10〜11アミノ酸残基,または5〜6アミノ酸残基をすべてグリシン残基に置換した6種類の変異体を作製し,小胞体からのCa^{2+}放出活性を測定した(図4B左).その結果,リーフレットがチャネル部位に接していない5b領域のグリシン置換変異体では活性を示すが,チャネル部位に接している5a領域をグリシン残基に置換すると活性が完全に消失した(図4B右).また,HD3のヘリックスに接する5cおよび6G領域でも活性が消失することから,リーフレットがHD3から5c/6G領域および5a領域を経てチャネル領域へ構造変化を伝達することが判明した[23].以上の結果より,IP$_3$によるIP$_3$結合コアの構造変化は,クライオ電顕構造で示唆されたC末端[13]ではなく,巨大な調節・カップリング領域に反映され[23]結果としてリーフレットが中心軸から外側に移動しチャネルを開けるという新しいゲート機構をわれわれは提案した(図5).

結論と今後の課題

P$_{400}$としてIP$_3$受容体の研究がはじまってから40年の間,IP$_3$受容体のチャネル開口機構について2つの仮説があった.IP$_3$結合部位がチャネル近傍にあり直接チャネルを開けるという直接カップリング説[26]と,アロステリックな構造変化による長距離カップリング説[12,27]である.クライオ電顕とX線結晶構造解析の両者によりIP$_3$結合コアがチャネル部位から80Å離れていることが確認され,長距離カップリング説が正しいことは

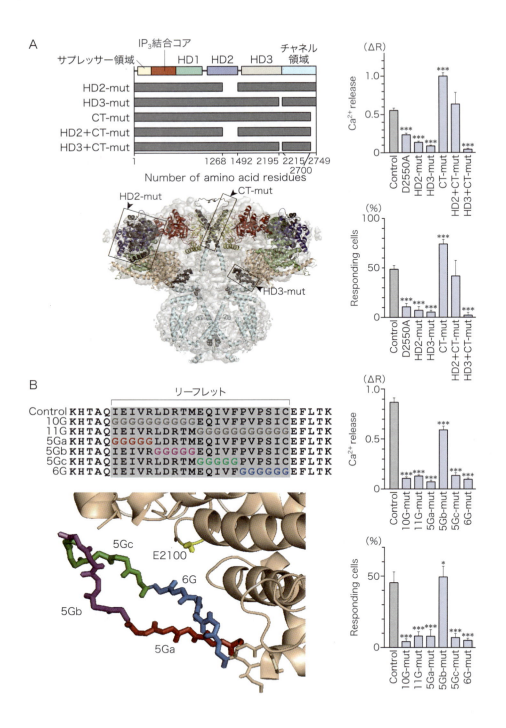

図4 IP₃受容体の細胞質ドメインの変異体

A) 左は作成した欠失変異体．右は小胞体からのCa²⁺放出活性を測定した結果．右上の棒グラフは小胞体Ca²⁺放出量（ピークの高さ）の平均値，右下の縦軸は刺激に応答した細胞の割合．**B**) 左はHD3にある5〜11アミノ酸残基をグリシン（G）に置換した部位．右上の棒グラフはCa²⁺濃度の変化量の平均値，右下の縦軸は刺激に応答した細胞の割合．（文献23よりフォーマットを改変）

実験医学
年間定期購読のご案内

生命を科学する　明日の医療を切り拓く

Experimental Medicine

羊土社

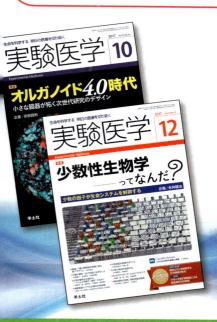
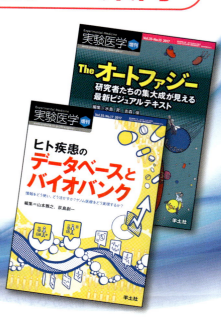

あなたの研究をトータルサポートする単行本も充実！

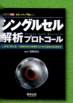
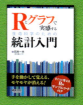

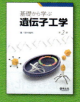
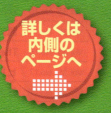

詳しくは内側のページへ

生命を科学する　明日の医療を切り拓く

実験医学

Experimental Medicine

毎月1日発行　B5判　定価（本体2,000円+税）

おかげ様で通巻600号を突破！

生命科学・医学の"いま"を知るための最良の選択肢としてご愛読いただいています！

特集では，テーマを俯瞰する「概論」，約6編からなる「各論」で分野の最先端をご紹介．**連載**では論文紹介から実験法，ラボ生活Tips，エッセイまで，"バラエティ豊かな内容"をお届けしています．

どのページにも執筆者と編集部の熱意が込もった誌面を，ぜひご覧ください！

特集　2018年も先端テーマをお届けします

1月号 Vol.36 No.1	**ナノポア・シークエンス革命**(仮)	企画／荒川和晴
2月号 Vol.36 No.3	**Neuroimmunology** 炎症から機能の相互作用へと広がる神経免疫の世界(仮)	企画／井上　誠
3月号 Vol.36 No.4	**Mycの多機能性はどこまで解ったか**(仮)	企画／奥田晶彦

編集顧問	井村裕夫　宇井理生　笹月健彦　高久史麿　堀田凱樹　村松正實
編集幹事	新井賢一　清水孝雄　高井義美　竹縄忠臣　野田 亮　御子柴克彦 矢崎義雄　山本 雅
編集委員	今井眞一郎　上田泰己　牛島俊和　岡野栄之　落谷孝広　川上浩司 小安重夫　菅野純夫　瀬藤光利　田中啓二　宮園浩平 （五十音順）

実験医学の詳細な情報はこちら

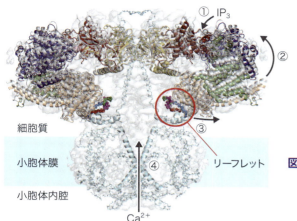

図5 IP$_3$受容体の動作モデル
①IP$_3$によりIP$_3$結合コアが構造変化し,②グローバルな構造に反映する.結果として③HD3のリーフレット構造が矢印の向きに動き,④Ca^{2+}チャネルの孔を形成するαヘリックスが外側に移動しCa^{2+}が放出される.

ほぼ間違いないだろう.これを可能にするグローバルな構造変化がX線結晶構造解析によりはじめて確認され,変異体の解析によりIP$_3$結合部位からチャネルに至る機能的な伝達経路が同定された[23].最新のクライオ電顕とX線結晶構造解析,そして機能解析を総合し,長年謎であった答えにようやくたどり着いたと言える.

しかし,その他の機能については多くの謎が残る.構造変化の伝達経路にアロステリック部位が存在し,特にCa^{2+}センサーに必須なE2100(図1)[28]やゲートキーパー領域のC2610/13(図1)[29]もこの伝達経路の近傍に位置する.Ca^{2+}センサーが構造変化に関与するのか,それともE2100の側鎖がCa^{2+}に配位するのか構造の安定化に寄与するのか明らかではない.リアノジン受容体ではC2610/13に相当するアミノ酸残基はZn^{2+}に配位するが[21],機能的意味は不明である.シトクロム c やBcl-xL,Akt/PKB[1]などはIP$_3$受容体のリーフレット近傍に作用する.これらが構造変化の伝達を調節することが示唆されるが,実験的検証は今後の課題である.立体構造が既知のリガンド作動性イオンチャネルのなかで,リガンド結合部位からチャネルまでの距離が80Åというのは最長で,他のチャネルに比べ伝達効率が悪く,なぜ8億年進化せず使われているのか不思議だ.head-to-head構造(図1B)の機能も不明で,Ca^{2+}による構造変化[12]の意味や動作原理も興味深い.

これらの課題に取り組むためにもクライオ電顕は魅力的な技術である.しかし,特に単粒子解析では,初期モデルが不明の場合には本稿で触れたようにサンプル調製の重要性も意識して活用する必要があるだろう.クライオ電顕と併せてX線結晶構造解析そして機能解析など多面的実験により検証することも忘れてはならない.クライオ電顕は超分子構造やオルガネラ構造の解析にも応用可能で[30],患者死後脳サンプルから構造決定した例もあり[31],臨床応用も可能かもしれない.国内に普及し,医学系・生命科学系研究者も,電子線直接検出カメラを装備した新世代クライオ電顕を気楽に扱える時代が待ち望まれる.

謝辞
本稿で紹介したわれわれの研究は主に宮武秀行(理化学研究所)と寺内明子(理化学研究所)との共同研究の成果である.X線結晶構造解析は中村勇樹氏(高輝度光科学研究センター),上野剛氏(理化学研究所),山本雅貴氏(理化学研究所),Ca^{2+}測定は中村京子氏(順天堂大学)に協力いただいた.

文献
1) Berridge MJ：Physiol Rev, 96：1261-1296, 2016
2) Alzayady KJ, et al：Mol Biol Evol, 32：2236-2253, 2015
3) Mikoshiba K, et al：Dev Neurosci, 2：254-275, 1979
4) Maeda N, et al：EMBO J, 9：61-67, 1990
5) Furuichi T, et al：Nature, 342：32-38, 1989
6) Maeda N, et al：J Biol Chem, 266：1109-1116, 1991
7) Yoshikawa F, et al：J Biol Chem, 271：18277-18284, 1996
8) Yoshikawa F, et al：J Biol Chem, 274：328-334, 1999
9) Bosanac I, et al：Nature, 420：696-700, 2002
10) Bosanac I, et al：Mol Cell, 17：193-203, 2005
11) Hamada K, et al：J Biol Chem, 277：21115-21118, 2002
12) Hamada K, et al：J Biol Chem, 278：52881-52889, 2003

13) Fan G, et al：Nature, 527：336-341, 2015
14) Jiang QX, et al：EMBO J, 21：3575-3581, 2002
15) Serysheva II, et al：J Biol Chem, 278：21319-21322, 2003
16) Sato C, et al：J Mol Biol, 336：155-164, 2004
17) Chadwick CC, et al：Proc Natl Acad Sci U S A, 87：2132-2136, 1990
18) Katayama E, et al：EMBO J, 15：4844-4851, 1996
19) Efremov RG, et al：Nature, 517：39-43, 2015
20) Zalk R, et al：Nature, 517：44-49, 2015
21) Yan Z, et al：Nature, 517：50-55, 2015
22) Li X, et al：Nat Methods, 10：584-590, 2013
23) Hamada K, et al：Proc Natl Acad Sci U S A, 114：4661-4666, 2017
24) Shinohara T, et al：Proc Natl Acad Sci U S A, 108：15486-15491, 2011
25) Yamazaki H, et al：J Biol Chem, 285：36081-36091, 2010
26) Boehning D & Joseph SK：EMBO J, 19：5450-5459, 2000
27) Hamada K & Mikoshiba K：Sci Signal, 5：pe24, 2012
28) Miyakawa T, et al：EMBO J, 20：1674-1680, 2001
29) Uchida K, et al：J Biol Chem, 278：16551-16560, 2003
30) Bäuerlein FJB, et al：Cell, 171：179-187.e10, 2017
31) Fitzpatrick AWP, et al：Nature, 547：185-190, 2017

Profile

筆頭著者プコフィール

濱田耕造：理化学研究所研究員．1991年，東京大学医学部保健学科卒業．東京大学大学院医学系研究科（生物医化学教室）にて高井克治教授の指導のもと脳内セロトニンの生化学的研究を行い博士課程修了．博士（保健学）．'98年より，東京大学医科学研究所（化学研究部：御子柴克彦教授）にてIP$_3$受容体の研究を開始し，科学技術振興機構研究員を経て，2011年から現職に着任．脳における機能タンパク質の動作原理を解明し疾病の予防や治療に役立てたい．

Book Information

カラー図解 脳神経ペディア
好評発売中

「解剖」と「機能」が見える・つながる事典

著／渡辺雅彦

- 脳神経の解剖や，神経核の機能・投射，感覚系・運動系のはたらきを，相互に関連づけながら整理して解説
  ⇒バラバラになりがちな構造と機能のピースがぴたりとはまる！
- 脳全体像の理解に役立つMRI画像も収録
- 医学生のほか，生命科学・医学分野の大学院生・若手研究者にもお勧め

◆定価（本体6,800円＋税）
◆フルカラー　B5判　286頁
◆ISBN978-4-7581-2082-1

＜構造＞と＜機能＞の知識をつなげ，すっきり理解！

発行　羊土社

未来をつなぐ風
Toward the Future of Science

本コーナーでは，ライフサイエンスの未来を支えるさまざまな活動を，当事者の声を交えて紹介します．

世界へ羽ばたけ！ 海外日本人研究者コミュニティ

　新年度を目前に控え，新たな研究環境へと移る方も多い時期かと存じます．なかでも特に海外への研究留学は，言語や環境の変化などが大きく，不安に考える読者も多いのではないかと思います．

　そのようななか世界各地で近年，日本人研究者の自主的な集まり（コミュニティ）が形成されています．これらのコミュニティの多くでは，定期的にセミナーが開催されたり，メーリングリストなどで随時情報交換が行われたりすることで，交流が深められています．

　今回は米国，シンガポール，中国，オーストラリアの各地にある8コミュニティの代表者に，コミュニティおよびその活動地域の魅力・特徴を紹介いただき，若い研究者へのメッセージとともにお届けします．渡航する方はもちろん，「いつか自分も海外に挑戦したい」と考える方に，ぜひお役立ていただけましたら幸いです．

（実験医学編集部）

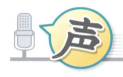

分野を超えたライフサイエンスネットワークの充実をめざして

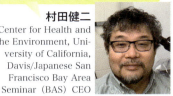

村田健二
Center for Health and the Environment, University of California, Davis/Japanese San Francisco Bay Area Seminar (BAS) CEO

❶ 活動地域の特色をお教えください

　われわれの活動拠点であるサンフランシスコベイエリア（以下，ベイエリア）は，南にシリコンバレーを，北にワインで有名なナパバレーを擁している，全米でも指折りの人口密度の高い地域です．また，カリフォルニア大学の各校やスタンフォード大学をはじめとする優れた研究・医療機関に加え，多くのITやライフサイエンス関連の企業が集結し，大学発のスタートアップ企業をも次々と生み出す地域でもあります．世界中から優秀な人材が集まって分野を超えて交流し，常に新しいものを生み出し続けている，そんなエネルギーに溢れています．

❷ コミュニティの規模や活動内容についてお教えください

　当会は，ベイエリアに在住する医学・生命科学系の日本人研究者を主な対象に，ライフサイエンスに関するセミナーの開催を軸として研究者同士の交流の支援を行っているEducational NPOです．Webやメール配信による情報の提供のみならず，我々が企画するセミナーに直接参加していただく事で広がる研究者同士の絆を大切にしています．近年は企業やライフサイエンス以外の分野の参加者も増え，おかげ様で，その登録者数は300を超えています．ベイエリア全域を対象に活動するコミュニティーは少なく，月に一度の割合で開かれるセミナーでは活発な議論がなされ，その後の懇親会では参加者同士が分野や年齢を超えて交流する様子が見られます．「セミナーに参加して最初の日本人研究者の知人ができました」という声も多く聞かれ，ベイエリアでの研

究生活の支援に一役買っていると自負しています．

❸ 海外へ挑戦する研究者へのメッセージをお願いします

確かに，住み慣れた場所から海外へ移動して仕事をする事を考えると，さまざまな不安を感じるのは当然のことです．ただし，日本の良い点，悪い点を含めて，思い切って海外に飛び出してみて初めて見えてくる，ワクワクドキドキするような景色がたくさんあります．チャレンジなくして進歩や成長は望めませんし，自分の未来は自分で切り開くものだと思います．人生は一度きりです．後悔しないよう，チャンスは逃さずチャレンジしてみてください．

Japanese San Francisco Bay Area Seminar (California NPO/UCSF CRO)
地域：米国サンフランシスコベイエリア
URL：http://bayareaseminar.blog42.fc2.com

シリコンバレーのバイオコミュニティを繋ぐ

赤松 謙子
Senior Principal Research Scientist, AbbVie/
Japan Bio Comminity, CEO

❶ 活動地域の特色をお教えください

Japan Bio Communityはサンフランシスコを中心とした，いわゆるシリコンバレーを拠点に活動しています．起業家同士のつながりから，続々とハイテク系ベンチャー企業が生まれる土壌にあります．バイオ関連では，UCSF，UCバークレー，スタンフォード大学などの基礎研究機関から，バイオテクノロジー，ライフサイエンス，医薬，医療・研究機器関連企業まで，日々イノベーションを生みだしています．

❷ コミュニティの規模や活動内容についてお教えください

バイオサイエンス，バイオビジネスにかかわる人たちが，分野，専門，出身，年齢などに関係なく情報交換できる，気軽に経験や悩みを分かち合える交流の場となることをめざした活動を行っています．具体的には，就職事情やビザ問題，最新のテクノロジー，経験談などを語らうフォーラムや交流会などのイベントを年に数回主催しています．なかでも，毎年100人規模で行う夏のBBQ大会は好評で，地域のバイオ系日本人コミュニティの交流に貢献しています．Japan Bio Communityは850人を超える登録者数を誇る非営利団体です．メンバーの利益になると考えられる情報に限り，求人の案内やイベントの配信も常時行っています．

❸ 海外へ挑戦する研究者へのメッセージをお願いします

米国西海岸は日本にいつでも帰れる近さでありながら，グローバリズムを肌で感じとれる地域です．失敗して何かを失うリスクより，新たに学べる知識と新しく得られるチャンスの方がずっと大きいはず．ワーク・ライフバランスの観点からも学べることがあるかもしれません．生活を楽しみ，家庭を大切にしながらも経済成長やイノベーションに貢献したい方，日本人のネットワークを活用し，新たな道を自力で切り開きましょう．

Japan Bio Community
地域：米国サンフランシスコベイエリア
URL：http://www.jpcbio.org

研究領域を超えた交流ができるコミュニティ

大須賀 覚
エモリー大学脳神経外科/
アトランタ日本人研究者の会代表

❶ 活動地域の特色をお教えください

アトランタはアメリカ南東部に位置する大都市で，多数の有名大学や研究機関が存在していて，学術的にとてもおもしろい街です．街には，免疫・感染症・臨床医学分野などで有名なエモリー大学，感染症予防の国際機関であるアメリカ疾病予防管理センター（CDC），世界トップレベルの工科大学であるジョージア工科大学，それ以外にも大学や会社の研究機関が多数存在しています．街は，とても緑豊かで美しく，気候も温暖で素晴らしい場所です．

❷ コミュニティの規模や活動内容についてお教えください

この会は，前述の機関で働く日本人が月に1回ほどの頻度で集まって，セミナーと懇親会を行っています．セミナーでは，会員の一人に自分の研究内容について，専門外にもわかりやすい平易な形で講演してもらっています．参加する研究者の専門分野はとても多彩で，セミナーの話題も免疫・ロボット・がん・疫学など，とても幅広くて，視野や知識がとても広がります．メンバーは，研究者のみならず，学生，会社員，弁護士，医師，音楽家（！?），その

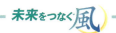

パートナーなど，制限なく，広い職種の方にご参加いただいています．この会は，新たなネットワーク作り，日本人留学生へのサポート，新たな知識・技術を広げること，共同研究の展開などに貢献しています．

❸ 海外へ挑戦する研究者へのメッセージをお願いします

海外留学では，英語の能力向上や，新しい知識や技術が身につくとともに，多数の素晴らしい友人に出会うことができます．海外で活躍している日本人に出会えることも，海外留学の醍醐味の1つです．皆さんは，海外に飛び出ると，とても孤独になるのではと心配しているかもしれません．そんなことはないです．安心してください．たくさんの日本人の仲間が海外で皆さんが来るのを待っています．ぜひ，挑戦してみてください！

アトランタ日本人研究者の会

地域：米国南東部 アトランタ
URL：https://www.facebook.com/groups/1672061929701877/

研究機関が揃うNYで垣根を超えた交流を

能丸寛子
Albert Einstein College of Medicine/
JMSA New York Life Science Forum 2018
運営委員長

❶ 活動地域の特色をお教えください

JMSA New York Life Science ForumはNew Yorkを拠点として年に一度，日本語でのシンポジウムを開催しています．New Yorkは金融や芸術の最先端というだけではなく，トップレベルの研究・医療機関が揃っており，300人以上の日本人研究者が働いています．われわれは施設や分野の垣根を超えた交流の場としてフォーラムを運営しています．

❷ コミュニティの規模や活動内容についてお教えください

われわれは現在11の研究・医療機関に所属する23人で，年に一度のフォーラム開催（2018年4月7日）に向け月に一度ミーティングを行っています．昨年のフォーラムにはNY内外から12名の講演者に発表していただき300名ほどの方に参加していただきました．今年の講演内容もライフサイエンス分野だけでなく，コンピューターサイエンスや，キャリアパス，科学政策など多岐にわたる予定です．また，家族で楽しめるサイエンスフォーラムをめざし，フォーラム当日に子育てセミナーやアートやダンスなどのお子様向けのイベントも開催しています．さらに，お子様が研究者と一緒に実験を行うキッズイベントも別日で開催しています．

❸ 海外へ挑戦する研究者へのメッセージをお願いします

New Yorkは他の地域に比べると日本人も多く日本食も充実しているため，住みやすい地域です．それでも慣れない海外暮らしでたいへんなこともありますが，日本にいた頃は想像もしていなかった貴重な経験もできると思います．最近，留学する日本人研究者が減っているというのはこちらでも実感しているので，ぜひ海外にチャレンジしてください！

JMSA New York Life Science Forum

地域：米国ニューヨーク
URL：http://jmsa-nyc-forum.org

革新的な街・ボストンの日本人コミュニティ

村上しづか
Takeda Pharmaceuticals International Co. /
ボストン日本人研究者交流会幹事長

❶ 活動地域の特色をお教えください

ボストン付近には，ハーバード大学・MIT・タフツ大学・ボストン大学など世界有数の大学が所在しています．大学や関連病院・研究施設に加えて，バイオベンチャー・製薬企業も集中しています．基礎研究から臨床応用，ベンチャー企業をも巻き込んだ医学研究の飛躍を身近に感じられます．また分野を超えた共同研究もさかんに行われ，常に新しいモノが生み出されています．伝統の重みとイノベーションの勢いの両方が感じられる場所です．

❷ コミュニティの規模や活動内容についてお教えください

当会は，ボストン界隈に在住の幅広い分野の日本語話者が集い，知的な議論を交わし，ネットワークを構築するためのコミュニティです．2000年の発足以来，9月から翌年5月までの9カ月間，毎月定例の講演会と懇親会を開催しています．定例講演会は「敷居は低く，内容は深く」を軸に，医学・経済・司法・宇宙に至るまで，多種多様な分野を専門家がわかりやすく解説します．登

録者数は約1,300人，年1回9月に開催される基調講演では200人近くの方にご参加いただき，毎月の定例講演会にも100人近くの方々が一堂に会す大きなコミュニティです．研究者だけでなく，民間企業駐在員や地元に住む日本人など，どなたでも気軽にご参加いただけるのが特徴です．

❸海外へ挑戦する研究者へのメッセージをお願いします

留学には漠然とした興味をもちつつも，一歩が踏み出せない方は多いと思います．しかし，世界最先端の研究環境・世界中から集う研究者との出会い・日本では味わえない日本人同士の交流など，予想を超える素晴らしい経験が多く待っています．それは，間違いなく皆さんの一生の財産となるはずです．最初は不安の方が大きいかもしれませんが，皆さん日本人コミュニティも生かし元気に活躍されています．ボストンでお会いできることを楽しみにしています．

ボストン日本人研究者交流会
地域：米国ボストン
URL：http://www.boston-researchers.jp/

コンパクトに凝縮されたコミュニティ

伊藤秀城
Institute of Medical Biology, Agency for Science, Technology and Research (A*STAR), Singapore/Japanese Association of Scientists in Singapore (JASS) 代表幹事

❶活動地域の特色をお教えください

JASSの活動地域である，シンガポール共和国は，多民族国家であることに加え，国外からの労働者も全人口の3割弱を占めるため，非常に国際色豊かな環境にあります．大学や科学技術研究庁（A*STAR）が主な拠点となり，応用研究を中心とした政府主導の科学技術政策が推進されています．また，各地域ごとに研究分野がまとまっており，私の所属する研究所があるバイオポリスには，生命科学系の研究所や企業が集積しています．

❷コミュニティの規模や活動内容についてお教えください

シンガポールは東京23区と同等の大きさと非常にコンパクトなため，JASSには全国各地（！）から参加者が集まります．現在，メーリングリストの登録者は約400名であり，毎回のイベント参加者は30〜50名程度です．大学や研究機関に勤める研究者に留まらず，企業や政府機関の方々，留学中の学生など，幅広い背景・年齢層の方々が，一堂に会するのがJASSの魅力です．これまでの実績として，月に1回程度のセミナー，不定期にポスター発表会や交流会を開催しています．セミナーでは国内外から来られた講師の方々に，最新の研究内容を発表していただいております．特に質疑応答が盛り上がり，その後の懇親会でも白熱した議論が交わされることもしばしばです．

❸海外へ挑戦する研究者へのメッセージをお願いします

シンガポールは英語が公用語であるため，新たに言語を習得する必要がありませんし，世界中から人が集まっていることもあり，英語が苦手な方にも優しい国です．「海外」という環境を楽しみたい方には，少々物足りないかもしれませんが，日本と同じような日常生活を送ることが可能です．それ故，余計なことに悩まされず，研究に集中できる環境が整っています．シンガポールへ出張や留学の際は，ぜひJASSのイベントにお立ち寄りください．

Japanese Association of Scientists in Singapore
地域：シンガポール
URL：https://www.facebook.com/JASS.information/

中国全土をカバーする在中日本人研究者の会

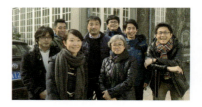

河野洋治
中国科学院 Shanghai Center for Plant Stress Biology/在中日本人研究者の会代表
（筆者は左から4人目）

❶活動地域の特色をお教えください

在中日本人研究者の会は，中国全土をカバーする日本人研究者コミュニティです．近年，中国においても日本人研究者がPIや研究員として勤務することが増えてきました．しかしながら，まだまだ日本人研究者の数が少ないため，個人で得られる情報に限りがあります．在中日本人研究者の会は，専門分野などに関係なく，会員が円滑に研究をスタートできるように情報交換でき

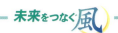

る場となることをめざしています．

❷コミュニティの規模や活動内容についてお教えください

現在，東は上海，西はミャンマーとラオスの国境近くの雲南省のシーサンパンナまで42名の会員がいます．また，研究者だけでなく，科学技術振興機構，理化学研究所，日本学術振興会の中国事務所の方々とも密接に連絡をとりながら，主にグラントや中国で生活するためのコツなどの情報共有をしています．メーリングリストやWeChat（中国版LINE）を通じた情報交換がメインで，緩やかに結びついています．物理的に距離が離れているため，全員が直接顔を合わせて活動をすることは難しいですが，主要な都市では不定期に会員が集まることがあります．

❸海外へ挑戦する研究者へのメッセージをお願いします

海外に飛び出す最大のアドバンテージは，自分の研究（価値）を多様な視点から評価してくれる場，あるいは，人に会えることだと思っています．私の場合は，私の研究分野が研究所のめざしている方向性と一致したことにより，上海で独立することができました．留学するあるいは独立するというと欧米がメインですが，中国の研究レベルや環境は飛躍的に向上しており，日本人研究者のキャリアパスとして中国で研究を行うという選択肢をもっと考慮してもよいと思っています．

在中日本人研究者の会
地域：中国
URL：http://www.sti-lab.org/japan

シドニーの食，ワイン，そして研究者間交流

菊地 和
ビクター・チャン心臓病研究所発生・幹細胞生物学部門室長／シドニー日本人研究者会代表

❶活動地域の特色をお教えください

われわれの活動地域であるシドニーは近代的景観と豊かな自然が共存する国際都市です．近郊には美しいビーチや公園が点在し，研究の疲れをいやしてくれます．また，シドニーは，THE世界大学ランキング100位以内の豪州6大学のうち，ニューサウスウェールズ大学とシドニー大学を擁する学都でもあります．海外からの学生やポスドクが非常に多く，大学には若さがあり，研究者同士の関係はフラットで共同研究がとてもさかんです．

❷コミュニティの規模や活動内容についてお教えください

シドニー日本人研究者会には多様な専門背景をもつ15人ほどの研究者が参加しています．主な活動内容は年に4回ほど開催する研究者会です．在豪20年を超えるベテランから新人まで，旬なレストランに集い，豪州の多様な食文化を学びつつ，研究やキャリアプランの悩みなど，ざっくばらんに話し合い明日への活力を得ています．シドニーは豪州で最も歴史のあるワイナリー，ハンターヴァレーを北に抱えるワインどころです．美味しいワインをお供に話もはずみ，時間もついつい押し気味になりますが，シドニーの夜は非常に安全で，美しくライトアップされた大聖堂や市庁舎を眺めつつ，公共の交通機関を利用して安心して帰宅することができます．

❸海外へ挑戦する研究者へのメッセージをお願いします

海外でマイノリティとして働くことは人間的に大きく成長するきっかけになります．だれでもそんな貴重な体験ができる職業が研究者です．生活面の不安や家族が乗り気でないなど，いろんな理由があるかもしれませんが，一歩踏み出して違う景色を見るのも有意義ではないでしょうか．活躍の場所にシドニーもいいかもしれません．美しく活気があり安全で，子どもにみなとても親切です．独身者にも家族にも素晴らしい都市です．

シドニー日本人研究者会
地域：オーストラリア・シドニー
URL：http://uja-info.org/communities/シドニー日本人研究者会/
メール：ujasydney@gmail.com

創薬に懸ける
日本発シーズ、咲くや？ 咲かざるや？

企画／松島綱治（東京大学大学院医学系研究科）

第7話　日本発HDAC阻害剤の発見ストーリー

筑波大学産学連携部産学連携URA／つくばグローバル・イノベーション推進機構産学交流コーディネータ
上田博嗣

> **ロミデプシンとは…**
>
> ロミデプシン（ISTODAX®）は1988年に細菌 *Chromobacterium violaceum* の培養液から筆者が単離した，黎明期の日本発がん分子標的薬（エピジェネティクス制御抗がん剤）である[1)2)]（**図1**）．本剤は米国セルジーン社より，T細胞リンパ腫（PTCL）や皮膚性T細胞リンパ腫（CTCL）の治療薬として販売されており，2017年7月より日本においてもPTCLの治療薬として承認されている．本剤を見出したことにより，遺伝子の転写制御にかかわるヒストン脱アセチル化酵素（HDAC）が抗がんの有望な標的と成りうることを明らかにすることができた．ロミデプシンは，リジットな三角錐様構造により細胞内に容易に侵入し，細胞内で構造中のS-S結合が開環することによって強力なHDACの阻害活性を示すという，プロドラッグ型天然物としても非常にユニークである[3)]．

はじめに

アレクサンダー・フレミングが，コンタミネーションしたアオカビから世界初の抗生物質となるペニシリンを発見したような，セレンディピティで見つけることのできる薬の種は，すでに見つけ尽くされたというのが通説かもしれない．しかし，私はそうは思っていない．ゲノム創薬の時代になろうとも，その時々の最先端の創薬ツールを使ったとしても，一番先に全く新しいモノを見つけるためには"直観"が必要である．"直観"による新しい薬の発見は，金鉱探しにもたとえられるが，それは決して当てずっぽうではなく（おそらく金鉱探しも），自らの経験に基づき，いかに与えられたチャンスを逃さず，誰よりも早く，真っ先に拾い上げる感性を持つかであると思っている．

藤沢薬品筑波探索研究所

今から，もう30数年以上前の話になる．大阪市淀川区にあった藤沢薬品工業（後に山之内製薬と合併して，アステラス製薬になる）の中央研究所に入社した私は，1982年度末に，大阪の中央研究所から茨城県の筑波郡豊里町の東光台研究団地に施設した筑波探索研究所へ大阪からの第一陣として赴任した．藤沢薬品は，セファメジン等の抗生物質で名を馳せた会社である．セファメジンの生産研究で培った天然物創薬の新たな広がりをめざして，また筑波への布石の第一陣としての異動であった．当時の筑波は，"陸の孤島"と揶揄された様に東京から2時間近くかかる不便なところであり，夜になると人気もまばらな街であった．それでも筑波への引っ越しの転居案内に，3年後の1985年開催のつくば科学万博について記して，にぎやかな街となるのを楽しみにしていた．残念ながら，つくば科学万博開催

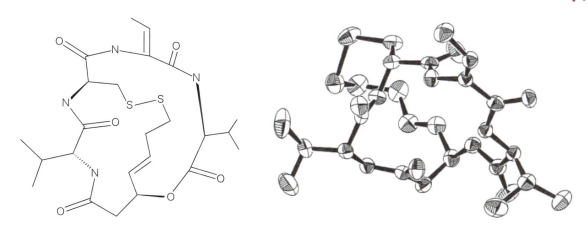

図1　ロミデプシンの構造

期間中は筑波（1987年につくば市が誕生）にはいなかったのだが．

自治医科大学造血発生研究所

当時，細胞工学技術はまだ先端技術の一つだったので，その分野に多少経験がある私は，細胞培養研究グループに配属され，株化細胞から新しい生理活性物質を探索する研究に従事した．米国 Roswell Park Memorial Institute から供与されたヒト由来の株化細胞をいろいろな条件で培養しては，顕微鏡で観察しながら，評価用のサンプルを作製する毎日であった．その傍ら，大阪大学の11代総長故 山村雄一先生との共同研究で，がんの免疫療法剤の1つであった BCG-CWS の免疫応答等も研究していた[4]．しかし，新しい医薬品を見つけだす知恵もなく，また自分のもつ細胞工学技術を十分生かせないでいた．そこで当時の上司の奥原正國氏（現 会社顧問）のありがたい配慮により，友人の自治医科大学の故 斎藤政樹先生を紹介していただき，1984年末から1986年初頭まで，自治医科大学造血発生研究所へ留学させてもらった．自治医科大学では，血液学とがん遺伝子研究の基礎を勉強することができた．当時，斎藤研究室には，元吉和夫先生，須田年生先生，大田雅嗣先生，明石真言先生，畠 清彦先生，野尻久雄先生や古川雄祐先生ら，今やそうそうたる研究・教育の第一人者となられた先生方がおられ，日頃の討論等で非常によい刺激を受けることができた（**写真1**）．ま

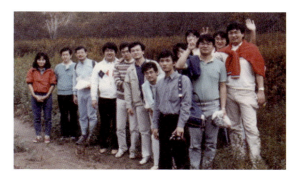

写真1　自治医科大学造血発生研究室のメンバー
日光へのピクニックにて：左から4人目が筆者．

た，東京大学医学部の第三内科の故 平井久丸先生からは，いくつかのがん遺伝子の供与とともに，NIH3T3を用いたトランスフェクション法によるがん遺伝子の検出方法を伝授していただき，日夜，白血病細胞や臍帯血の幹細胞への遺伝子導入を試みていた．1年あまりの自治医科大学での研究生活は，大した成果も出ないうちに終了したが，幸いいろいろながん遺伝子による初期形質転換細胞の微妙な形態変化の違いを見分ける力（trained eye）が身についていた．

筑波研究所醗酵探索部門

藤沢薬品の筑波研究所の醗酵探索部門にもどったある日，当時のがんグループのリーダーであった後藤俊

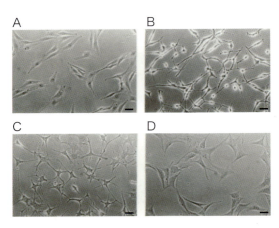

図2 ロミデプシンを発見したスクリーニング系
A) NIH3T3細胞．B) Ha-*ras*形質転換細胞（Ras-1）
(B) の形態を (A) に変えるサンプルを天然物サンプルよりスクリーニング．バクテリア由来サンプルWB968に狙った活性を見出し，ロミデプシンを単離した．C) ロミデプシン0.25 ng/mL処理Ras-1細胞．D) ロミデプシン2.5 ng/mL処理Ras-1細胞．

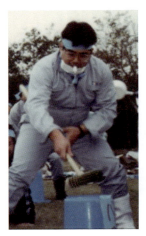

写真2　作業着の筆者
会社イベントにて作業着でパフォーマンスしている．

男氏（現 理化学研究所創薬・医療技術基盤プログラムディレクター）から，モグリ研究（テーマとして認められる前の自主的なフィジビリティ研究）として温めていたがん遺伝子の機能をターゲットとした会社初となる組換え動物細胞を用いた創薬研究テーマの許可を得た．まだ当時の抗がん剤の多くが，がん細胞の増殖をターゲットとしたものが主流であったため，あまり期待されていなかった．スクリーニングの指標としては，自治医科大学で得たtrained eyeから，ヒト膀胱がん細胞由来のがん遺伝子（Ha-*ras*）によって引き起こされるNIH3T3細胞の形態変化をもとに戻すことを選択した．これはいわゆるハイコンテントスクリーニング（HCS）の一種である[5]．スクリーニングの対象のサンプルとしては，当時社内で主流であった放線菌や糸状菌由来の培養産物ではなく，あまり使われていなかったバクテリア由来のサンプルを試しに使用してみた．ちょうど1,000サンプルのアッセイを行ったところで，予想していたような効果，すなわち，がん遺伝子より起こった形態変化をもとにもどすサンプルとしてWB968を見つけることができた（図2）．現在では，形態変化等のHCSは高速の演算機能をもつコンピューターで画像解析するのが一般であると思うが，その当時は96ウェルプレートで，多くのサンプル希釈

を置き，そのすべてのウェルを自分の目で覗いていたので，スクリーニング検討初期にWB968がヒットしたことはたいへんありがたかった．その後，正式なテーマとして承認され，研究員も付けてもらい，チームを組んでトータルで3万以上のカビや放線菌を含むサンプルを大大的にアッセイすることになったが，結果として，研究開始早期に最もよかったWB968に出会ったことになる．今振り返ると，これはセレンディピティ的発見であったのではないかと思う．

藤沢薬品醗酵研究所の特徴

藤沢薬品の醗酵研究所に入社してまず驚いたのは，研究で着用する実験着が大学時代に慣れ親しんだ白衣ではなく，工場で使われる作業着だったことである（**写真2**）．醗酵研究所の研究の進め方が，自分の思い描いていた製薬会社の研究所のイメージと全く異なっていた．藤沢薬品の醗酵研究所研究員育成の特徴は，"一気通貫"である．創薬過程の特定部分の専門家になるのではなく，一人で天然物創薬の一連の作業，すなわち，創薬スクリーニングの構築から実施，ヒットした微生物の育成，大量培養，活性物質の精製，精製品の *in vitro* や *in vivo* での薬理活性評価，体内動態，初期安全性試験等をすべて行える天然物創薬の専門家になることが求められた．そのために活動しやすい作業着が制服だったのだ．実際に，私自身20～300 Lの培養量のジャーファーメンター，お酒を絞る（酒粕をつくる）ような大型フィルタープレス，2～3 m長の冷却管を

もつエバポレーターや電信柱のような精製カラムを一人で取り扱い，精製品の構造決定[6]，マウス，ラット，モルモット，ウサギ，イヌ，サル等の動物を用いた薬理評価[7]や遺伝子発現への作用研究[8]も自らの手で行った．特定の創薬技術の専門家では，他人の研究をヘルプできても，オリジナリティのあるスクリーニング系をゼロから生み出せないという当時の藤沢薬品の創薬に対する考えからだ．もちろん，それでも携われる範囲は，製薬会社が薬を生み出す過程の初期の一部にしかならない．時の創薬の合言葉は"他人の思いつかないスクリーニング系で新規物質を探索する"であった．私は，比較的HTS化することができる酵素アッセイやバインディングアッセイより，organ assayやwhole cell-based assay等，より in vivo に近い in vitro アッセイを重視し，一見すると"人に笑われるスクリーニング系"（やってみればたいしたことはないと笑われるが，それを覚悟で最初に一歩踏み出す勇気が必要）と言われるような，オリジナリティあふれたアッセイ系をいくつも考案しては，多くの新規物質を発見することに没頭していた．なお，現在では，動物倫理の基本原則に従い実施することは困難であると思われるが，マウス1匹に1サンプルを経口投与するという膨大な実験動物数を使った完全 in vivo スクリーニングも実施している（その反省から，マネージャーになった際は，ゼブラフィッシュや昆虫を用いた系を推奨した）．

天然物は人知を超えた存在

かくして，私は，WB968の培養サンプルから生理活性物質FR901228を精製し，その構造決定，in vitro の薬理活性や，形質転換細胞への作用，体内動態，安全性や in vivo の抗腫瘍活性等を確認したことにより，多くの天然物創薬技術を学ぶことができた．

天然物創薬の知財戦略は，基本的にはその物質特許を取得することとなり，周辺特許としてはその生理活性物質の取得方法が該当する．不思議なことに，多くのわれわれの見つけた天然物は，構造関連化合物のなかで最も活性が強く，結果として，天然物化学により新たな化学構造変換を必要とするものは少なかった．もちろんスクリーニングアッセイ系に依存した結果であることは否定しないが，悠久な微生物進化と競争の歴史のなかで，最もスマートな化合物を生産できたものが生き残ってきたのであり，その結果，その微生物がつくる天然物がすでに最適化されていたのではないか，という高い蓋然性を感じている（という話をじつは2005年に放映されたNHKのサイエンスゼロでも語っている）．天然物はメディシナルケミストが束でかかっても，その想像をはるかに超える構造を提示してくれるありがたい存在である．なお，同様な手法で，がん領域以外の炎症免疫領域でも，多くの新規薬理活性物質の発見に至っている[9]〜[14]．このような，天然物創薬領域でのスクリーニングの成功例や，あるいは失敗例に関する経験から，数が限られてきた日本国内の天然物を扱う製薬会社の研究者間で横串の情報交換や交流の場をつくれないかと思い，2005年に提案してつくったのが，創薬研究ロボット懇話会 天然物分科会（CRD2-SNAP）である[15]．

また，天然物創薬を担当していた期間に，この特集の総括をしていただいている東京大学松島綱治教授のご推薦で，世界で最初にケモカインが発見されたNIHのDr. Joost J. Oppenheimの研究室に留学した．それまでの幅広い創薬研究の経験をもとに，比較的短い期間で当時米国で注目されていたHIV糖タンパク質の新しい役割等多くの知見を見出すことができた[16]〜[21]．また，米国滞在中に，ロミデプシンの米国での開発研究に関与していたジョージタウン大学も訪問することができた．日本に戻ってからは，米国留学の経験をもとに，天然物を用いたケモカインアンタゴニストの探索も細胞を用いて行った[22][23]．さらに，アステラス製薬になってからは，がん領域，免疫領域での創薬研究経験をもとに，ワクチン事業の立ち上げにも関与できた[24]．

おわりに

昨年，ノーベル生理学・医学賞を受賞された大隅良典先生は，若手研究者への支援不足を指摘している．私が藤沢薬品の醱酵研究所で創薬研究をするにあたり，非常にありがたく感じたのは，若手研究員に"2割のあそび"を認めていただいていたことにある．すなわち，上司への報連相に従った組織としての8割の時間

は企業の研究者として与えられた業務を誠実に行っていたが、2割の時間は、時間も予算も比較的自由に創薬研究をすることを上司が許すという風土が当時の醗酵研究所にはあった．そのため，100％の概念実証がなくても，"直観"に基づいた創薬研究をフィジビリティ研究として自由に実施することができた．実際にロミデプシンは，正式なテーマ時ではなく，その以前の研究期間に見つかっている．

実験効率を重視し，無駄なことはできるだけせず，論理的な実験計画のもとでじっくり創薬研究をするのも確かに重要である．だがそうすると優秀な研究者の大部分が同じ進め方や同じ結果になってしまう．そこで差をつけるには，前述した"2割のあそび"が重要になってくると思われる．そして，上司がその部分を理解して，若い研究者に自由に研究させるだけのマネジメントの余裕が必要である．意外とその余裕を実行できているマネージャーは少ないのではないかと思う．倫理上問題のない範囲であれば，部下の実験材料費の用途をあれこれ問いただすことなく，黙って購入承認判を押せるだろうか．部下のもっている"隠し玉"が育つのを焦ることなく待っていられるだろうか．

また，藤沢薬品の醗酵創薬では，前述したように"一気通貫"主義であり，特定の研究の専門家を育てるのではなく，複数の研究手法・研究領域を勉強して，発酵創薬研究のはじめから終わりまで経験させていたことにも大きな意義を感じている．さらには，藤沢薬品では，研究所のマネージャーになる際に，一定期間，営業の学術へ異動するSAS（Scientific Advisory Staff）制度もあり，研究所で生み出した医薬品が，医療の現場で使われるのを目にし，医療現場でのアンメットニーズに直接触れる機会も与えてもらった．もちろん，若いときにターゲットとなる領域に関連した医学部に留学できたことも，私にとっては新鮮で大きなイベントであった．最先端の研究で新たなブレークスルー的な発見を見出すには，従来と異なった視点での自由な"発想"や"直観"が必要である．これは，複数の研究手法・創薬領域や医療現場等を広く経験していることが下地にあってこそ生まれるものである．1つの研究室の奥に閉じこもっていては，新しい発想や直観は生まれない．これは現在在籍している筑波大学の強みの一つである，異なる学問分野に跨った教育・研究の"学際"とも通じるところである．

近年，インハウスでの研究を縮小し，オープンイノベーションに活路を見出そうとする製薬会社も少なくない．私は現在，つくばライフサイエンス推進協議会（http://tsukuba-gi.jp/lifescience/）の事務局を担当しており，かつての異なる製薬会社天然物創薬部門の連携を育んだCRD2-SNAP創設の経験をもとに，多くのライフサイエンス関係の研究所が存在するつくばで，フリースタイルの連携を模索する"ピッチ会"や，産

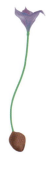

> **運命の分かれ道―ロミデプシンのセレンディピティ的発見につながる6つの鍵**
>
> ①全く新しいモノを見つけるためには"直観"が必要，それはあてずっぽうではなく，自らの経験に基づき，与えられたチャンスを逃さず，真っ先に拾い上げる感性である
> ②自分の研究所を出て，異なる研究所で新しいことを勉強することにより，アイデアは湧いてくる
> ③一定の割合でモグリの研究を許してもらえる余裕のある上司と研究所
> ④より広い技術，より広い領域を学び，学際的視野を身に付ける
> ⑤他の研究者がやらない（もうやった），笑われるようなことでも，重要な研究は自分のやり方で取り組む
> ⑥人知を超えた存在である自然や天然物から謙虚に学び，利用する
>
> 同じターゲットに対するスクリーニング系を実施しても，前述のポイントを含めた個人のバックグラウンドにより，サンプルの選択や，アッセイ法の選択，クライオリティの設定等のわずかの違いが生まれ，結果は大きく変わってくる．何をやるかではなく，実はそれを誰がやるかが重要である．セレンディピティは特定の人にしか降りてこない．

学官の若い研究者間の横軸を通すしくみである"若手交流会"を企画・開催している．これらのイベントを通して将来つくば発のユニークなイノベーションが共創のもと次々と生みだされてくるのを今から楽しみにしている．

文献

1) Ueda H, et al：J Antibiot (Tokyo), 47：301-310, 1994
2) 日本がん分子標的治療学会 News Letter (http://jamttc.umin.jp/pdf/NL17-2.pdf)
3) Furumai R, et al：Cancer Res, 62：4916-4921, 2002
4) Izumi S, et al：Cancer Res, 46：1960-1965, 1986
5) 上田博嗣：日薬理誌, 129：191-195, 2007
6) Shigematsu N, et al：J Antibiot (Tokyo), 47：311-314, 1994
7) Ueda H, et al：J Antibiot (Tokyo), 47：315-323, 1994
8) Ueda H, et al：Biosci Biotechnol Biochem, 58：1579-1583, 1994
9) Tanaka M, et al：J Antibiot (Tokyo), 46：858-860, 1993
10) Tanaka M, et al：J Antibiot (Tokyo), 46：1699-1706, 1993
11) Tsurumi Y, et al：J Antibiot (Tokyo), 48：1066-1072, 1995
12) Fujine K, et al：J Antibiot (Tokyo), 56：55-61, 2003
13) Fujine K, et al：J Antibiot (Tokyo), 56：62-67, 2003
14) Fujine K, et al：J Antibiot (Tokyo), 56：68-71, 2003
15) 新井好史：バイオサイエンスとインダストリー, 69：492-495, 2011
16) Ueda H, et al：J Biol Chem, 272：24966-24970, 1997
17) Gong W, et al：J Biol Chem, 273：4289-4292, 1998
18) Ueda H, et al：J Clin Invest, 102：804-812, 1998
19) Wang JM, et al：J Immunol, 161：4309-4317, 1998
20) Deng X, et al：Blood, 94：1165-1173, 1999
21) Su SB, et al：Chem Immunol, 72：141-160, 1999
22) 上田博嗣：月刊組織培養工学, 24：474-478, 1998
23) 上田博嗣：Molecular Medicine, 38：184-193, 2001
24) 上田博嗣：第6回 次世代アジュバント研究会, 日刊薬業, 2013年1月16日の記事

profile

上田博嗣：1982年藤沢薬品工業中央研究所入社後，筑波研究学園都市の探索研究所へ．'84年自治医科大学造血発生研究所（故斎藤政樹教授）へ国内留学．'86年から筑波（翌年からつくば市）の醗酵研究所で天然物創薬を担当．'96年米国NCIのMolecular Immunoregulation (Dr. Joost J. Oppenheim) へ留学．2005年アステラス製薬（山之内製薬と合併）醗酵研究所創薬室長．定年退職後，'15年より，筑波大学産学連携部，つくばグローバル・イノベーション推進機構へ入職（兼任），つくば国際戦略総合特区プロジェクト支援やつくばライフサイエンス推進協議会の事務局運営等を通して，つくば発のイノベーション創出を推進している．

掲載予定一覧 創薬に懸ける～日本発シーズ，咲くや？ 咲かざるや？

誰もがよく知るあの薬の秘話を毎号お届けいたします．ご期待ください．

＜掲載テーマと執筆者の予定（順不同・敬称略）＞

- 抗CCR4抗体 ▶松島綱治（東京大学大学院医学系研究科）
- 抗IL-6R抗体 ▶大杉義征（大杉バイオファーマ・コンサルテイング株式会社）
- FTY720 ▶千葉健治（田辺三菱製薬株式会社研究本部）
- Epo/G-CSF/Thrombopoietin (TPO) ▶宮崎 洋〔日本医療研究開発機構（AMED）創薬支援戦略部〕
- G-CSF ▶浅野茂隆（東京大学名誉教授）
- トロンボモジュリン ▶青木喜和（旭化成ファーマ株式会社）
- 抗ODF/RANKL抗体 ▶須田立雄（埼玉医科大学ゲノム医学研究センター）
- HDAC阻害剤 **本稿** ▶上田博嗣（筑波大学産学連携部）
- クラリスロマイシン ▶森本繁夫（元 大正製薬株式会社）
- トラメチニブ ▶酒井敏行（京都府立医科大学大学院医学研究科）・日本たばこ産業株式会社医薬総合研究所ご担当者

…等々，全15回予定

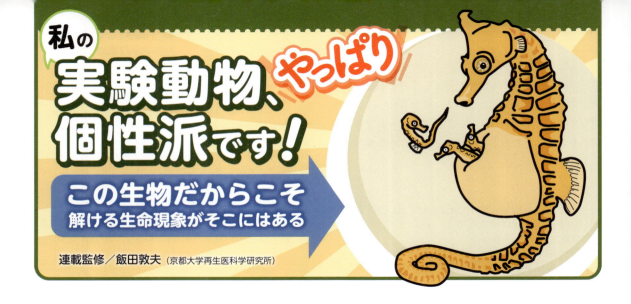

私の実験動物、やっぱり個性派です！
この生物だからこそ解ける生命現象がそこにはある

連載監修／飯田敦夫（京都大学再生医科学研究所）

第2回　究極のイクメン魚—タツノオトシゴ

川口眞理（上智大学理工学部物質生命理工学科）

タツノオトシゴはよい研究テーマになる！

　魚の繁殖戦略はさまざまです．マンボウのように3億個ものたくさんの卵を産むもの，イトヨのように巣をつくってオスが守っているもの，グッピーのようにメスが出産する卵胎生魚など．メスが出産する魚と聞くと，われわれ哺乳類と似てなじみがありそうですが，オスが出産する動物は動物界広しといえどタツノオトシゴの仲間たちくらいです[1]．

　タツノオトシゴはくるっと巻いたしっぽ，鎧を身に着けたかのように全身ゴツゴツしたからだ，という魚らしからぬ姿をしています．多くの魚がもつ尾びれと腹びれはありませんが，背びれや胸びれを動かして泳ぎます．魚にもかかわらず，タツノオトシゴはあまり泳ぎが得意ではないため，しっぽを使って海藻などに巻き付いて生活しています．

　タツノオトシゴの最大の特徴は，オスが腹側尾部に育児嚢をもつことです．オスがメスから卵を受けとるとすぐに受精し，育児嚢内で孵化まで卵を保護し，その後出産します．これまで私はさまざまな魚種の孵化について研究していたため，育児嚢内という特殊な環境ではどのように孵化するのかにまず興味を抱きました（コラム参照）．そもそも育児嚢はどうなっているのかと文献を調べてみると，タツノオトシゴの形態や生態についてはたくさんの文献が見つかりますが，育児嚢でどのような遺伝子が子育てにかかわっているのか，あるいは，どのようにして形成されるのかについて調べた研究は当時ほとんどありませんでした．機能的におもしろそうな育児嚢にもかかわらず，分子レベルでの研究がほとんど行われていないのなら，私がその先駆者になろう！こうして育児嚢の研究のアイディアを練りはじめました．2011年1月頃のことです．

どの種を実験に用いるか？

　タツノオトシゴが属するヨウジウオ科の魚種はいずれも育児嚢をもっていますので，手に入れやすい種を用いて実験を行うことにしました．これまでに30種以上のさまざまな魚を実験に用いており，毎回サンプリングについて相談していた聖マリアンナ医科大学の廣井準也博士に相談したところ，「ヨウジウオなら岩手県大槌市がよく採れるけれど東日本大震災直後だからサンプリングは無理だろう．広島はどうだろうか．」と教えてもらいました．残念ながらその年は広島でヨウ

私の実験動物、やっぱり個性派です!

生物のプロフィール

和　　名	ポットベリーシーホース
学　　名	*Hippocampus abdominalis*
分　　類	脊索動物門／条鰭綱／正真骨類／ヨウジウオ目／ヨウジウオ科／タツノオトシゴ属
分　　布	オーストラリア南西部・ニュージーランド
生殖環境	海藻や岩礁地帯
成魚の大きさ	8〜32 cm（タツノオトシゴ属で最大）
抱卵数	通常300個程度（1,000個を超える個体もいる）

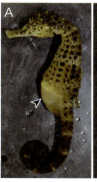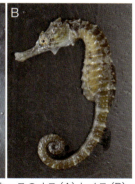

ポットベリーシーホースのオス（A）とメス（B）．矢印は育児嚢を示す．

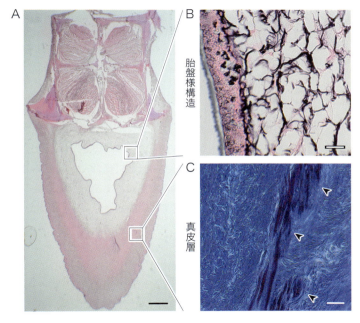

図1　育児嚢の組織観察

A）成熟したオス個体の尾部横断面の切片をヘマトキシリン・エオシン染色したもの．写真の上が背側，下が腹側．スケールバー＝1 mm．B）鍍銀染色後の切片の胎盤様構造部分を拡大したもの．スケールバー＝20 μm．C）マッソントリクローム染色後の切片の平滑筋（赤色部分の矢印）を含む真皮層（青色部分）を拡大したもの．スケールバー＝20 μm．（文献2より転載）

ジウオが捕獲できなかったので，翌年にまた再挑戦することにしました．並行してインターネットでいろいろと情報を調べていたところ，タツノオトシゴの一種であるポットベリーシーホースの養殖をしているところを見つけました．早速，ポットベリーシーホースを何匹か購入して観察を開始しました．そうこうしているうちに1年が過ぎ，広島に出かけたもののヨウジウオは1匹も見つかりませんでした．水温が例年よりも低く，すみかとなるアマモ場ができずヨウジウオもやってこなかったようです．東京に戻って約1カ月後，琉球大学の依藤実樹子博士から「卵をもったイシヨウジがたくさんいる」，という情報をいただき，すぐに沖縄に飛んでいき，抱卵中の10匹のイシヨウジと1匹のトゲヨウジを捕獲することができました．こうして確実にサンプルを入手できるポットベリーシーホースをモデル系として実験に用い，イシヨウジやトゲヨウジなど他のヨウジウオ科魚類との比較を通して進化学的な考察を進めていくことにしました．

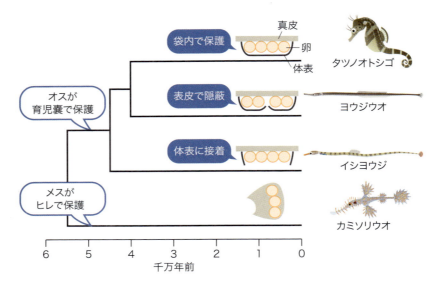

図2 ヨウジウオ科における育児嚢の進化
カミソリウオ科魚類はメスの腹鰭が融合してできた育児嚢内で卵を保護する．ヨウジウオ科魚類の進化過程でオスが育児嚢を獲得し，腹側に卵を付着させて保護していたのだろう（イシヨウジなどにみられるタイプの育児嚢）．その後，腹側に付着させた卵を表皮で覆っているヨウジウオや，表皮がさらに正中線で癒合して袋状になったタツノオトシゴが生じたと考えられている．
（イラストは「おさかな周期表」http://www.ginganet.org/mari/ より）

育児嚢はどうやってできるのか

　私が興味を抱いている点は2つあります．1つ目は，子育てにかかわる遺伝子を明らかにすることです．卵を保有中（妊娠中）のオスは育児嚢内の環境を一定に保つために浸透圧調整などを行っています[3]．また，胚が発生途中で死んでしまった場合は親が卵を吸収するためか，育児嚢内に死卵はありません．これらのことから，オス親が卵を認識して保護し，出産しているように思われます．そこでこれらにかかわる遺伝子の探査をしたいと考えています．2つ目は，育児嚢がいつどのようにして形成されるのかを明らかにすることです．育児嚢はオスに特徴的な器官とはいえ，未成熟なオスには育児嚢はなく，成長とともに形成されます．ここではある程度研究が進んできた後者について紹介します．

　タツノオトシゴのオスには気が付くといつの間にか育児嚢ができています．では育児嚢はどのように形成されるのでしょうか？そこで，育児嚢が形成される前から育児嚢ができる腹側尾部の観察をしました．その結果，腹側の真皮が隆起してきて育児嚢の原基ができることがわかりました．その後，隆起した真皮層は正中線に向かって伸長していき，穴状の入り口を残して正中線で融合して袋状の育児嚢ができあがります．

　次に，育児嚢を構成する組織はどのように形成されるのでしょうか？まずは，妊娠が可能な成熟したオスの育児嚢をヘマトキシリン・エオシン染色，マッソントリクローム染色，鍍銀染色などの種々の染色方法で特徴づけを行いました．育児嚢は主に，内腔から胎盤様構造と2層の真皮層の3つで構成され，2層の真皮層の中間領域に平滑筋があります（図1）．平滑筋は育児嚢の開口部で特に発達し，産卵行動や出産時などの入り口の開閉にかかわっていると考えられます．これらは染色方法の組合わせで明瞭に区別できることがわかりました．そこでこれらの染色方法でさまざまな発達段階の育児嚢を観察したところ，形成初期の育児嚢は単一の真皮層で構成されていましたが，育児嚢の成長とともに真皮層は2層にわかれ，平滑筋が形成されていきました．また，胎盤様構造は育児嚢の背側から形成がはじまり，徐々に内腔全体をとり囲むように形成が進むことがわかりました．

組織学はいかにきれいな切片をつくれるかがカギです．育児嚢は周りが骨板で覆われていてとても硬いのに内部は柔らかい構造をしており，切片づくりに苦戦しましたが，大学院生の大窪遼平くんと原田明里さんを中心とした努力により，育児嚢の形成過程を明らかにすることができました[2]．今後は分子レベルで育児嚢の形成メカニズムを明らかにしたいと考えています．育児嚢はオスに特異的な器官なので，雄性ホルモン（アンドロゲン）によって誘導されるのではないかと考え，メスにアンドロゲン処理をしてみたところ，腹側尾部に育児嚢が形成されました．これらの結果から，アンドロゲンレセプター結合タンパク質などが育児嚢の形成にかかわっているのではないかと考えています．

ヨウジウオ科魚類の育児嚢の形態の多様性

育児嚢はタツノオトシゴが属するヨウジウオ科にみられる特徴的な器官ですが，その形態はヨウジウオ科内で多様です（図2）[7]．例えば，トゲヨウジでは尾部表面に卵を付着させるだけの原始的な育児嚢をしており，卵は外界に露出しています．イシヨウジでは付着させた卵を両脇から少しだけ伸びた表皮で部分的に覆っていますが，卵の大部分は外界に露出しています．ヨウジウオでは左右から伸びた体表皮で覆って卵が外界からは見えないように保護していますが，表皮が正中線で融合しているわけではありません．タツノオトシゴでは1カ所の出入り口を除いて体表皮が融合し，袋状の育児嚢をしています．育児嚢の形成にかかわる遺伝子や，育児嚢内での胚の保護にかかわる遺伝子などがタツノオトシゴで同定できれば，それらの遺伝子の進化過程を調べることで，ヨウジウオ科内で育児嚢がどのようにして進化したのかを明らかにすることができると考えています．このように，育児嚢は新規器官の形成を調べるうえで，進化生物学の分野におけるよいモデル系になると考えています．

文献

1) Stölting KN & Wilson AB：Male pregnancy in seahorses and pipefish: beyond the mammalian model. Bioessays, 29：884-896, 2007
2) Kawaguchi M, et al：Morphology of brood pouch formation in the pot-bellied seahorse *Hippocampus abdominalis*. Zoological Lett, 3：19, 2017
3) Kinton JR and Soloff BL：The physiology of the brood pouch of the male sea horse *Hippocampus erectus*. Bull Mar Sci Gulf Carib, 14：45-61, 1964
4) Kawaguchi M, et al：An evolutionary insight into the hatching strategies of pipefish and seahorse embryos. J Exp Zool B Mol Dev Evol, 326：125-135, 2016
5) Kawaguchi M, et al：Molecular events in adaptive evolution of the hatching strategy of ovoviviparous fishes. J Exp Zool B Mol Dev Evol, 324：41-50, 2015
6) Kawaguchi M, et al：Hatching enzyme of the ovoviviparous black rockfish *Sebastes schlegelii*– environmental

---

コラム 卵保護型魚類の孵化

魚類の胚は孵化までを卵膜内で保護されて発生が進み，ある時期まで発生が進むと孵化します．例えば，サケは産卵後に卵が流されないように小石をかけますが，胚は卵膜で保護されているために傷つくことはありません．このように物理的なストレスなどから保護する役割をしているのが卵膜です．そのため，一般に卵膜は強靭な構造をしており，孵化時には胚体の動きだけでは卵膜から脱出することができません．そこで胚自身が孵化酵素とよばれるタンパク質分解酵素を分泌して卵膜を分解して孵化します．タツノオトシゴは育児嚢内で卵を保護しているため，卵膜による胚の保護の必要性が低く，その結果，卵膜は極端に薄く脆弱です．そこで孵化酵素について調べてみると，2種類ある孵化酵素のうち一方が偽遺伝子化して機能を失っていることがわかりました[4]．おそらく胚は，孵化酵素の助けなしで卵膜を破って孵化できるのでしょう．このような孵化酵素の偽遺伝子化は卵胎生魚（プラティーやクロソイ）でも知られています[5,6]．育児嚢内で保護するタツノオトシゴも，メスの卵巣内で保護する卵胎生魚も，同じように孵化酵素遺伝子が偽遺伝子化して，収斂進化していることを示しています．

adaptation of the hatching enzyme and evolutionary aspects of formation of the pseudogene. FEBS J, 275：2884-2898, 2008
7）Wilson AB & Orr JW：The evolutionary origins of Syngnathidae: pipefishes and seahorses. J Fish Biol, 78：1603-1623, 2011

プロフィール

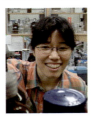

川口眞理
上智大学理工学部物質生命理工学科

東京都立大学理学部化学科を大学院へ飛び級のため退学後，同大学院理学研究科化学専攻博士前期課程修了．魚の研究をしたくて上智大学大学院理工学研究科生物科学専攻博士後期課程へ進学．学位取得後，東京大学大気海洋研究所・日本学術振興会特別研究員などを経て，現在は上智大学理工学部物質生命理工学科・准教授．趣味は魚のイラストやペーパークラフト作り．趣味と経歴を生かして，魚の系統と分類を元素周期表と組み合わせた「おさかな周期表」を公開中（http://www.ginganet.org/mari/）．

シリーズ第1弾！ 私の実験動物、個性派です！ これまでの掲載テーマ

2016年	2月号	妊娠する魚の研究（ハイランドカープ）	飯田敦夫
	3月号	なぜ動物は種特有の鳴き方ができるのか？（ニワトリ）	新村 毅，吉村 崇
	4月号	ホヤを使った発生と進化の研究（カタユウレイボヤ）	脇 華菜
	5月号	温度によって性が決まるワニ（アメリカアリゲーター）	宮川信一
	6月号	再生生物学の新時代へ（イベリアトゲイモリ）	林 利憲，竹内 隆
	7月号	ハムスターと解き明かせ！尻尾の長さはどう決まる？	東島沙弥佳
	8月号	パラログ遺伝子の隠された機能を探る（ピラニア・ナッテリー）	神田真司
	9月号	模倣とコミュニケーションの研究（セキセイインコ）	一方井祐子，関 義正
	10月号	トビネズミの進化発生学	堤 璃水，Kimberly Cooper
	11月号	ヤツメウナギで解き明かす進化の謎	日下部 りえ
	12月号	「おっぱい」は何歳まで？（ヒト，オランウータン）	蔦谷 匠
2017年	1月号	シマヘビ初期胚採取奮闘記	松原由幸，鈴木孝幸

シリーズ第2弾！ 私の実験動物、やっぱり個性派です！

2018年	2月号	ニホンウズラを日本へ逆輸入？―生体イメージングモデル	佐藤有紀
	3月号	究極のイクメン魚―タツノオトシゴ	川口眞理 **本稿**
	4月号	オタマボヤの発生学を開拓する	小沼 健，松尾正樹，西田宏記
	…	ウーパールーパー，ソメワケササクレヤモリ…など今後の掲載をお楽しみに！	

HFSP 30周年記念インタビュー
これからの基礎研究と研究費を考える

本庶 佑
Tasuku Honjo
京都大学高等研究院

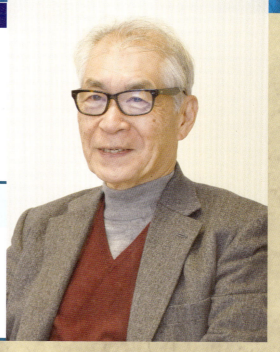

＜HFSPグラント受賞テーマ＞
DNA再構成とリンパ球分化の制御（1990年）

＜プロフィール＞1942年生．米国留学後，大阪大学医学部教授，京都大学医学部教授，同医学部長，文科省高等教育局科学官，JSPS学術システム研究センター所長，総合科学技術会議議員を歴任．専攻は分子生物学．日本学士院会員，2013年文化勲章，2014年唐奨受賞．現職は，京都大学高等研究院特別教授，先端医療振興財団理事長．

　いま医学・生命科学研究の領域では，応用志向の強まりと基礎研究費の縮小に対する危機感が叫ばれています．一方で世界を見渡せば，HFSP（Human Frontier Science Program）という「純粋基礎研究のみ」を追求する大型の国際研究助成が，間もなく30年の歴史を数えようとしています．HFSPは15国・極の共同出資による事業で，1989年に日本の旗振りで始まったものです．大きく分けてグラント（3年で1億円を超える研究費）・フェローシップ（留学助成）・CDA（独立支援）の3つがあり，成果論文が国際平均の3倍の引用度を示すなど，その「目利き」が国際的に認められています．今回，来年にHFSP 30周年を控えるこの機会に，かつてHFSPグラントを受賞されたフロントランナーの先生方に，基礎研究の"フロンティア"に挑戦すること，そのための研究費を獲得する戦略について，あらためてお語りいただきました．研究者の自己実現に役立つヒントが満載ですので，ぜひご一読ください．（企画・編集：「実験医学」編集部／提供：日本医療研究開発機構）

協調と競争のHFSP

——先生は創設間もない1990年にHFSPグラントを受賞されています．当時を振り返ると，先生にとってHFSPはどのようなものでしたか．

　1987年のヴェネチア・サミット前に，中曽根康弘首相（当時）と面会する機会がありました．当時の日本は，1970年代後半から国際的に続いていた「組み換えDNA論争」に反対の立場を明示しようと検討していたようですね．それにより生命科学の主導権を握りたかったのですね．しかし私は「どうせなら前向きな提案をしませんか」と中曽根首相に進言しました．それがどう響いたかはわかりませんが，結果として日本は同サミットでHFSPの創設を提唱しました．その後HFSPが世界に認められ，生命科学の発展に貢献してきたのは喜ばしいことだと思います．

　私がHFSPグラントにアプライした当時，「DNA再構成とリンパ球分化の制御」というテーマは国際的に競争の激しい分野でした．だからこそ多国籍チームの編成がうまくいったとも言えます．「協調」と「競争」には同一の面があるのです．HFSPはそれを体現しているように思います．

　でも，日本からの応募は少ないのですよね．残念なことです．フェローシップ（留学助成）の審査員を務めたこともありますが，やはり他国に比べて少なかった．私の研究室からHFSPフェローシップを受賞した

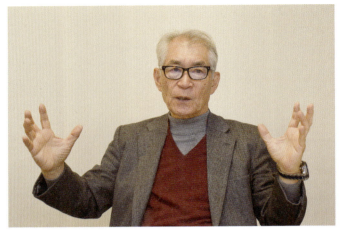

のも2人くらいしかいません．その1人が後にPD-1を発見した石田靖雅君です．申請書を英語で書くハードルもあります．しかしそれ以上に教育の問題がある．日本は「言われたことを上手にこなす」ことが評価されがちです．時にはボスとも反発しあうほど「自分勝手」できる人でないと，独創性あるテーマを立ち上げ，他の研究者を説得することは難しい．それができてこそのHFSPですから，応募が少ない．HFSPに応募するくらいの研究者が増えれば，日本の生命科学もより本物になったと言えるでしょうね．

解らないことだらけの生命科学にイノベーションを起こすには

——「協調」に関連し，HFSPではイノベーティブな研究には学際融合と国際連携が不可欠という明確な基準を設けていますが，先生はイノベーティブな研究の要件は何だとお考えでしょうか？

HFSPが異分野間の共同研究やテクノロジーの融合を奨励するのは，1つのスタイルとして納得のいくものです．喩えるなら「接木」でしょう．質のよい果樹どうしを接いでより美味しい果実を得る．ただ，これだけではそもそも木のないところには何年経っても実がならない．

生命科学の基礎研究には「種蒔き」が必要です．「ばら撒き」と批判されることがありますが，残念ながらそれは生命科学のことをよく知らない方の発想ですね．応用に近い工学のような分野はrequirementがはっきりしているので，そこに向けてしっかりデザインされた研究に集中投資されてしかるべきです．でも，生命科学は違います．「何から手を付けるか」から考えねばならないほど解らないことだらけ．出口に向かって研究をデザインしようなんて考えたら，ほとんど失敗しますよ．

生命科学の基礎研究は，蒔いた種の10％から芽が出れば上出来です．苗になるのはそのうちの数％．さらに木にまで育つのはその数％．最後に実がなるとなればもっと確率は減る．その実が美味しい確率なんて，万に一つです．しかし種を蒔かなければ芽は生えません．米国から苗を買って植えればいいような時代は明治で終わったのです．

「PD-1」の基礎研究もまさに「ばら撒き」の成果です．何もないところからPD-1分子を同定したのが1992年．それが免疫反応の負の制御因子であることを突き止めるだけで6年の月日がかかった．誰が今日のがん免疫療法への展開を予想していたでしょうか．

科学研究費"補助金"は真なる科学研究費になってほしい

——蒔きたい種はあっても蒔くお金がない，という声が基礎研究者の間で強くなっています．いまの研究費事情を先生はどのようにご覧になっていますか？

「ばら撒き」を担っていた運営費交付金が削減の一途をたどるいま，大学は独立基金を設立して研究者の自由を守るような努力が必要でしょう．それができない現状では，科研費の基盤研究が文字どおり「基盤」の役目を果たしています．しかし科研費はいまだ科学研究費"補助金"を自称し，内実も補助金の域を脱しないことが問題です．最低でも1件2～3千万円はないと研究費として十分とはいい難いでしょう．大型研究費の額を削ってでも裾野を広げてほしい．1人で何億円もの研究費をもらっても正直その価値は薄まると思います．私の経験で言えば20人のチームが限界でした．50人ほどになった時期もありましたが，誰が何をやっているのか把握できなかった．不幸なことに研究にかかるお金が膨らんでいるのも事実ですが，研究費さえあれば優れた研究をできるわけでもないのです．

ただ，研究費の偏りを避けることは大切ですが，2018

年度の特別推進研究※の変更は「改悪」だったと思います．1人の研究者が生涯を通じて1度限りしか受領できなくなりました．種から出た芽は木になり，いつか朽ちることもあるでしょう．その時はやめればいい．しかし，はじめから年限で区切るというのはどういう意図なのでしょうか．PD-1の例でおわかりのように3年や5年で「格段に優れた」成果が出ることは稀ですし，1人の研究者は1つのテーマしか大成しないなんて決まりもない．HFSPだって異なるテーマで複数回受賞する研究者もいるわけです．研究費の運営に携わる方には，生命科学の基礎研究を理解した，より柔軟な考え方を期待しています．

成功とリスクは背中合わせ

——基盤的研究費の状況が厳しいなかで，若手研究者が自分が本当にやりたい研究を貫いていくためにはどうすればよいのでしょうか？

まず自分は研究者になって何をしたかったのか，自問してみてください．研究者になった時点で世間的な安定とは縁遠い「変わり者」です．平凡な人生を求めるなら他の道がある．失敗してもなんとかなりますし，むしろ失敗しない人生なんてつまらない．大切なのは失敗した時にどうするか，です．失敗から生まれる発見がある．安全志向からは得られないものがあるんです．研究者は金銭的に不安定と言われますが，私が助手の頃の給料なんて今の1/10くらい貧乏でしたよ．成し遂げたいことがあるならば，必要なリスクは積極的にとるべきなのです．

私の最大のリスクテイクは留学でした．当時は国内にポジションを得たうえでの期間限定の留学が普通だったのですが，私は何の保証もなしに京都大学を飛び出しました．帰国後，いっさい後ろ盾のない東京大学に職を得たことも私に幸運をもたらしました．自由と引き換えに成果を求められました．追い込まれた環境が，力になったのです．成功とリスクは常に背中合わせなのです．

最近は留学をしない人も多くなりましたね．インターネットで世界中の情報が手に入る時代ですが，画面越しに見るのと，肌で感じるのとは違います．異文化とのふれあいは人生観を変え，自国の文化を見直す機会を与えてくれます．吸収力の高い若いうちに留学しないのは，何物にも代えがたいマイナスです．HFSPフェローシップのような留学助成は活用するべきですし，留学してこそ得られる濃い友人関係が，HFSPグラントのような国際共同研究にもつながるのです．

目の前に広がるフロンティアに挑め

——最後に，いま生命科学のフロンティアはどこにあるのか，先生のお考えをお教えください．

私のキャリアのはじめは分子生物学の勃興期でしたから，「分子を見つける」ことが最大の関心事でした．その時期がすぎると，それぞれが見つけた分子を深掘りする段階になりました．その流れの果てに，生命科学は全体を見ずに narrow slit から一面だけを覗くような学問になってしまいました．

生命はシステムなんです．全体像を見なくてはならない．神経系，免疫系，代謝系…と細分化されたものではなく，本当の意味での生命そのものです．そのためのテクノロジー，すなわちメタボローム解析やエクソーム解析が今そこにあるのですから，活用する方向に向かわないといけません．難しいことですが，進化がその手がかりになるかもしれない．Theodosius Dobzhansky が40年前から "Nothing in biology makes sense except in the light of evolution." と述べているように，進化の視点の欠けた生命科学などありえないのです．

——貴重なお話をありがとうございました．

（聞き手：「実験医学」編集部）

HFSPに関する詳しい情報はこちらを参照ください

▶ HFSP ウェブサイト（英語）
http://www.hfsp.org/
▶ 国内向け HFSP 情報（AMED）
https://www.amed.go.jp/program/list/03/01/010.html

※「新しい学術を切り拓く真に優れた独自性のある研究」を支援する科研費．HFSP同様，最高峰とされる．

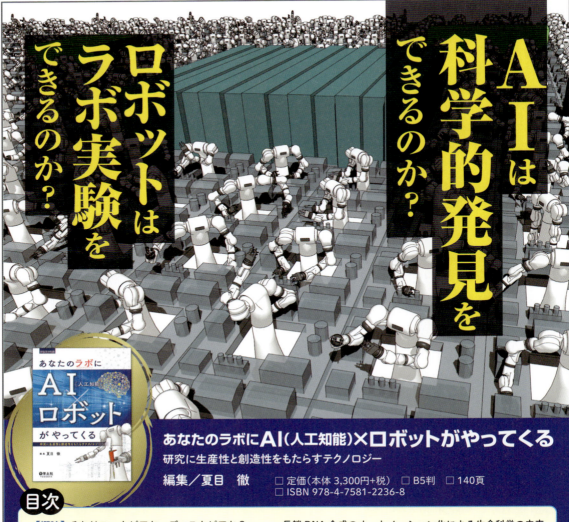

Campus & Conference 探訪記 No.47

生物も学会も共生で進化する!?
日本共生生物学会（第50回日本原生生物学会・第1回日本共生生物学会合同大会）

守屋繁春

はじめに

2017年11月17日から19日の3日間にわたり，共生生物学をターゲットとした新しい学会「日本共生生物学会」の第1回大会が第50回日本原生生物学会との合同大会として筑波大学にて開催された．会場には両学会併せて160名にのぼる研究者・学生が一堂に介し，ポスター53題，選抜口頭発表11題，シンポジウム8題，ワークショップ14題という多くの演題で賑わった．合同大会は1日目に原生生物学会若手の会のイベントが行われ，2日目に合同の選抜口頭発表とポスター発表および懇親会が，そして3日目に合同シンポジウムと共生生物学会の総会，そして，共生生物学会によって選抜された演題によるワークショップが行われた．いずれの会場でも原生生物学会員と共生生物学会員が入り交じって活発な議論を交わす姿がそこここでみられる賑やかな学会となった．

昨今，合同大会や連合大会として複数の学会が集まって大会を運営する例をよく見る．複数の学会が集合することによって，会員同士の交流が促進され，分野横断的な共同研究の芽生えとなっている例は多い．しかしながら，第1回目の大会から他の学会に共生するとは共生生物学会はなかなか共生に関する考え方が徹底している．ホストである日本原生生物学会は，も

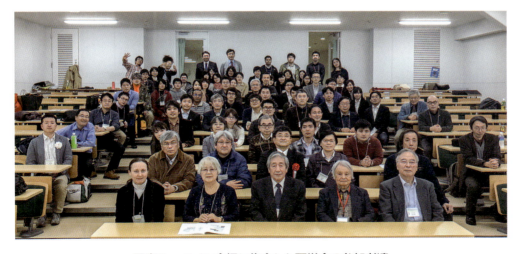

写真1　メイン会場に集合した両学会の参加者達

ともと葉緑体進化やミトコンドリア進化といった細胞内小器官をベースとした共生系研究に関係する研究者が多いこともあり，共生生物学との相性も抜群で，このユニークな「共生」スタイルの大会運営は成功を収めたと言えよう．なお，神戸にて2018年11月23日から25日の日程で開催予定の第2回大会では，日本比較生理生化学会との「共生」が予定されている．日本比較生理生化学会には動物種間の共生関係の研究者が多く参加しているとのことで，今大会とはまた違った共生に関するテーマが議論され，さらに広い分野の研究者を本学会に取り込んでいくことになると思われる．まさに，共生によって新たな形質を獲得していく生物たちのように．

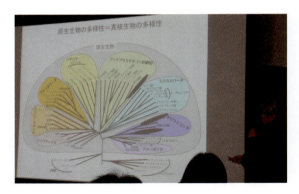

写真2　原生生物の多様性と共生について解説する石田共生生物学会長

原生生物と共生

本大会では原生生物学会との合同大会ということで原生生物の共生に関する話題が多くみられた．原生生物は真核生物の多様性の本体とも言える存在であり，真核生物全体を俯瞰して理解するのに必須の研究対象である．その理解にあたっては共生という概念が大きな意味をもってくる．例えば葉緑体はさまざまな真核生物の系統群で独立して複数回獲得されたオルガネラであるが，シアノバクテリアが取り込まれて植物細胞が成立した一次共生に加えて，葉緑体をもっている真核生物を他の真核生物がとり入れて葉緑体とする二次共生，三次共生，四次共生といった現象が知られている．この現象は現在でも継続的に起きていると考えられており，実際本大会では核が残存する葉緑体や，捕食によって新たに葉緑体を「補給」する生物，さらに，サンゴ共生系のように独立した生物の状態で動物に光合成機能を付け加える褐虫藻や，さまざまな従属栄養性生物に共生して光合成機能を付与するクロレラといった，光合成進化のさまざまな段階の研究成果が数多く発表されていた．特に捕食によって葉緑体を獲得する「盗葉緑体」については複数の異なる生物での成果が発表されており，いまなおフィールドで起きている光合成機能進化の多様な例に会場では議論が尽きない様子だった．また，いったん共生によって取り込まれた生物がホストに隷属していくプロセスも多様な原生生物での研究が紹介された．オルガネラ化に伴うホスト・共生体双方のゲノムの再編と，共生体からホストへの遺伝子の移行の研究は，さまざまなオルガネラをもつ多様な原生生物を「ネタ」としてもつ原生生物研究者達ならではの迫力あるものが多く，最新の技術を惜しみなくつぎ込んだ研究成果に質疑は尽きず，口頭発表の持ち時間が次々と超過していく様子は心強いものがあった．

進化の駆動力

共生生物学会ならではの話題も多かった．目立った例では，さまざまなホストのなかにさまざまな微生物が取り込まれてさまざまな機能を発揮しているさまざまな例が報告された．このような生きものとしての完全性をある程度保った状態でホストの細胞内または細胞外の近接領域で共生する微生物はオルガネラ予備軍と言ってもよい存在で，光合成，窒素固定，難分解性有機物の分解・資化といった，いずれもホストの生育に必須の要素を供給するためのさまざまな機能を共生系中で担っている．本会では，アミノ酸やビタミン類，さらに呼吸基質となる無機物といった物質がホストと共生体間でやりとりされている様子が，ゲノムやメタボローム情報によって次々と明らかにされている様子が多くの研究者によって報告された．しかし一方で，トランスクリプトーム解析による共生に資する遺伝子探索といった研究では遺伝子のアノテーションという大きな問題が立ちはだかっているということも議論となっていた．これは非モデル生物ならではの悩みと言

えよう．

　いずれにせよ，これらの「オルガネラ予備軍」達の多様性は非常に大きく，地衣類，植物，昆虫，軟体動物，原生生物といったさまざまなホストへ，その置かれた環境に応じたさまざまな資源を供給している．おもしろいところではシロアリ共生系のようにシロアリのなかに共生原生生物がおり，さらにその原生生物の細胞内外に複数の共生バクテリアが生息するといったマトリョーシカのような多重共生系の例も示され，ほとんど無節操とまで言えるほどに多様な共生による環境適応が断続的に生物界で行われている様が明らかになりつつあることが示された．共生は，まとまった機能をもつ生物が別の生物に入り込むことによって，全く新しい機能をホストに付与することから，生物の進化における機能の飛躍といった断続平衡進化に大きな役割をもっていることを改めて認識させられた．

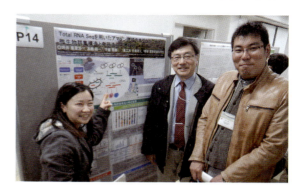

写真3　ポスター会場では熱心に楽しく討論が行われた

「概念を変えるような発見が転がっている」

　2日目の夜には両学会合同の懇親会が開催された．この懇親会では若手研究者へのBest Presentation Award（BPA）の授与が行われた．BPA授与に当たっては両学会の審査委員による厳正な審査が行われ，白鳥峻志 氏（筑波大学「捕食能をもつ新奇バクテリアの報告」），丸山 萌 氏（福井工業大学「盗葉緑体の使用期限：*Rapaza viridis*の光合成活性」），桐間惇也 氏（兵庫県立大学「クラミドモナスの鞭毛関連タンパク質FAP85はMicrotubule inner proteinsの一つである」），北條友貴 氏（筑波大学「鉱山跡地に生育するイタドリ（*Reynoutria japonica* Houtt.）の重金属耐性と内生菌の機能の解明」），川舩かおる 氏（東京工業大学「光合成生物の細胞質内に共生するリケッチアのゲノム解析」），田村 望 氏（奈良女子大学「*Blepharisma hyalinum*の表層顆粒の機能とその内容物の毒性」），古賀 大貴 氏（法政大学「鞭毛軸糸の構造維持に異常をもつクラミドモナス突然変異株lpp1の解析」）の7名に本年度のBPAが授与された．受賞者には日本原生生物学会長の沼田 治 教授，日本共生生物学会長の石田健一郎 教授，筑波大学 生命の樹プロジェクトの橋本哲男 教授（いずれも筑波大学）から賞状が手渡され

た．受賞演題を見ると実にさまざまな生きものの名前がひしめいており，両学会員がいかに多様な生物界にまたがった研究を行っているかがわかる．賞の授与に先立って行われた両学会の代表者からの祝辞では，共生生物学会代表として丸山 正 教授（北里大学）より「多様な生物を組合わせる共生の世界には，これまでの概念を一変させるような発見が転がっている．こういうところから今後ノーベル賞が出てくるだろう」といった旨の檄が飛び，参加者のどよめきを誘っていた．

多様な共生への展開

　本会では原生生物学会との合同大会ということで原生生物をターゲットとした比較的緊密な共生関係に焦点を絞った研究が多く発表された．しかし，なかにはさらにゆるやかな共生関係に関する演題もみられた．例えば，腐朽材に営巣するシロアリと腐朽菌の関係，糞便移植によるバクテリア由来腸炎の治療，キヌアの不良環境耐性と共生細菌，ハチの花粉団子と収集花蜜に特異的に見出される酵母といった，対象となる共生体が必ずしも特定の種に限定されないにもかかわらず，明確な生態系機能をもち「そう」な例が示された．共生をこのような「ゆるやかな共生」にまで拡大して考えると，実にさまざまな自然現象に解釈を与えられる可能性があるが，一方で，このようなファジーな系から「意味」を抽出するのは膨大なデータからノンターゲットの分析でのデータマイニングを行う全く新しい枠組みが必要であると考えられる．

これに限らず，共生とは，ダイナミックレンジが非常に広く，生物がかかわる自然科学のすべてに深く関与するコンセプトである．産声を上げたばかりのこの新しい学会が，さまざまな学会と共生をくり返しながらたどり着くであろう素晴らしい共生の世界に期待していきたいと思う．

日本共生生物学会のホームページはこちら．現在新規入会を受付中である．
https://sites.google.com/site/japansymbiosis/

> **守屋繁春（Shigeharu Moriya）**
> 理化学研究所 環境資源科学研究センター 専任研究員．日本大学農獣医学部農芸化学科を卒業後，同大学大学院農学専攻科修士課程・横浜市立大学総合理学研究科博士課程修了．理学博士．その後，理化学研究所で一貫してシロアリ共生系の研究を行うとともに，さまざまな環境に適応した微生物の生態系機能を，共生を軸として理解・応用していくことをめざしている．

Book Information

実験医学別冊
マウス表現型解析スタンダード
好評発売中

系統の選択、飼育環境、臓器・疾患別解析のフローチャートと実験例

編／伊川正人, 髙橋　智, 若菜茂晴

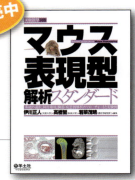

ゲノム編集が普及し誰もが手軽につくれるようになった遺伝子改変マウス．表現型解析が勝負を決める時代に，あらゆるケースに対応できる実験書が登場！隠れた表現型も見逃さない臓器・疾患別解析のフローチャート付き！

◆定価（本体6,800円+税）
◆B5判　351頁
◆ISBN978-4-7581-0198-1

ゲノム編集時代の必読書！！
「いち早く表現型を知りたい！」に応えます．

発行　羊土社

Lab Report

ラボレポート

海外ラボ 独立編

愛すべきボスから逃げよう
―Catch-22からの脱出

University of Texas Health Science Center at Houston

吉本桃子（Momoko Yoshimoto）

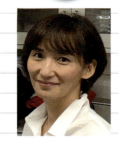

本コーナーでは，実際に海外でラボをもたれた研究者により，ラボ設立までの経緯や苦労，アドバイス，また独立後の運営のコツなどを紹介していただきます．

　ポスドクとしてインディアナ大学のDr. Mervin C. Yoderのラボに来たのが2005年の夏．3年で帰国する予定が，ボスにお金があったこと，アメリカでの子育てのしやすさに，気がつけばもう丸12年経っている．当時2歳だった娘は今や14歳，アメリカのハイスクールに通っている．Research Assistant Professorにしていただいたのが2009年，そして独立したのが2016年．随分長くかかってしまったが，独立の鍵は何と言ってもグラント取得であるので，私のR01（米国の独立研究者向けの最も一般的なグラント）取得まで道のりを紹介したいと思う．今，アメリカではグラント獲得もポジションの獲得も厳しい状況が続いている．しかし，諦めきれずにしつこくやっていると，なんとかなってしまった，という例である．

ボスのグラント取得に貢献．ポスドクからnon-tenure track faculty positionへ

　私をポスドクとして雇ってくださったインディアナ大学小児科Well Center for Pediatric ResearchのDr. Yoderは胎児造血，特に卵黄嚢における造血幹細胞の発生においては，スタンフォード大学のDr. Weissmanと並んで第一人者であった．私の紆余曲折のポスドク時代の苦労話は割愛するが，何はともあれ，私が出したデータをもとにDr. YoderはNIH R01グラントを獲得した．グラント申請書提出前のたいへんさは日本にいたらなかなかわからないと思う．とにかく，Dr. Yoderも私も禿げそうなくらいにストレスフルな毎日を過ごした．英語を母国語とし，何本も論文を出し続けているDr. Yoderさえ，グラント申請書の執筆には半年前から準備をはじめ，何度も何度も推敲を重ねる．R01グラント獲得には論文が一本できあがるくらいのデータが必要と言われており，実際Dr. Yoderもそれだけのデータを必要としたため，私は毎日気が狂ったように実験した．胃もキリキリ痛んだ．もうこれで精一杯，というところのギリギリのタイミングで

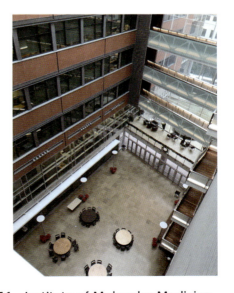

写真1 Institute of Molecular Medicine
吹き抜けを6階から撮影．左手がオフィス，渡り廊下を渡って，右が実験室となっている．

グラントを提出．そしてなんと一発でとてもよいスコアをたたき出し，グラントがとれたのである（一発でグラントがとれるのは稀であることをここで言及しておく）．喜んだDr. Yoderは，データを出した私をResearch Assistant Professorにしてくださった．2009年のことである．この昇進は私の転機となった．このポジションのポスドクとの大きな違いは，自分のグラントをアプライすることができるのである．独立への道へ，一歩前進である．

R01グラントへの長い道のり

　AHA（アメリカ心臓学会），NIH K99（PIになるまでのポスドク向けのグラント）といったグラントに挑戦し，からきしダメであったが，Dr. Yoderの指導の元，少しずつグラントを書く技術を改善していった（と思う）．そしてR01への挑戦である．Dr. Yoderは私が書いたグラント申請書をなんども見てくださり，意図的に難題をふっかけてこられた．グラント申請書は出す前に叩かれるだけ叩かれ，それに対応可能なものに仕上げないといけないということなのだ．自分でデータを出しながらグラント申請書を書く作業はたいへん

研究施設 & 研究室データ

University of Texas Health Science Center at Houston

アメリカ合衆国
テキサス州ヒューストン

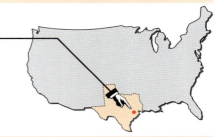

- **施設の規模**
  学生数：4,556人，職員数：多数，ラボの数：多数
- **施設の特徴**
  米国で6番目に大きな医科大学
- **ホームページ** https://www.uth.edu/imm/

YOSHIMOTO LAB

- **研究分野**
  造血発生
- **構成人員**
  Assistant professor：1人，ポスドク：1人（予定），医学生：1人
- **最近の研究成果**
  1) Hadland BK, et al：A Common Origin for B-1a and B-2 Lymphocytes in Clonal Pre- Hematopoietic Stem Cells. Stem Cell Reports, 8：1563-1572, 2017
  2) Hadland BK & Yoshimoto M：Many layers of embryonic hematopoiesis: new insights into B-cell ontogeny and the origin of hematopoietic stem cells. Exp Hematol, doi: 10.1016/j.exphem.2017.12.008, 2017
  3) Kobayashi M, et al：Functional B-1 progenitor cells are present in the hematopoietic stem cell-deficient embryo and depend on Cbfβ for their development. Proc Natl Acad Sci U S A, 111：12151-12156, 2014
- **ラボの年間研究費**
  NIH R01（$250,000/year）
  UT system Rising Star Award（$200,000/2 years for eqipments）
- **ホームページ** https://www.uth.edu/imm/profile.htm?id=c93bbd2e-39b2-4e42-8e76-a6715be32c3e

著者経歴
　国内の出身ラボ：京都大学小児科 中畑龍俊研究室
　留学，ポスドク先：Department of Pediatrics, Wells Center for Pediatric Research, Indiana University School of Medicine, Dr. Mervin C. Yoder lab

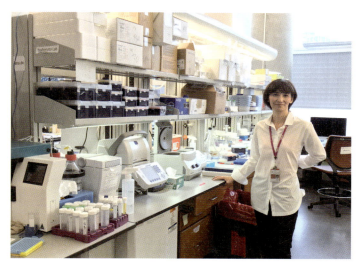

写真2　筆者のラボスペースにて

であった．論理を裏付けするだけのデータを示し，読みやすい流れをつくり，かつワクワクするような仮説を提案する．挑戦しつつ，無謀であってはいけない．同じフレーズはくり返さない．何が新しいのか，この研究で何を動かせるのか，細部まで計画は考えられているのか，予想とは違う結果になったときに，どのような対処を考えているのか，12ページの研究計画書にきっちり過不足なく書き込むのである．そうして，「これでどうだ！」というグラント申請書ができあがり，提出した．

しかしである．ちょうどグラント申請書のレビューが行われるはずの時期に，オバマ政権下の予算が議会で通らず，アメリカ政府機関が閉鎖したのである．2013年10月のことである．このためにNIHも閉鎖となり，私のグラント申請書のレビューも延期となったのであった．気が遠くなるような延期の後，待ちに待ったレビューの結果は，「悪くないけどよくもない」スコアであった．NIHのグラントに応募した場合，Program Officer（PO）というNIHの担当者が各PIにつく．私は自分のPOにstudy sectionでの私のグラント申請書への評価を電話で尋ねた．するとなんと，彼はこういったのである．

「Momoko，彼らは君のサイエンスのことなんかちっともdiscussionしなかったんだよ．みんなは君が本当にIndependentかどうかばかりを気にしていたんだ．

君はDr. Yoderのラボに長く居すぎたからね．いいかい，可及的すみやかに，ボスから逃げるんだ．自分の独立性を示さないといけない」

「Momoko，君の立場はよくわかるよ．僕もアジア出身だからね．アジアでは，自分のボスに尽くすのが大事だけれど，アメリカではルールが違うんだ．自分の論文を書いたら，すぐさまそのラボを出て，自分がボスから独立していることを示さないといけないんだよ」とPOは言うのであった．これには私はショックを受けた．そんなこと，誰も教えてくれなかったじゃないか．ボスに忠誠を尽くし，そこで上がっていくのが日本のルールだ．だが，アメリカは違うルールでゲームをしていたのだ．

これに打ち勝つには，私の独立性を論文という形で示すしかない．私はそのとき，グラント申請書の基礎データをもとに論文を書いていた．Dr. Yoderは，「僕の名前が君のグラントを邪魔するのはよくない．この論文は僕の名前抜きで，Momokoがラストオーサーとして出しなさい」とおっしゃるのであった．ここまでしてくださるボスがどこにいようか？

次のグラント申請書再提出期限までに論文がアクセプトされていなければ，グラント獲得の見込みはない．しかし，これまたギリギリのタイミングでアクセプトされ，初のラストオーサーの論文を掲げて，グラント申請書のreviseを提出した．

さて，study sectionでのグラントレビューのスコアは，前回よりよくなったものの，残念ながら大して変わり映えしなかった．そこでまたPOに電話相談の時間をとってもらった．今度のPOは女性で，話しているうちに，最近の学会のランチセッションで席が隣で会話を交わした人であることが判明した．そして彼女は前回のPOと同じように，私の独立性がまたも問題になっていると言うのであった．またか〜！！ ラストオーサーの論文があるのに？？ と私は声をあげて叫びそうになった．しかし彼女は続けて，「学会であなたの発表を聞いたけど，とってもおもしろそうな話だったし，あなたのグラント申請書を見てあげましょうか？」と申し出てくれたのである．「ぜひお願いします」と私はグラント申請書を彼女に送り，すぐさま再度，グラントアプライの準備もはじめた．このころ，ほんのわずかしかグラントが通らないため，前回の不成功グラントと同じものでも新規グラントとして出せることになっていたのである．

　さて，グラント申請書を再度提出しようというその矢先，先のPOから突然連絡があった．「あなたのグラント申請書を見せてもらったけど，おもしろいからR56に推薦したの．どうもうまく行きそうよ」と．

　R56とはBridging grantとも言われ，R01のスコアに惜しかったグラントがPOによってノミネートされ，そのなかからInstituteがfundingにふさわしいグラントを選考するのである．1年間だけであるがR01と同額の$250,000が出る．あまりの突然の吉報に半信半疑であったが，ことはスルスルと運び，R56をいただいたのであった．2015年の3月のことである．R01を書きはじめて実に2年が経っていた．

　それからは，R56の資金をもとにデータを追加し，再度R01を提出した．この間，就職活動も続けていたが，インタビューの誘い一つ受けなかった．このR01がとれなければ，さすがに研究を諦めて，日本に帰って臨床をしようと思っていたところ，無事R01がとれ，現在いるテキサス大学からポジションのインタビュー，続いてオファーがあったのである．こうして2016年8月に現在のポジションに就き，ようやく自分のラボ立ち上げとなったのであった．

おわりに

　グラントがないとポジションがとれず，ポジションがないとグラントがとれない，という論理的パラドックスにより脱出不可能な状況（これをアメリカでは"Catch-22"とよぶ）に陥ってしまったが，今アメリカでは多くのnon-Independent researcherたちが同じ状況にある．だからもう，抜け出せた私は，ただひたすらラッキーだったのだと思う．私のこの幸運を導いてくれたのは，教育熱心なDr. Yoderの後押しであり，学会でのNIH POとの出会いであり，私を支えてくれた多くの方々である．ボスから逃げろ，とは書いたものの，愛すべきボスがいなければ，私は今こうしていない．Dr. Yoderをはじめ，私を支えてくれた多くの方に，心から感謝したい．そして，私の冒険はまだはじまったばかりである．（Momoko.Yoshimoto@uth.tmc.edu）

Opinion 研究の現場から

本コーナーでは，研究生活と社会に関する意見や問題提起を，現在の研究現場からの生の声としてお届けします．過去掲載分は右のQRコードからウェブでご覧いただけます→

第93回
多様な科学の目的―好奇心と，実益と

　研究者をめざしたきっかけや年齢は人によってさまざまかと思うが，僕の場合，物心のついた頃から研究者にあこがれをもっていた．気がつけばすでにあこがれていた，といった具合で，具体的にいつから・なぜめざすようになったのか，かえって自分でも判らないくらいだ．小学生の頃の自分にとって，児童文学や伝記漫画のなかのシュリーマンや南方熊楠は，紛れもないヒーローだった．

　それからおよそ20年，現在僕は若手の研究者として生命科学に携わることができている．数ある学問のなかでも生命科学を志向するようになったのは，おそらくもともと生きものが大好きだったことと，生命科学という学問にある身近さゆえではないかと思う．古代ギリシアで「ウナギは泥から生じる」と自然発生説を唱えたアリストテレスの観察も，約2000年後にそれを「ハエは腐った肉から勝手に生じるわけではない」と否定したレディの実験も，われわれの身近にいる生命に対する素朴な好奇心から動機付けられたものではないだろうか．現在僕は主に培養細胞やモデル動物を使って研究を行っているが，自分が発見したことが今まさに自身の体のなかや道端の生きものたちのなかで繰り広げられているかもしれない，という身近さに根ざしたワクワク・ドキドキ感は，研究をするうえでの大きなモチベーションになっている．このような感覚は，分子生物学の時代にあっても，依然として生命科学の醍醐味ではないだろうか．

　しかし，一方で現代において研究は職業である．われわれはプロフェッショナルの科学者として研究を行い，そこにキャリアを賭けているのも事実だ．そしてそれゆえにわれわれの背中には旧来の科学者像にはなかっただろうさまざまなプレッシャーがのしかかっているのもまたもうひとつの事実ではないだろうか．アリストテレスは古代ギリシアの貴族的な市民階級にあったし，レディも詩人としても著名だったような上流階級人であった．シュリーマンは貿易で財を成した資本家であり，南方熊楠は平民ではあったものの経済的にはほとんど弟に頼りきっていた．科学者の歴史をひも解いてみると，われわれのような職業研究者というのは意外と新しい存在であることが見てとれる．

　また，長らく科学のパトロンであった貴族のいなくなった現代においては，多くの場合，研究費は税金や民間企業の資金から賄われている．社会そのものが科学のスポンサーになったと言ってもよいかもしれない．だからこそ庶民の僕でも今日もピペットマンを握って研究をすることができるのだが，一方であらゆる科学に対して実学としての期待が今まで以上に寄せられるようになっているようにも感じる．研究の成果がいつまでに・どのような形で社会に還元されるのか．その実現可能性は何％か．そういった問いがときに，好奇心そのものを行動原理とする科学のあり方と一致できないこともあるかもしれない．特にわれわれのような若手研究者には，それらはともすると生命科学に元来あった魅力にまで蓋をしてしまうものともなりかねない．

　自分の研究成果で世界がよりよい場所になる，誰かの命が救われる，というのは研究者にとって最大の喜びのひとつだろう．それと同時に素朴な好奇心から生まれた，いつ・何の役に立つのか明言できない研究にも，居場所がいつまでもあってほしいと願っている．現代のプロフェッショナルの研究者として，また科学史を彩る歴代の研究者にあこがれた元小学生として，僕自身もどちらの心も忘れることなく今後も研究を続けていきたい．未知を扱うのが科学の本分である限り，多様な科学の目的があったほうがわれわれの眼前に広がる未知の総量も先細ってしまわずにすむのではないだろうか．

藤原悠紀（国立精神・神経医療研究センター／日本学術振興会特別研究員PD）

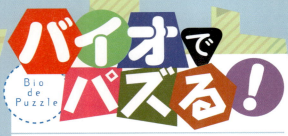

第8問 がん遺伝子を探せ

本コーナーでは，バイオにからめた頭を柔らかくするパズルを毎回一題，出題します．実験の待ち時間などスキマ時間にチャレンジ！　解けたらプレゼントにもぜひ応募してみてください．

Profile 山田力志（アソビディア）

2006年，京都大学大学院理学研究科修了（博士），'09年，名古屋大学大学院理学研究科助教，'12年，同特任助教，'14年に研究の道を離れ，パズル・トリックアートを中心にしたデザイン集団"ASOBIDEA（アソビディア）"を設立，「面白いをカタチに．」を合言葉に，イベントの実施や広告の制作などを行っている．三重県在住．
ウェブサイト：lixy.jp（個人），asobidea.co.jp（アソビディア）

問題にチャレンジ！

リストにある「がん遺伝子」を，盤面の中からタテ・ヨコ・ナナメに一直線で探してください．盤面内は同じ文字を何度使ってもかまいません．すべてを見つけたら，使わなかった文字が3つ残ります．その文字を上から順に読んでできる遺伝子名を答えてください．

```
C Y M S R E T
C B Y C F I M
N C B K K O O
D L E R R D S
R B C T E A C
S A R K R K C
B K F N S T E
```

リスト

ABL	LCK
AKT	MOS
BCL	MYB
BCR	MYC
CDK	NFKB
CCND	NRAS
ERBB	RAF
ETS	REL
FOS	RET
KIT	TRKC
KRAS	

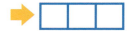

「今」月の「バイオでパズる！」はこちらです．今回は文字パズル「シークワーズ」の出題です．一つひとつ盤面から言葉を探していくと，だれでも正解へたどり着けるこのパズル．普段，ちょっとパズルは苦手だと感じている方も，ぜひ挑戦してみてください．

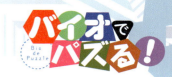

前回のこたえ

先月のチャレンジ問題「誰が何の生物を？」の答えはこちら．会話の内容に合うように，苗字と実験動物を組合わせると解答のようになり，酵母を使っている研究者のフルネームは「西山 学」となります．

本連載では初登場となった推理パズルですが，いかがでしたか？ 今回は手探りでもなんとか解答にたどりつけるかと思いますが，より本格的になってくると，マトリックスとよばれる図を使って解く手法が一般的です．ちなみに，今回の問題をマトリックスで解くと解答図のようになります．今後は，もう少し複雑な推理パズルを出題する機会もあると思いますので，そのときはマトリックスを使って挑戦してみてください．

先月の問題に登場した四種類の生物は，いわゆるモデル生物です．一昔前は，遺伝子配列情報や基礎的な知見の蓄積があるモデル生物を使って，研究を進めることが多かったかと思います．しかし，近年，解析技術の急速な進歩により，遺伝子やゲノムの配列といった基礎情報が，ある程度容易に入手できるようになりました．その結果，研究したい生命現象を観察しやすい生物を用いるという，現象主導の研究アプローチが注目を浴びてきているように感じます．今後もそのような研究のなかからの，新たな発見を楽しみにしています．

では，また来月．

解答

北川 実果 ——— シロイヌナズナ
南原 験治 ——— ショウジョウバエ
東村 医知郎 ——— マウス
西山 学 ——— 酵母

	酵母	ショウジョウバエ	シロイヌナズナ	マウス	実果	験治	医知郎	学
東村	×	×	×	○	×	×	○	×
西山	○	×	×	×	×	×	×	○
南原	×	○	×	×	×	○	×	×
北川	×	×	○	×	○	×	×	×
実果	×	×	○	×				
験治	×	○	×	×				
医知郎	×	×	×	○				
学	○	×	×	×				

パズルに解答してプレゼントをもらおう

◆ **正解者プレゼント**
正解された方の中から抽選で，単行本『**行動しながら考えよう 研究者の問題解決術**』と小社オリジナルマスコット**ひつじ社員（仮）**をセットで**1名様**にお送りします．

◆ **応募方法**
下記のいずれかの方法でご応募ください．ご応募期限は次号の発行までとなります．

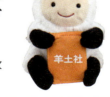
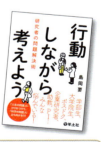

① **実験医学online からご応募**
小誌ウェブサイト 実験医学online（www.yodosha.co.jp/jikkenigaku/）にある「バイオでパズる」のページからご回答いただけます．
※ご応募には羊土社会員への登録が必要となります．

② Twitter または Facebook からご応募
Twitterは「@Yodosha_EM」，Facebookは「@jikkenigaku」よりご応募いただけます．
詳しくは，いずれかの実験医学アカウントをご覧ください．

※プレゼント当選者の発表はプレゼントの発送をもって代えさせていただきます．

実験医学 編集日誌

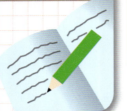

「実験医学」を編集していると,科学のことや本のことなど興味深い話題に数多く接します.本コーナーでは,編集部員が日々の活動の中で感じたこと,面白かったことをご紹介いたします.ぜひお付き合いいただけましたら幸いです.

編集部より

📖 今年は例年よりも冷え込んでいるせいか,自宅の近くでよく霜柱を見かけます.発見するのは大抵4歳になる息子です.土が平に盛り上がっているところを踏んでみるとザクっと気持ちが良い音がします.剥がしてみると霜柱が5 cmほどにも成長していることもあります.

しばらく遊んでいると,「霜柱,誰が作ったの?」などと聞いています.最初は,知っている範囲で答えるのですが,その後,若干あやふやな知識で逃げ切ろうとした部分を聞き逃さず,質問はどんどん深く鋭くなって行きます.そんな時は,後で本やインターネットで調べて教えるのですが,結局いつも一番納得してもらえるのは,Youtubeにアップロードされた動画だったりします.霜柱が成長する様子,セミが羽化する様子などを,公開されたタイムラプス動画で見ていると本当に飽きません.自然の驚異をそのまま見せてあげるのが一番,余計な説明は要らないのですね.サイエンスを分かりやすく,面白く,かつ正確に説明するのは本当に難しいものですが,コンテンツを作っていく上で「映像」の持つ力や可能性についても考えていきたいと思っています.(蜂)

📖 旅行で金沢21世紀美術館に訪れた際に,「死なない命」という企画展が催されていました.現代は生命科学の技術やAIの発達によって,従来の生命観や倫理観で想定していなかったことが起こりうる時代であり,我々に改めて生命観を考えさせることが企画展の狙いでした.

展示されているものは絵画やオブジェに加えて,「バイオアート」といった生物そのものを作品にしたものがありました.言葉からして,細胞や組織の写真などを自然が生み出した造形を美術作品として鑑賞するものかと思っておりましたが,なんと遺伝子工学等の技術を用いて作成した生物を美術作品に仕上げるものも含まれていました.展示されていた作品には,コルヒチン処理されたデルフィニウムという花や,楽曲を示す塩基配列が導入されたシアノバクテリアなどがありました.この企画展では紹介されていませんでしたが,過去に作られたGFPバニーや,iPS細胞に初音ミクの外見を表した塩基配列を導入し心筋細胞に分化させた作品もバイオアートの一種のようです.

アートとは何なのか,アートの過程で生み出された"作品"にはどのような生命観で向かい合っていくのか,頭の中は整理できていないままです.皆様はどのようにお考えでしょうか?(藤)

📖 なんとなく奥歯に冷たいものが沁みるな」そう感じながらここ10年くらい過ごしてきましたが,ついに先日,重い腰を上げて歯科検診に行ってまいりました.すると案の定,親知らず4本が虫歯となっており,歯科医の先生からの薦めもあり抜歯することを決意しました.

年の瀬も迫る12月,まずは上側2本の抜歯を行いました.歯の生えていた向きがよかったため,施術自体は麻酔を含めて10分程度で終わり,痛いと感じる間もなかったのですが,大変だったのはむしろその後の生活です.抜いた後の「穴」は,体から見れば「創傷」であるわけで,麻酔が解けた後の痛みがまずはやってきました.その痛みを鎮痛剤でやり過ごした後も,穴が肉芽形成,線維化を経て閉鎖されるまでのおよそ数週間,あまり物理的・化学的に刺激を加えないよう心がけながら生活しなければいけません.

ところで,この「穴」が埋まる過程で必要となる細胞の数はどのくらいなのかと,ふと気になり計算してみました.穴のサイズを直径1 cmの半球,これを埋める細胞を1辺10 μmの立方体と仮定すると,必要な細胞数は2.6×10^8個.10 cmディッシュにコンフルな細胞25枚分(1枚あたり約10^7個として)と考えると,意外と多いものですね….この量の細胞が,抜歯後わずか数週間で動員され,正しく穴を埋めた,その精密さにあらためて驚くばかりです.(早)

本誌へのご意見をお寄せください

編集部では,読者の方からの「実験医学」へのご意見・ご感想をお待ちしております.件名を「編集部まで」として,em_reader@yodosha.co.jp宛にEメールにてお送りください.いただきましたご意見・ご感想は今後の誌面の参考とさせていただきます.

INFORMATION

~人材募集，大学院生募集・説明会，
　学会・シンポジウムや研究助成などのご案内～

INFORMATIONコーナーの最新情報は
ホームページでもご覧になれます　随時更新中！

新着情報・バックナンバーを下記URLで公開中

Click! **www.yodosha.co.jp/jikkenigaku/info/**

●新着情報をお手元にお知らせ！　月4回配信の羊土社ニュースで 随時，新着情報をお知らせします

掲載ご希望の方は本コーナー628ページをご覧下さい

INDEX

人材募集

- 松本歯科大学 総合歯科医学研究所 硬組織機能解析学
  『助教・講師 募集』……………………………………………… 626
- 理化学研究所
  『2019年度採用　基礎科学特別研究員　募集』………………… 626
- 理化学研究所バイオリソースセンター
  『次世代ヒト疾患モデル研究開発チーム　チームリーダー1名　募集』……… 626
- サイアス株式会社
  『基礎系と応用系の研究員(2名)と経営企画・財務・ライセンス部長(1名)募集』… 627
- 東京都医学総合研究所
  『常勤研究員　1名募集』………………………………………… 627

大学院生募集・説明会

- 東京大学医科学研究所
  『平成31年度入学　大学院進学説明会』……………………… 627

羊土社 社員募集（2019年4月入社社員）……………………… 628

実験医学　Vol. 36　No. 4（3月号）2018　　625

★本コーナーに情報をお寄せ下さい！お申込方法は本コーナー 628ページ参照★

募集

松本歯科大学 総合歯科医学研究所 硬組織機能解析学
助教・講師 募集

■URL：http://www.mdu.ac.jp/laboratory/research_contents/saiken/kinou.html

【研究内容】硬組織解析学は，破骨細胞を中心に骨代謝制御機構の解明と炎症性骨疾患ならびに骨代謝疾患への応用を目指しています．特に，活性型ビタミンD3，骨吸収と骨形成の共役およびWntシグナルによる骨代謝制御機構の解明は，当研究室の重要なテーマです．我々と一緒に破骨細胞ならびに骨代謝研究に没頭できる仲間を募集します．
【仕事内容】ノックアウトマウスを用いた細胞生物学，分子生物学，生化学，組織学的解析，教育業務として生化学実習・講義等があります．
【応募資格】博士号取得者，または2018年3月までに博士号取得見込みの方
【着任時期】2018年4月1日（日）以降を希望します． 【待遇】定年制職員（63歳定年，3年毎更新審査あり）
【応募締切】採用者を決定次第，募集を締め切ります．
【応募方法】下記の書類一式を，小林（ykoba@po.mdu.ac.jp）または宇田川（udagawa@po.mdu.ac.jp）宛にお送り下さい．①履歴書（写真添付）②研究に向けた自己PR（A4用紙1枚）③研究業績一覧（論文リスト）④推薦書を頂ける方1名の連絡先（自己推薦でも可）書類を送付いただいてから，3日以内に受領メールをお送りし，1カ月以内に採否をメールにてご連絡させていただきます．採用候補の方には，別に面接と研究プレゼンテーションをお願いいたします．その他，大学としての採用試験および面接があります．なお，応募書類は返却いたしません．
【勤務地・問合先】松本歯科大学 総合歯科医学研究所 硬組織機能解析学　〒399-0781 長野県塩尻市広丘郷原1780　硬組織機能解析学・教授：小林泰浩，宇田川信之，E-mail：ykoba@po.mdu.ac.jp, udagawa@po.mdu.ac.jp, TEL：0263-51-2238（小林）

募集

理化学研究所
2019年度採用 基礎科学特別研究員 募集

■URL：http://www.riken.jp/careers/programs/spdr/

理化学研究所は，当研究所において自由な発想で主体性を持って基礎研究を強力に推進する若手研究者を，2019年度の基礎科学特別研究員として募集します．
【採用予定人数】60名程度
【募集分野】数理科学，物理学［物理学Ⅰ（素粒子，原子核，宇宙など），物理学Ⅱ（物性）］，化学，生物科学（細胞生物学，発生生物学，植物学，構造生物学，微生物学，可視化・計測など），医科学（脳神経科学，心理学，免疫学，癌，ゲノム科学など），工学の科学技術分野で，理研の研究領域に関連性を有するもの．
【応募資格】研究計画に基づき，その研究を主体的に遂行する意志のある者．
【待遇等（2017年度実績）】①給与：月額 487,000円（社会保険料，税込）②通勤手当：実費（上限 55,000円／月）③住宅手当：家賃の一部支給　④研究費：1,000,000円／年　⑤任期制研究員（3年）
【募集予定期間】2018年2月1日（木）～2018年4月19日（木）
【問合先】理化学研究所 人事部研究人事課　基礎科学特別研究員担当　E-mail：wakate@riken.jp
【その他】上記は研究所予算の事情等により，変更の可能性があります．最新情報につきましては，上記公募HPを必ずご確認下さい．

募集

理化学研究所バイオリソースセンター
次世代ヒト疾患モデル研究開発チーム　チームリーダー1名　募集

■URL：http://www.riken.jp/careers/researchers/20171228/

【研究室の概要】本チームは厚生労働省の指定難病ならびに加齢に伴って増加する，脳血管疾患，精神・神経疾患，生活習慣病等の加齢性疾患など，患者・家族および社会的負担が極めて大きい疾患を対象として，個別化医療または精密医療の開発に必要な疾患モデルマウスを開発・評価します．さらにモデルマウスの利活用を促進するための発症機序・薬物動態に関するヒト疾患との比較研究を目的とします．開発したマウスは国際マウス表現型解析コンソーシアムの標準・疾患および加齢表現型解析プラットフォームで解析・評価します．外部の臨床専門家をはじめ，BRCの実験動物開発室・マウス表現型解析開発チーム・iPS細胞高次特性解析開発チーム（新規）と連携して発症機序・薬物動態を研究し，前臨床研究におけるProof of Conceptを確立します．開発した疾患モデルは診断・治療・創薬に有用な情報とともに，生物医学研究コミュニティに提供されます．
【職務内容】上記研究開発の遂行，チームの所属研究員等への指導・助言，チームの円滑な運営，またセンター運営への参加
【応募資格・待遇】当研究所HPの採用情報（上記URL）を参照
【勤務地】理化学研究所 筑波地区　〒305-0074 茨城県つくば市高野台3-1-1
【着任時期】2018年6月1日（金）以降の出来るだけ早い時期
【応募締切】2018年4月10日（火）必着　　【選考方法・提出書類】当研究所HPの採用情報（上記URL）を参照
【書類送付先】茨城県つくば市高野台3-1-1　理化学研究所筑波事業所 研究支援部 人事課 採用担当
【問合先】E-mail：koubo@ml.rtc.riken.jp　件名冒頭に「次世代ヒト疾患モデル研究開発チーム チームリーダー 応募」と記載

INFORMATION

募集　サイアス株式会社
基礎系と応用系の研究員（2名）と経営企画・財務・ライセンス部長（1名）募集

■ URL：http://thyas.co.jp/career/

【研究内容】がん組織中または血液中のがん抗原特異的なキラーT細胞をiPS細胞に変換後、それらをキラーT細胞に再分化した細胞群を治療に利用することを目的に研究開発を進めています．【応募方法】履歴書・職務経歴書を以下までご郵送ください．

（郵送先）〒606-8501 京都市左京区吉田下阿達町46-29 京都大学医薬系総合研究棟415、サイアス株式会社 【募集要項】勤務地：京都　業務内容：iPS細胞より分化させたT細胞を用いたT細胞移入療法における研究開発業務　給与：経験・スキルを考慮のうえ決定　福利厚生：社会保険完備、通勤交通費支給　就業時間：9:00～18:00　休日・休暇：完全週休2日制（土・日）、祝日、年末年始、夏季休暇、年次有給休暇　入社時期：応相談　募集人数：　各1名　※応募書類等は返却いたしません．※詳細はjob@thyas.co.jpまで．
【基礎系研究員／主任研究員～主席研究員】1 創薬アイディアの創出とプロジェクトの起案　2 T細胞の機能解析にかかわるin vitro評価系の構築　3 抗腫瘍解析にかかわるin vitro評価系の構築　4 共同研究先、及び連携企業との連携業務　5 国内外有識者へのヒアリング調査
【応用系研究員／主任研究員～主席研究員】1 治療用細胞の品質管理、及び生産に向けた最適化検討　2 共同研究先、及び連携企業との連携業務　3 国内外有識者へのヒアリング調査
【経営企画・財務・ライセンス部長】1 コーポレート業務全般にかかる企画・立案　2 上記にともなう財務企画・資金調達計画の立案・遂行　3 ライセンスを軸とした国内外共同研究先、連携企業（製薬企業）等との連携構築及び契約業務　4 英語でのドキュメンテーション・交渉経験のある方　業務経験：1 事業会社経営または経営企画業務に携わった経験のある人材　2 ベンチャー・ファイナンス及び投資契約交渉経験のある人材　3 科学・技術分野のバックグラウンドがあれば尚良し　4 MBAあれば尚良し

募集　東京都医学総合研究所
常勤研究員　1名募集

■ URL：http://www.igakuken.or.jp/genome/

【研究内容】ゲノム複製制御とゲノム安定性維持のメカニズム．ゲノム機能発現・維持に関与する新規なゲノムシグナルとしての，グアニン4重鎖構造，RNA-DNAハイブリッドなどの特殊DNA構造の普遍的生物学機能の解明．これらの破綻による疾患発生のメカニズムと，診断・治療の新規戦略の開発．
【応募資格】①大学院博士号取得者（2018年度取得見込み者を含む）　②一般的な生化学・分子生物学的，細胞生物学的手法を用いた研究に経験のある方．　【勤務地】東京都医学総合研究所　ゲノム動態プロジェクト　【待　遇】職務：研究歴等により職務（主席・主任・一般；大学における講師～助教に相当）を決定　給与：職務・経験に基づき財団規程により支給　勤務形態：裁量労働制（みなし労働時間7時間45分）　※社会保険あり．年次有給休暇等あり　【着任時期】平成30年4月1日以降
【選考方法】研究所内に人選委員会を設置し，下記の審査を行う．　・一次審査：上記書類に基づき書類審査　・二次審査：口頭発表および面接　【提出書類】①履歴書　②業績リスト（論文・招待講演・獲得した競争的研究費）　③主要論文の別刷（3編以内）　④研究経歴概要（A4用紙1枚程度）　⑤応募動機・理由（400字程度）　⑥推薦書1通以上（正井久雄 宛・厳封）（詳細はhttp://www.igakuken.or.jp/careers/2017-03.htmlをご覧ください．）　【応募締切】2018年3月20日（火）必着
【書類送付先】〒156-8506 東京都世田谷区上北沢2-1-6 東京都医学総合研究所 庶務課長宛（「ゲノム動態プロジェクト研究員応募書類在中」と朱書してください．）　【問合先】〒156-8506 東京都世田谷区上北沢2-1-6 東京都医学総合研究所　副所長　正井久雄　TEL：03-5316-3231、E-mail：masai-hs@igakuken.or.jp

東京大学医科学研究所
平成31年度入学　大学院進学説明会

■ URL：http://www.ims.u-tokyo.ac.jp/imsut/jp/admission/presentation/

東京大学医科学研究所は，生命現象を分子レベルで解き明かそうとする研究の日本における中心拠点の一つです．全国の理学系，薬学系，医学系，農学系，工学系，獣医学系，情報系大学出身の大学院生（約250名）が，教授・准教授約60名を指導教員として，恵まれた研究環境のもとで教育を受け研究を進めています．この度，2019年春（平成31年度）からの大学院博士課程・修士課程への入学・進学を考えている方々を対象に，説明会を開催致します．
【日　時】2018年4月21日（土）午後1時開始～午後5時30分終了予定
【場　所】東京大学医科学研究所1号館1階講堂（東京都港区白金台4-6-1／東京メトロ南北線・都営地下鉄三田線「白金台駅」，2番出口から徒歩3分）
【プログラム】4月初旬にホームページに掲載予定．詳しくは東京大学医科学研究所ホームページをご覧ください．
進学説明会掲載ページ：http://www.ims.u-tokyo.ac.jp/imsut/jp/admission/presentation/
【懇談会】午後5時30分頃から教員との懇談会（生協食堂）を予定しています．
【申込方法】事前申し込みは不要です．直接会場へお越しください．
【参加費】無料
【問合先】東京大学医科学研究所 大学院事務室　〒108-8639 東京都港区白金台4-6-1　TEL：03-6409-2045、03-6409-2039、FAX：03-5449-5402、E-mail：gakumu@ims.u-tokyo.ac.jp

株式会社 羊土社 2019年4月入社 社員募集

理系で培った知識と経験と粘り強さを活かして、新しい挑戦をしてみませんか？
羊土社は、出版という立場から日本の生命科学研究と医療現場の発展に貢献していただける方のご応募をお待ちしています。
※採用の詳細は、羊土社HPの採用情報(https://www.yodosha.co.jp/recruit/)もご覧下さい

- **【採用対象】** 2019年春に理系大学院（修士・博士）を修了予定の方
  生命科学や医療の書籍の出版や情報メディアに興味をおもちの方
- **【業務内容】** 羊土社の雑誌・書籍の企画や編集制作／ホームページやSNSを介した情報発信／学会参加、研究室・病院等への訪問・取材
- **【応募方法】** 応募をご希望の方は、以下の書類を一括して「採用係」宛にご郵送下さい
  ① エントリーシート（写真貼付）【必須】
     ＊当社HPより規定のエントリーシートをダウンロードし、適宜ご提出下さい
  ② 大学学部および大学院の成績証明書
     ＊学部と大学院の両方の書類（発行可能なもの）をお送り下さい
- **【応募締切】** 2018年3月末日
- **【連絡先】** 株式会社 羊土社 採用係　※お問い合わせはE-mailにてお願いします
  〒101-0052　東京都千代田区神田小川町2-5-1
  E-mail：boshu@yodosha.co.jp

●●●●●● 本コーナーにあなたの情報をご掲載ください ●●●●●●

「実験医学INFORMATION」では、人材募集、大学院生募集・説明会のご案内、学会やシンポジウム・研究助成などの研究に関わるご案内の掲載を随時募集しています．
読者の注目度や反響の大きい本コーナーを情報発信の場としてぜひご活用ください！

お申込はコチラから ➡ http://www.yodosha.co.jp/jikkenigaku/info/
掲載申込みはホームページの掲載申込フォームにて24時間受付中！

■ 申込要項 ■
[掲載料金(税別)]
- ❶ 1ページ広告　　掲載料金：4色1ページ　150,000円、1色1ページ　90,000円
- ❷ 1/2ページ広告　掲載料金：1色1/2ページ　55,000円
  ※広告原稿をお持ちでない場合は、1色広告に限り弊社が用意するひな形を使った簡単な版下制作を承ります．
  制作費[1色1P：10,000円、1色1/2P：6,000円]（制作期間を2週間程度いただきます）
- ❸ 1/3ページ広告（従来の掲載形式）
  - 人材などの募集のご案内　　　　　　　　　　掲載料金：40,000円
  - 大学院生募集・大学院説明会のご案内　　　　掲載料金：20,000円
  - シンポジウムや学会、研究助成などのご案内　掲載料金：20,000円
  - 共同利用機器・共同研究・技術講習会のご案内　掲載料金：20,000円
  ※1/3ページ広告はいずれも掲載可能文字数は全角800字以内（本文 1行57字×最大14行 まで）

㊙ **複数月連続** でお申し込みいただきますと、掲載料が割引となります．詳細は、下記担当者までお問い合わせください．

[申込締切] 毎月15日（翌月20日発行号掲載）
※お申込みいただける最も早い掲載号は上記お申込ページでご確認いただけます．

[問合せ先] 羊土社「実験医学」INFORMATION係
TEL：03-5282-1211、FAX：03-5282-1212、E-mail：eminfo@yodosha.co.jp

実験医学 online 公開中コンテンツのご案内

実験医学特集企画者インタビュー

企画の先生方に，特集の「見どころ」を紹介するメッセージをいただいています！

- 荒川和晴先生（2018年1月号 ナノポアシークエンサー）
- 武部貴則先生（2017年10月号 オルガノイド4.0時代）

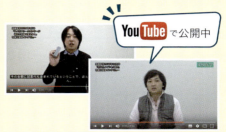

www.youtube.com/user/YodoshaEM

新ポータルサイトのご案内

研究費や英語，統計学習など，研究生活を応援する情報をお届けするポータルサイト「Smart Lab Life」もぜひごらんください．

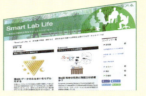

www.yodosha.co.jp/smart-lab-life/

 www.yodosha.co.jp/jikkenigaku/　　twitter.com/Yodosha_EM　　www.facebook.com/jikkenigaku
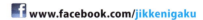

「実験医学3月号」広告 INDEX

〈ア行〉
- 岩井化学薬品㈱ .... 後付 6
- エッペンドルフ㈱ .... 記事中 574
- オリンパス㈱ .... 前付 1

〈サ行〉
- （一財）材料科学技術振興財団 .... 前付 6
- 十慈フィールド㈱ .... 表 3
- ソニーイメージングプロダクツ＆ソリューションズ㈱
  .... 表 4

〈タ行〉
- ㈱ダイナコム .... 後付 3
- ㈱東京化学同人 .... 後付 2

〈ナ行〉
- ㈱夏目製作所 .... 後付 5
- ㈱ニッピ .... 後付 1
- （国研）日本医療研究開発機構 .... 記事中 609～611
- ニュー・イングランド・バイオラボ・ジャパン㈱
  .... 表 2

〈ハ行〉
- プロメガ㈱ .... 前付 2

実験医学onlineの「本号詳細ページ（www.yodosha.co.jp/es/9784578125055/）」→「掲載広告・資料請求」タブより，掲載広告を閲覧および資料請求いただけます．

FAX 03(3230)2479　　**MAIL** adinfo@aeplan.co.jp　　**WEB** http://www.aeplan.co.jp/

広告取扱　エー・イー企画

実験医学 バックナンバーのご案内

月刊ラインナップ

●毎月1日発行　●B5判　●定価（本体2,000円＋税）

最先端トピックを取り上げ，第一線の研究者たちが，それぞれの視点から研究を紹介！

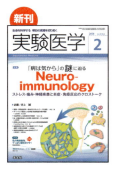
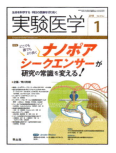
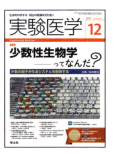
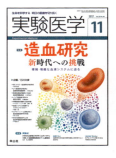
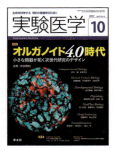
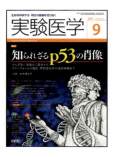
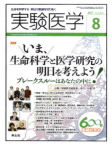
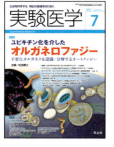
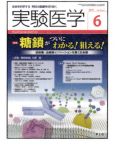
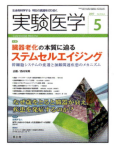
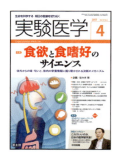
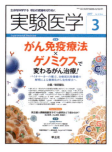
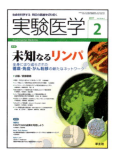
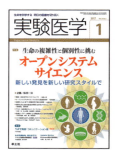
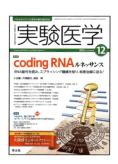
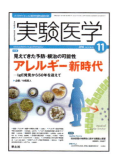
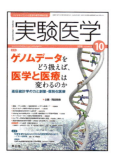
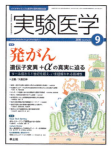
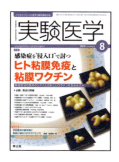
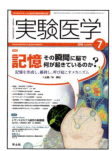

増刊号ラインナップ

●年8冊発行　●B5判　●定価（本体5,400円＋税）

各研究分野のいまを完全網羅した約30本の最新レビュー集！

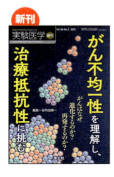
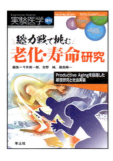
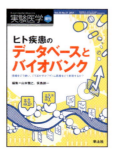
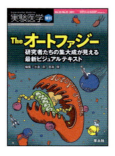
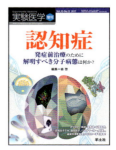
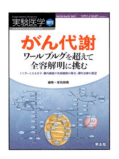
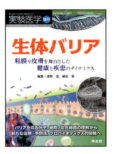
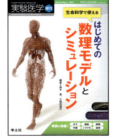
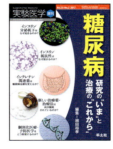
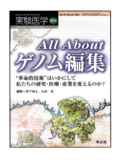
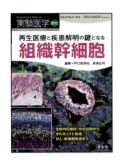
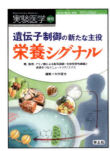
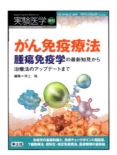
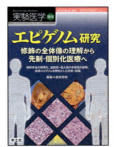
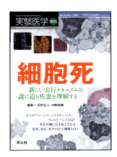

定期購読をご活用ください

冊子のみ	通常号のみ	本体 24,000円＋税
	通常号＋増刊号	本体 67,200円＋税
冊子＋WEB版（通常号のみ）	通常号	本体 28,800円＋税
	通常号＋増刊号	本体 72,000円＋税

※WEB版の閲覧期間は，冊子発行から2年間となります
※「実験医学 定期購読WEB版」は個人向けのサービスです。図書館からの申込は対象外となります

バックナンバーのお申し込みは最寄りの書店，または弊社営業部まで

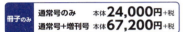　http://www.yodosha.co.jp/

〒101-0052　東京都千代田区神田小川町2-5-1
TEL：03（5282）1211　FAX：03（5282）1212
E-mail：eigyo@yodosha.co.jp

次号・4月号(Vol.36 No.6)予告
2018年4月1日発行

特集/メカニカルセンサーか？シグナルセンターか？一次繊毛の再発見（仮題）
企画／井上尊生

- 概論―たかが毛，されど毛　井上尊生
- 構築メカニズム　小林哲夫
- TZ（移行帯），IFT（鞭毛内輸送）のメカニズム　高尾大輔
- 分解メカニズム　二本垣裕太
- 腎臓における一次繊毛の機能と疾患　横山尚彦
- 脳における一次繊毛の機能と疾患　熊本奈都子
- ノードにおける一次繊毛の機能と疾患　水野克俊
- 心筋における一次繊毛の機能と疾患　福井　一
- 歯，骨における一次繊毛の機能と疾患　河田かずみ

【フォーラム：小さいことゆえの特殊な実験手法】
- シリアプロテオミクス　石川裕章／シリア小胞プロテオミクス　池上浩司／分子バイオセンサー　千葉秀平／電顕（SEM, TEM）篠原恭介／Optical and magnetic tweezer　加藤孝信，西坂崇之

－連載その他－　　※予告内容は変更されることがあります
- [新連載] 見せる！研究3DCG入門（仮）
- ● Update Review　● 創薬に懸ける
- ● カレントトピックス　● News & Hot Paper Digest　ほか

実験医学増刊号 最新刊　Vol.36 No.2 (2018年1月発行)
がん不均一性を理解し、治療抵抗性に挑む
編／谷内田真一　　詳しくは本誌584ページへ

◆編集後記◆

小誌2017年9月号では「がん抑制遺伝子」として有名な「p53」の特集を組みましたが，今回は「がん遺伝子」として，p53と同様に研究の歴史も長く，有名遺伝子である『MYC』の特集となります．どちらも転写因子として多数の標的遺伝子の発現を制御し，その制御機構が詳しく明らかになってきた段階にありますが，この2冊の編集を通じてそれぞれの転写因子としての"個性"に驚かされました．また，その個性の差により生じる研究の歴史の違いに分子研究の面白みの一端を見た気がします．ぜひ，2017年9月号特集も合わせてご覧ください．

また，連載「Trend Review」では，ここ数年目にする機会の増えた学術誌に掲載する前に発表を行う「プレプリント」について，その活用法を紹介しています．皆さまの研究活動にお役立ていただけますと幸いです．（山口恭平）

酸素を用いてエネルギーを生み出す生物にとって，活性酸素による酸化ストレスは避けられない存在であり，健康への影響が指摘されてきました．さらに近年では，活性酸素のみならず，窒素や硫黄など多彩な分子種が関連するレドックス（酸化還元）をキーワードとして，各分野で報告が相次いでいます．

そのようななか，3月発行の実験医学増刊号『レドックス疾患学』では，関連分子種の代謝・シグナル制御メカニズムや検出法についての最先端研究から，がん・生活習慣病・老化などの病態とレドックス状態の関連まで，最新の知見をご紹介します．どうぞご期待ください．（岩崎太郎）

皆様は「生命科学テキストの定番書」といえば何を連想されますか？東京大学で10年以上使われ，また多くの皆様にご好評いただいている『理系総合のための生命科学』がこの春，5年ぶりの改訂を行い，第4版となります．今回は，座学と研究を近づけ，最前線の話題も学習していただけるよう，生命科学にかかわる実験技術を解説した新章「バイオテクノロジー」，東京大学で実際に行われている研究内容を紹介したコラムを追加しました．現在の生命科学を学ぶときの道案内として，ぴったりの一冊です．詳しくは本誌568ページをご覧ください．
（伊藤　駿）

実験医学

Vol. 36 No. 4 2018〔通巻612号〕
2018年3月1日発行　第36巻　第4号
ISBN978-4-7581-2505-5

定価　本体2,000円＋税（送料実費別途）

年間購読料
　24,000円（通常号12冊，送料弊社負担）
　67,200円（通常号12冊，増刊8冊，送料弊社負担）
郵便振替　00130-3-38674

© YODOSHA CO., LTD. 2018
Printed in Japan

発行人	一戸裕子
編集人	一戸敦子
副編集人	蜂須賀修司
編集スタッフ	山口恭平，本多正徳，間馬彬大，早河輝幸，藤田貴志
広告営業・販売	永山雄大，丸山　晃，近藤栄太郎，安藤禎康
発行所	株式会社　羊　土　社

〒101-0052　東京都千代田区神田小川町2-5-1
TEL 03(5282)1211／FAX 03(5282)1212
E-mail　eigyo@yodosha.co.jp
URL　www.yodosha.co.jp

印刷所　昭和情報プロセス株式会社

広告取扱　株式会社　エー・イー企画
TEL　03(3230)2744代
URL　http://www.aeplan.co.jp/

本誌に掲載する著作物の複製権・上映権・譲渡権・公衆送信権（送信可能化権を含む）は（株）羊土社が保有します．
本誌を無断で複製する行為（コピー，スキャン，デジタルデータ化など）は，著作権法上での限られた例外（「私的使用のための複製」など）を除き禁じられています．研究活動，診療を含み業務上使用する目的で上記の行為を行うことは大学，病院，企業などにおける内部的な利用であっても，私的使用には該当せず，違法です．また私的使用のためであっても，代行業者等の第三者に依頼して上記の行為を行うことは違法となります．

JCOPY　〈(社)出版者著作権管理機構　委託出版物〉本誌の無断複写は著作権法上での例外を除き禁じられています．複写される場合は，そのつど事前に，(社)出版者著作権管理機構（TEL 03-3513-6969，FAX 03-3513-6979，e-mail：info@jcopy.or.jp）の許諾を得てください．

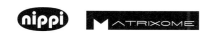

iMatrix-511

Substace for cell culture
imattrix-511 is recombinant Laminin511-E8 fragments.

第13回 産学官連携功労者表彰 文部科学大臣賞受賞
平成28年度科学技術分野・文部科学大臣表彰・科学技術賞（開発部門）

細胞培養基質 ラミニン511E8断片の高純度精製品

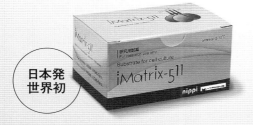

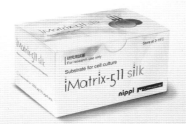

日本発世界初

商品コード	商品名	容量	製造由来原料	精製原料	製品グレード
892 011	iMatrix-511	350µg:175µg×2pcs.	遺伝子組換え CHO-S細胞	CHO-S細胞 培養上清	試験研究用（別途臨床用グレードの用意あり）
892 012		1,050µg:175µg×6pcs.			
892 021	iMatrix-511silk	1,050µg:175µg×6pcs.	遺伝子組換え カイコ生産系	カイコ繭	試験研究用

0.5µg/cm²で使用した場合、350µgで、6wellプレート約12枚のコートが可能です。

参考文献
Ido H et al. *J. Biol. Chem.* **282** (15): 11144-54, 2007
Taniguchi Y et al. *J. Biol. Chem.* **284** (12): 7820-31, 2009
Miyazaki T et al. *Nat. Commun.* **3**: 1236. 2012
Nakagawa M et al. *Sci Rep.* **4**: 3594, 2014
Doi D et al. *Stem Cell Reports.* **2** (3): 337-50, 2014
Takashima Y et al. *Cell.* **158** (6): 1254-69, 2014
Fukuta M et al. *PLos One.* **9** (12) : e112291, 2014
Burridge PW et al. *Nat. Methods.* **11**: 855-60, 2014
Okumura N et al. *Invest Ophthalmol Vis Sci.* **56** (5), 2933-42, 2015
Sasaki K et al. *Cell Stem Cell.* **17**(2), 178-94, 2015
Hayashi R et al. *Nature* **531**, 367-80, 2016
Matsuno K et al. *Differentiation* 2016.04.002
Nishimura K et al. *Stem Cell Reports* **6** (4) 511–524, 2016
Takayama K et al. *Biochemical and Biophysical Research Communications* **474** (1): 91-96, 2016

iMatrix-511を用いた、コーティングを必要としない培養法が発表されました。

参考文献
Takamichi Miyazaki et al. *Scientific Reports*, **7**: 41165, 2017
Efficient Adhesion Culture of Human Pluripotent Stem Cells Using Laminin Fragments in an Uncoated Manner.

iMatrix-511製品は販売元を株式会社マトリクソームへ移管いたしました。お問い合わせは株式会社マトリクソーム info@matrixome.co.jpまで

ヴォート基礎生化学 第5版

D. Voet, J. Voet, C. Pratt 著
田宮信雄・八木達彦・遠藤斗志也・吉久 徹 訳
A4変型判　カラー　792ページ　本体7600円

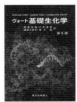

生体物質の化学, 代謝, 遺伝子発現という, 化学を基礎とする標準的な構成をとりながら, 現代生化学の全貌が理解できるように配慮された最新版. 基礎的な重要事項はしっかり押さえながらも最新の研究成果・新実験手段も取入れ改訂.

＊練習問題大幅増・全問解答付(HP掲載)

感染と免疫 第4版

J. Playfair, G. Bancroft 著
入村達郎・伝田香里 監訳
加藤健太郎・佐藤佳代子・築地 信 訳
B5判　カラー　264ページ　本体3700円

感染症と免疫系の関係に関する基礎知識を得るための入門書. 読み手のレベルを問わず, 感染症の複雑な世界を事実に基づき理解できる. 疾患の感染に関わる寄生体側(感染性生物)と生体側(免疫系)について述べ両者の闘い(均衡)を解説する.

遺伝子発現制御機構
クロマチン, 転写制御, エピジェネティクス

田村隆明・浦 聖恵 編著
A5判　2色刷　264ページ　本体3400円

分子生物学の中心的課題である遺伝子発現制御を基礎から学べる教科書. 進展著しい遺伝子発現制御機構研究の現状を踏まえつつ, 生命活動できわめて重要なこの機構に関する情報をコンパクトにまとめている.

基礎分子生物学 第4版

田村隆明・村松正實 著
A5判　2色刷　280ページ　本体2900円

「分子生物学を基礎からしっかり学べる」として幅広い読者に支持されてきた教科書の最新改訂版. 第4版では, 分子遺伝学的内容や真核生物に関する記述がより詳しくなり, 近年登場した革新的技術も取上げている.

基礎講義 遺伝子工学 I
アクティブラーニングにも対応

山岸明彦 著
A5判　カラー　184ページ　本体2500円

遺伝子工学の基礎を学ぶための教科書. 各章の最初に章の概要, 重要な語句, 行動目標を掲げ, 行動目標を達成したかどうかを章末の演習問題で確認できるようになっている. 付属自習用講義ビデオと演習問題で学生の主体的学習を後押しする.

新スタンダード栄養・食物シリーズ12　臨床栄養学

飯田薫子・市 育代・近藤和雄
脊山洋右・丸山千寿子 編
B5判　2色刷　344ページ　本体3500円

I 部(総論)は臨床栄養の意義や栄養評価法, 栄養補給法など, 臨床で必要な栄養学的素養が身につく内容. II 部(各論)は医師と管理栄養士の共同執筆の形をとり, 疾病別に成因と病態, 症状, 診断, 治療, 栄養評価, 食事療法, 患者教育について解説.

ウイルス・ルネッサンス
ウイルスの知られざる新世界

科学のとびら 62
山内一也 著
B6判　160ページ　本体1400円

エイズの進行を抑える, 細菌の侵入を防ぐ, 妊娠の維持に役立つなど, 善玉ウイルスの意外な側面を描いた読み物. ワクチン, がん治療, 遺伝子治療など医療へのウイルスの応用も紹介. ウイルス学の入門書に好適.

Rで学ぶ統計学入門

嶋田正和・阿部真人 著
A5判　296ページ　本体2700円

正しい統計・データ分析の基礎を体系的に学べる教科書. 近年広く使われるようになった無料の標準統計ソフト"R"を用いた実践的なデータ分析をわかりやすく解説. 初級～上級の難易度を目次に★印で示した.

〒112-0011　東京都文京区千石3-36-7
http://www.tkd-pbl.com
東京化学同人
Tel 03-3946-5311　定価は本体価格＋税
info@tkd-pbl.com

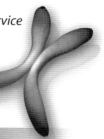

羊土社がお届けするプライマリ・ケアや地域医療のための実践雑誌

患者を診る　地域を診る　まるごと診る

総合診療のGノート
General Practice

年間定期購読料（国内送料サービス）
- 通常号 ……………………… 定価（本体15,000円+税）
  （隔月刊6冊）
- 通常号＋WEB版 ………… 定価（本体18,000円+税）
- 通常号＋増刊 ……………… 定価（本体24,600円+税）
  （隔月刊6冊＋増刊2冊）
- 通常号＋WEB版＋増刊 …定価（本体27,600円+税）

※WEB版は通常号のみのサービスとなります

あらゆる疾患・患者さんをまるごと診たい！
そんな医師のための「総合診療」の実践雑誌です

通常号
■隔月刊（偶数月1日発行）　■B5判　■定価（本体 2,500円+税）

- 現場目線の具体的な解説だから、かゆいところまで手が届く
- 多職種連携、社会の動き、関連制度なども含めた幅広い内容
- 忙しい日常診療のなかでも、バランスよく知識をアップデート

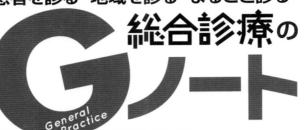

特集
最新号
▶ 2018年2月号（Vol.5 No.1）
「薬を飲めない、飲まない」問題
処方して終わり、じゃありません！　編集／矢吹 拓

▶ 2017年12月号（Vol.4 No.8）
プライマリ・ケア医だからできる
精神症状への関わりかた
よりよい考え方、話の聴き方、向き合い方
編集／増田 史、高尾 碧、豊田喜弘、森川 暢

▶ 10月号（Vol.4 No.7）
困難事例を乗り越える！
—タフな臨床医になる方法　編集／長 哲太郎、石井大介、鈴木昇平

連載も充実！
▶ どうなる日本!? こうなる医療
▶ 薬の使い分け
▶ 優れた臨床研究は、あなたの診療現場から生まれる
▶ 在宅医療のお役立ちワザ
▶ 思い出のポートフォリオ
▶ ガイドライン早わかり
▶ ヘルスコミュニケーション
▶ 誌上EBM抄読会
など

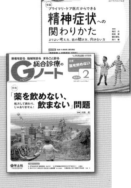

※ 内容は変更になることがございます

増刊号
■年2冊（3月，9月）発行　■B5判　■定価（本体 4,800円+税）

- 現場目線の解説をそのままに，1テーマまるごと・じっくり学べる1冊

▶ Gノート増刊　Vol.4 No.6
本当はもっと効く！もっと使える！メジャー漢方薬　編集／吉永 亮、樫尾明彦

▶ Gノート増刊　Vol.4 No.2
これが総合診療流！患者中心のリハビリテーション　編集／佐藤健太

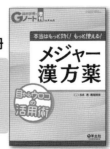

詳しくはホームページへ!!　www.yodosha.co.jp/gnote/

発行　羊土社 YODOSHA
〒101-0052　東京都千代田区神田小川町2-5-1　TEL 03(5282)1211　FAX 03(5282)1212
E-mail：eigyo@yodosha.co.jp
URL：www.yodosha.co.jp/

ご注文は最寄りの書店、または小社営業部まで

KN-1071 NARCOBIT-E（Ⅱ）

マウス・ラット等小動物実験用簡易吸入麻酔装置
豊富な周辺機器を取り揃えております。

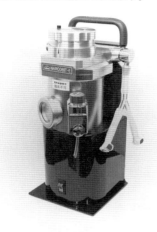

KN-58 SLA Ventilator

マウス・ラット等小動物実験用人工呼吸器
エアーポンプ・電磁弁方式の小動物用人工呼吸器です。
マイコン制御と液晶表示により、各種の設定が簡単に行えます。

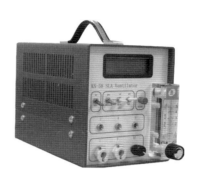

「あったらいいな」を製品化

KN-659-M マーモセットケージ シリーズ

実験・繁殖等それぞれの目的に応じて、多岐にわたる活用が可能なケージシリーズです。

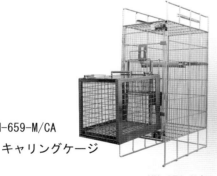

KN-659-M/CA キャリングケージ

KN-659-M/S シングルケージ

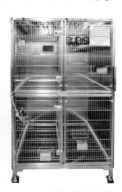

KN-659-M/H 繁殖ケージ

※ 詳細は当社までお問合わせください。実験内容や飼育頭数、施設スペースに合わせてご提案いたします。

http://www.nazme.co.jp

●理化学器械　●基礎医学器械　●薬学研究器械　●実験動物飼育管理機器　●医科器械一般

株式会社 夏目製作所

本社 〒113-8551
東京都文京区湯島 2-18-6
TEL：03-3813-3251
FAX：03-3815-2002

大阪支社 〒567-0085
大阪府茨木市彩都あさぎ 7-7-18
彩都バイオヒルズセンター 3F
TEL：072-646-9311
FAX：072-646-9300

免疫チェックポイント研究用試薬

PD-1 / PD-L1
免疫チェックポイント分子
~がん治療の新時代~

アクロバイオシステムズ社
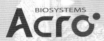
- 高品質リコンビナントタンパク質
- ヒト全長 PD-1 リコンビナントタンパク質（タグフリー）
- PD-1/PD-L1 経路阻害剤スクリーニングキット

バイオエクセル社
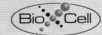
- 大容量モノクローナル抗体
  5mg, 25mg, 50mg, 100mg
- *InVivoMab*™
  低エンドトキシン、アザイドフリー
- *InVivoPlus*™
  InVivo 用 最高品質抗体

シノバイオロジカル社

- 多動物種・高精製度リコンビナントタンパク質
  (ヒト・マウス・ラット・イヌ アカゲザル・カニクイザル)
- ウサギモノクローナル抗体

詳しくは「免疫チェックポイント関連試薬」WEB サイトへ
http://www.iwai-chem.co.jp/products/immune-checkpoint/

国内輸入販売元
岩井化学薬品株式会社

本　　社：〒103-0023 東京都中央区日本橋本町 3-2-10
営業本部：〒101-0032 東京都千代田区岩本町 1-5-11
営 業 所：筑波・多摩・三島・横浜・柏

▶資料請求・製品に関するお問合せは
テクニカルサポート課
TEL：03-3864-1469　FAX：03-3864-1497
http://www.iwai-chem.co.jp/